次世代医薬開発に向けた抗体工学の最前線
Frontier of Antibody Engineering for Next-generation Therapeutics
《普及版／Popular Edition》

監修 熊谷 泉

シーエムシー出版

巻頭言

　モノクローナル抗体の作製法の確立以後，抗体は魔法の弾丸と称され，医薬品として期待が高まった中，1986年に初めての抗体医薬としてマウスモノクローナル抗体オルソクローンOKT3が上市されましたが，マウス抗体のヒト体内での免疫原性の出現などの副作用から，医薬品としての広がりを見せませんでした。この問題を克服したのは，DNA組換え技術の導入による，キメラ抗体，ヒト化抗体の作製であり，更にはヒトモノクローナル抗体の作製系の開発であります。現在，アメリカ食品医薬品局（FDA）での認可数は31品目にのぼり，高い抗原親和性・特異性に基づいた分子標的医薬品として，主にがんや免疫疾患などの難治性疾患の治療薬としての地位を確固たるものにしつつあります。

　一方，現在，抗体医薬の高コストや標的抗原の枯渇への危惧も指摘されています。次世代を見据え，高機能化，副作用低減，体内動態の改良などを進めることで，抗体医薬品の低価格化，利用拡大，さらには患者さんの負担の軽減，医療経済への貢献が要請されています。既に，従来の分子形態であるIgG型抗体においても，作用メカニズムの増強，新規な作用メカニズムの付与を通して高機能化した抗体医薬品の臨床開発が進み，近々上市される可能性があります。また，免疫グロブリンフォールドの人工組換えを利用した分子形態の開発も進み，がん治療臨床試験で画期的な薬効を示す例も知られるようになりました。

　このような背景から，本書を企画しました。最新の状況の解説に続き，次世代抗体医薬品開発の現状と開発を支える技術基盤に関して，各分野で第一線の研究者の方々にご執筆頂きました。研究段階の技術も含め，最新の抗体開発技術をまとめたものです。お忙しい中，快く執筆して頂きました執筆者の方々に心より感謝申し上げると同時に，本書が次世代の抗体医薬品開発を目指す研究開発者の方々に，現状把握と今後の開発の参考にして頂ければ幸いです。

2012年12月

東北大学
熊谷　泉

普及版の刊行にあたって

　本書は2012年に『次世代医薬開発に向けた抗体工学の最前線』として刊行されました。普及版の刊行にあたり，内容は当時のままであり加筆・訂正などの手は加えておりませんので，ご了承ください。

　2019年9月

シーエムシー出版　編集部

執筆者一覧（執筆順）

熊谷　　泉	東北大学　大学院工学研究科　バイオ工学専攻　教授
浜窪　隆雄	東京大学　先端科学技術研究センター　分子生物医学　教授
宍戸　知行	SK特許業務法人　弁理士
奥野　彰彦	SK特許業務法人　代表社員　弁理士
白井　宏樹	アステラス製薬㈱　分子医学研究所　専任理事
黒田　大祐	大阪大学　蛋白質研究所
中西　　猛	大阪市立大学　大学院工学研究科　化学生物系専攻　講師
真田　英明	東北大学　大学院工学研究科　バイオ工学専攻　産学官連携研究員
黒澤　良和	藤田保健衛生大学　総合医科学研究所　学長，教授
石井　　純	神戸大学　自然科学系先端融合研究環　重点研究部　特命准教授
荻野　千秋	神戸大学　大学院工学研究科　応用化学専攻　准教授
近藤　昭彦	神戸大学　大学院工学研究科　応用化学専攻　教授
土居　信英	慶應義塾大学　理工学部　生命情報学科　准教授
永井　　拓	鹿児島大学　医歯学総合研究科　免疫学教室　講師
内山　　進	大阪大学　工学研究科　生命先端工学専攻　准教授
山内　美夏	大阪大学　工学研究科　生命先端工学専攻
福井　希一	大阪大学　工学研究科　生命先端工学専攻　教授
井川　智之	中外製薬㈱　探索研究部　チームリーダー
服部　有宏	中外製薬㈱　探索研究部　部長
石井　明子	国立医薬品食品衛生研究所　生物薬品部　第2室　室長
鈴木　琢雄	国立医薬品食品衛生研究所　生物薬品部　第2室　主任研究官
多田　　稔	国立医薬品食品衛生研究所　生物薬品部　第2室　主任研究官
浅野　竜太郎	東北大学　大学院工学研究科　バイオ工学専攻　准教授
宮﨑　誠生	アーク・リソース㈱　事業推進室　室長；鹿児島大学　大学院理工学研究科
伊東　祐二	鹿児島大学　大学院理工学研究科　生命化学専攻（理学系）　教授
萩原　義久	㈰産業技術総合研究所　健康工学研究部門　ストレスシグナル研究グループ　研究グループ長
橋口　周平	鹿児島大学　大学院理工学研究科　助教
杉村　和久	鹿児島大学　大学院理工学研究科　教授
加藤　明文	協和発酵キリン㈱　バイオ医薬研究所　研究員
矢木　宏和	名古屋市立大学　大学院薬学研究科　助教
加藤　晃一	自然科学研究機構岡崎統合バイオサイエンスセンター　教授；名古屋市立大学　大学院薬学研究科；㈱グライエンス；お茶の水女子大学　糖鎖科学教育研究センター
飯田　　茂	協和発酵キリン㈱　バイオ医薬研究所　主任研究員

中村 和靖	協和発酵キリン㈱　バイオ医薬研究所　グループ長	
金子 要	Meiji Seika ファルマ㈱　バイオサイエンス研究所	
増保 安彦	東京理科大学　薬学部　嘱託教授	
石黒 敬弘	中外製薬㈱　創薬薬理研究第二部	
大内 香	中外製薬㈱　創薬薬理研究第二部　癌3グループ　グループマネージャー	
織内 昇	JA長野厚生連　佐久総合病院　放射線科　統括部長；群馬大学　大学院医学系研究科　客員教授	
小林 久隆	米国国立がん研究所　分子イメージングプログラム；米国国立衛生研究所	
松村 保広	国立がん研究センター東病院　臨床開発センター　新薬開発分野　分野長	
髙田 賢蔵	㈱イーベック　代表取締役会長；北海道大学名誉教授	
中島 款冬	㈱イーベック　執行役員	
湊 元幹太	三重大学　大学院工学研究科　分子素材工学専攻　分子生物工学研究室　講師	
冨田 昌弘	三重大学　大学院工学研究科　分子素材工学専攻　分子生物工学研究室　教授	
吉見 達成	㈱アドバンス　先端抗体工学研究所　所長	
山﨑 侑彦	㈱アドバンス　先端抗体工学研究所　主任研究員	
西 義介	長浜バイオ大学　バイオサイエンス学部　バイオサイエンス学科　教授	
金山 直樹	岡山大学　大学院自然科学研究科　准教授	
大森 齊	岡山大学　工学部　特任教授	
山本 修一	山口大学　大学院医学系研究科　応用分子生命科学／工学部　応用化学　教授	
本田 真也	㈳産業技術総合研究所　バイオメディカル研究部門　副研究部門長；東京大学　大学院新領域創成科学研究科　メディカルゲノム専攻　客員教授	
馮 延文	㈳産業技術総合研究所　バイオメディカル研究部門　分子細胞育種研究グループ　契約研究員	
津本 浩平	東京大学　医科学研究所　疾患プロテオミクスラボラトリー　教授	
金子 直樹	㈱島津製作所　田中最先端研究所	
吉森 孝行	㈱島津製作所　田中最先端研究所	
Daniel J. Capon	Blood Systems Research Institute, CA, USA	
田中 耕一	㈱島津製作所　田中最先端研究所　所長	
佐藤 孝明	㈱島津製作所　田中最先端研究所　部長	

執筆者の所属表記は，2012年当時のものを使用しております。

目次

【第Ⅰ編　総論】

第1章　抗体医薬の現状と課題　　浜窪隆雄

1 はじめに ………………………………… 1
2 がん治療薬としての抗体医薬 ………… 1
3 個別化とコンパニオン診断 …………… 2
4 PETイメージングと放射線抗体療法
　（Radio-immunotherapy；RIT）………… 4
5 がん微小環境，治療抵抗性 …………… 5
6 免疫療法（イムノセラピー）…………… 6
7 おわりに ………………………………… 7

第2章　次世代に向けた抗体医薬品開発　　熊谷　泉

1 はじめに ………………………………… 9
2 抗体医薬品の特徴 ……………………… 9
3 高価な抗体医薬品 ……………………… 11
4 抗体工学技術の展開 …………………… 11
　4.1 抗原親和性の向上 ………………… 12
　4.2 エフェクター作用の増強 ………… 12
　4.3 二重特異性抗体 …………………… 12
　4.4 コンジュゲート抗体（ADC）……… 13
5 抗体の低分子化と新規なスキャフォールド ……………………………………… 13
6 次世代抗体医薬開発と抗体工学の進展 …………………………………………… 14
　6.1 二重特異性ディアボディ ………… 15
　6.2 EGFRとCD3を標的とした二重特異性ディアボディ ……………………… 15
7 おわりに ………………………………… 17

第3章　抗体医薬特許のトレンドと留意点　　宍戸知行，奥野彰彦

1 はじめに ………………………………… 19
2 抗体医薬について ……………………… 19
　2.1 抗体医薬の定義 …………………… 19
　2.2 抗体医薬の市場 …………………… 20
　2.3 抗体医薬の種類 …………………… 21
　2.4 最近の動き（協和発酵のポテリジェント（登録商標）技術）……… 21
3 抗体医薬に関する各国特許の状況 …… 21
　3.1 特許成立件数の推移 ……………… 21
　3.2 Amgen及びGenentech等の最新出願の特許請求項記載様式 ……… 22
　3.3 米国等における抗体の審査基準 … 23
　3.4 記載要件不備の米国での判決例（Centocor Ortho Biotech, Inc. v. Abbott Laboratories（Fed. Cir. 2011））…………………………… 23
　3.5 抗体技術に関する最新米国特許 … 24
　3.6 侵害事件で有用な情報 …………… 24
4 まとめ（欧米企業の特許地雷戦略）…… 25

I

【第Ⅱ編　抗体の改変技術】

第4章　親和性の向上

1　Antibody Informatics
　　………………白井宏樹, 黒田大祐… 27
　1.1　はじめに……………………………… 27
　1.2　創薬における Bioinformatics …… 27
　1.3　抗体創薬における蛋白質科学上の
　　　問題点……………………………… 28
　1.4　抗原設計…………………………… 29
　1.5　抗体設計…………………………… 31
　1.6　抗体優先順位付け………………… 33
　1.7　T cell エピトープ検出と抗原性予
　　　測…………………………………… 33
　1.8　実験データ解釈, 抗体作用メカニ
　　　ズム解析…………………………… 34
　1.9　蛋白質（抗原）構造のモデリング
　　　……………………………………… 35
　1.10　抗体モデリング…………………… 38
　1.11　抗体-抗原相互作用のモデリング
　　　……………………………………… 40
　1.12　抗体モデルからのエピトープ予測
　　　……………………………………… 41
　1.13　抗原蛋白質のパートナー分子との
　　　結合部位予測……………………… 41
　1.14　データベース……………………… 42
　1.15　おわりに…………………………… 44
2　ファージ提示系による親和性の向上
　　……中西　猛, 真田英明, 熊谷　泉… 47
　2.1　はじめに…………………………… 47
　2.2　抗体のファージ提示系…………… 47
　2.3　変異導入ライブラリーの構築…… 47
　2.4　バイオパニング…………………… 49
　2.5　親和性向上の実際………………… 50
　2.6　おわりに…………………………… 52
3　ファージ抗体ライブラリーを用いた抗
　体医薬開発……………………黒澤良和… 53
　3.1　ファージ抗体ライブラリーを使用
　　　するに際して……………………… 53
　3.2　ファージ抗体ライブラリーの遺伝
　　　子ソース…………………………… 53
　3.3　抗体ライブラリーの作製………… 54
　3.4　抗体ライブラリーのスクリーニン
　　　グ…………………………………… 55
　3.5　ファージ抗体ライブラリーの応用
　　　例1─癌特異抗原の網羅的同定と
　　　その抗原に対する抗体の単離─… 56
　3.6　ファージ抗体ライブラリーの応用
　　　例2─ヒト体内のインフルエンザ
　　　ウイルスに対する中和抗体レパー
　　　トリー解析─……………………… 57
　3.7　今後のファージ抗体ライブラリー
　　　の利用分野─この技術を利用しよ
　　　うとする皆様へ─………………… 58
4　酵母による抗体フラグメントおよび抗
　体様結合性タンパク質の改変技術
　　……石井　純, 荻野千秋, 近藤昭彦… 60
　4.1　はじめに…………………………… 60
　4.2　酵母細胞表層提示系による親和性
　　　の改変……………………………… 60
　4.3　酵母シグナル伝達系を利用した親
　　　和性の改変………………………… 62
　4.4　おわりに…………………………… 64
5　無細胞提示系による低分子抗体の試験
　管内進化……………………土居信英… 66

5.1 はじめに ……………………… 66	5.4 DNA 提示系（DNA display）…… 69
5.2 リボソーム提示系（ribosome display） ………………………… 66	5.5 無細胞提示系の比較 ……………… 71
5.3 mRNA 提示系（mRNA display）… 68	5.6 おわりに ………………………… 72

第5章　免疫原性の低減

1 低免疫原性を示す新規低分子高機能型抗体（イムノトキシン）の開発 ………………………永井　拓 … 74	1.3 イムノトキシンの問題点 ………… 75
	1.4 低免疫原性をもつ毒素の作製 …… 76
1.1 毒素タンパク質 …………………… 74	1.5 ポリエチレングリコール（PEG）化イムノトキシン ………………… 81
1.2 融合抗体としてのイムノトキシン ……………………………………… 75	1.6 今後の展望 ………………………… 81

第6章　安定性・体内動態制御

1 抗体の安定性の向上 ……内山　進，山内美夏，福井希一… 83	2.3 pH 依存的に IL-6 受容体に結合する pH 依存的結合トシリズマブの作製 ………………………………… 95
1.1 抗体の安定性上昇の必要性 ……… 83	
1.2 抗体の安定性 ─ 構造安定性とコロイド安定性 ─ ……………………… 84	2.4 トシリズマブ（TCZ）および pH 依存的結合トシリズマブ（PH-TCZ）のノーマルマウスにおける血漿中抗体濃度推移 ……………… 96
1.3 抗体の構造安定性と凝集性 ……… 85	
1.4 抗体改変による構造安定性の向上 ……………………………………… 86	
1.5 溶媒最適化による安定性向上 …… 88	2.5 トシリズマブ（TCZ）および pH 依存的結合トシリズマブ（PH-TCZ）の膜型 IL-6 受容体発現マウスにおける血漿中抗体濃度推移 ……………………………………… 96
1.6 抗体溶液の安定性評価のための指標としての第2ビリアル係数 …… 91	
2 リサイクリング抗体技術を用いた次世代抗 IL6 受容体抗体の創製とその応用 ……………井川智之，服部有宏… 93	
	2.6 トシリズマブ（TCZ）および pH 依存的結合トシリズマブ（PH-TCZ）のヒト可溶型 IL-6 受容体持続注入マウスモデル投与時における可溶型ヒト IL-6 受容体漿中濃度推移 ……………………………… 98
2.1 抗 IL-6 受容体抗体による関節リウマチの治療効果と次世代抗体の必要性 …………………………… 93	
2.2 抗体リサイクル技術のコンセプトと次世代トシリズマブへの応用… 93	2.7 カニクイザルを用いた pH 依存的

　　　　結合抗IL-6受容体抗体のPK/PD
　　　　評価（1）……………………… 98
　2.8 カニクイザルを用いたpH依存的
　　　　結合抗IL-6受容体抗体のPK/PD
　　　　評価（2）……………………… 100
　2.9 SA237：抗体リサイクル技術を適
　　　　用した次世代抗IL-6受容体抗体
　　　　……………………………………… 100
　2.10 抗体リサイクル技術を適用した次
　　　　世代抗体の創製………………… 101
3 FcRn結合性を利用した次世代抗体医薬
　品の体内動態制御
　　…… 石井明子，鈴木琢雄，多田　稔 … 102
　3.1 はじめに………………………… 102
　3.2 FcRnによる抗体医薬品の体内動
　　　　態制御機構 ……………………… 102
　3.3 FcRnとの結合性を利用した次世
　　　　代抗体医薬品の開発動向 ……… 104
　3.4 FcRn結合親和性改変：血中半減
　　　　期延長以外の有用性 …………… 112
　3.5 FcRn結合性を利用した次世代抗
　　　　体医薬品の開発・評価における課
　　　　題 ………………………………… 113
　3.6 おわりに………………………… 113

第7章　低分子抗体

1 タンパク質工学を駆使した低分子抗体
　の高機能化… 浅野竜太郎，熊谷　泉 … 116
　1.1 はじめに ……………………… 116
　1.2 低分子抗体 …………………… 116
　1.3 低分子抗体の高機能化 ……… 117
　1.4 巻き戻し法を用いた低分子抗体の
　　　　調製 ……………………………… 119
　1.5 巻き戻し法を用いた低分子がん治
　　　　療抗体の開発 …………………… 120
　1.6 おわりに ……………………… 122
2 ラクダ科動物由来天然起源シングルド
　メイン抗体（VHH抗体）の開発
　　…… 宮﨑誠生，伊東祐二，萩原義久 … 124
　2.1 はじめに ……………………… 124
　2.2 様々なシングルドメイン抗体 …… 125
　2.3 実験動物としてのラクダ科動物 … 125
　2.4 VHH抗体の優れた特徴 ………… 125
　2.5 VHH抗体取得の試み …………… 127
　2.6 おわりに ……………………… 128
3 新規分子骨格を用いた分子標的分子の
　デザイン ─ 新規なスキャフォールドの
　利用 ─ ………… 橋口周平，杉村和久 … 130
　3.1 はじめに………………………… 130
　3.2 アフィボディー（Affibody） …… 130
　3.3 フィブロネクチンの一部を分子骨
　　　　格とした人工抗体………………… 132
　3.4 アンチカリン…………………… 132
　3.5 アンキリン反復を改変した人工抗
　　　　体（DARPins）…………………… 133
　3.6 システインノットタンパク質
　　　　（Cysteine knot miniproteins） … 133
　3.7 可変性リンパ球受容体（variable
　　　　lymphocyte receptor：VLR）…… 134
　3.8 サロボディ（Surrobodies）……… 134
　3.9 特定のペプチド構造を移植した新
　　　　規分子の作製（Epitope backbone
　　　　grafting design）………………… 135
　3.10 おわりに……………………… 135

第8章　その他新機能抗体

1　二重特異性がん治療抗体の開発
　　……………浅野竜太郎, 熊谷　泉 … 137
　1.1　はじめに ……………………… 137
　1.2　二重特異性抗体の作製 ……… 137
　1.3　低分子型二重特異性抗体 …… 138
　1.4　IgG様二重特異性抗体 ……… 139
　1.5　高機能性diabody型二重特異性抗体の開発 ……………………… 140
　1.6　diabody型二重特異性抗体の高機能化 ……………………………… 141
　1.7　おわりに ……………………… 142

2　糖鎖制御による抗体医薬品の差別化
　　…… 加藤明文, 矢木宏和, 加藤晃一,
　　　　飯田　茂, 中村和靖 …………… 144
　2.1　はじめに ……………………… 144
　2.2　抗体医薬の薬効発現に重要なADCC …………………………… 144
　2.3　POTELLIGENT®技術とは ……… 145
　2.4　POTELLIGENT®技術のメリット
　　　　……………………………… 147
　2.5　抗体医薬品における糖鎖制御の重要性 ……………………………… 148
　2.6　POTELLIGENT®抗体の臨床開発
　　　　……………………………… 149
　2.7　おわりに ……………………… 149

3　タンデムFc型改変によるエフェクター機能の向上……金子　要, 増保安彦 … 151
　3.1　はじめに ……………………… 151
　3.2　タンデムFc型改変抗体 ……… 152
　3.3　TNF-α活性阻害の創薬 ……… 153
　3.4　TNFR2-Fc-Fcの構造 ………… 154
　3.5　TNFR2-Fc-Fcのエフェクター活性 …………………………………… 155

　3.6　おわりに ……………………… 156

4　アミノ酸置換による抗体エフェクター活性の増強…………… 石黒敬弘 … 158
　4.1　はじめに ……………………… 158
　4.2　抗体のエフェクター機能 …… 158
　4.3　アミノ酸改変によるADCC, ADCPの増強技術 ……………… 160
　4.4　アミノ酸改変によるCDCの増強技術 …………………………… 161
　4.5　エフェクター活性の増強技術を適用した抗体医薬の臨床開発状況 … 162
　4.6　今後の展望 …………………… 162

5　薬物結合抗体医薬品の開発
　　…………………………… 大内　香 … 164
　5.1　はじめに ……………………… 164
　5.2　薬剤結合抗体 ………………… 164
　5.3　^{90}Y-イブリツモマブと^{131}I-トシツモマブ ………………………… 167
　5.4　ゲムツズマブオゾガマイシン … 167
　5.5　ブレンツキシマブ-ベドチン … 168
　5.6　TDM-1 ………………………… 168
　5.7　おわりに ……………………… 169

6　RI標識抗体医薬品の臨床の現状と展望
　　…………………………… 織内　昇 … 171
　6.1　はじめに ……………………… 171
　6.2　RI標識抗体のがん治療への応用 … 171
　6.3　治療用のRI ……………………… 173
　6.4　RI標識抗体を用いる治療の問題点と将来展望 …………………… 174
　6.5　おわりに ……………………… 175

7　放射性同位元素（RI）または光増感化合物結合抗体によるがん治療の可能性
　　………………………… 小林久隆 … 176

| 7.1 はじめに ……………………… 176
| 7.2 抗体を用いた標的特異的細胞殺傷
　　 性物質の運搬 ………………… 176
| 7.3 放射性同位元素標識抗体を用いた
　　 がん治療の戦略 ……………… 177
| 7.4 光増感剤標識抗体を用いたがん治
　　 療の戦略 ……………………… 179
| 7.5 光線免疫療法
　　（Photo-immunotherapy）の実際 … 180
| 7.6 まとめ ………………………… 181
| 8 抗体付加DDS製剤の基本的研究
　　　………………………松村保広 … 183
| 8.1 はじめに ……………………… 183
| 8.2 ミサイル療法の成功と不成功 … 183
| 8.3 がんの間質と血液凝固 ……… 184
| 8.4 がん間質に対するモノクローナル
　　 抗体および，抗がん剤・抗体複合
　　 体 ……………………………… 185
| 8.5 がん間質ターゲティング療法
　　 Cancer Stromal Targeting
　　（CAST）therapyの提唱 ………… 188

【第Ⅲ編　抗体の作製技術】

第9章　ヒトリンパ球をソースとする高活性抗体作製法
高田賢蔵，中島欵冬

1 はじめに ……………………………… 189
2 抗体ソースとしてのヒト血液リンパ球
　　　………………………………………… 189
3 EBVを用いた抗体作製：従来法 …… 191
4 イーベックの抗体作製法 …………… 192
　4.1 リンパ球ライブラリーによる目的
　　　抗体作製に適切なドナーの選別 … 193
　4.2 血液リンパ球からの目的抗体産生
　　　リンパ球の単離 ………………… 193
5 EBV法で作製する抗体の特徴 ……… 195
6 おわりに ……………………………… 195

第10章　次世代ハイブリドーマテクノロジー　湊元幹太，冨田昌弘

1 従来のハイブリドーマテクノロジー … 197
2 次世代ハイブリドーマテクノロジー … 197
　2.1 B細胞ターゲティング法 ………… 197
　2.2 マルチターゲティング法 ………… 198
　2.3 立体構造特異的ターゲティング法
　　　………………………………………… 198
3 抗体医薬への応用 …………………… 201

第11章　体外免疫法を基盤とした高速抗体取得法RAntIS
吉見達成，山﨑侑彦

1 はじめに ……………………… 203 | 2 抗原特異的なモノクローナル抗体の一

般的な作製方法 …………………… 203
3　RAntIS の技術概要 ………………… 204
　3.1　RAntIS とは ………………… 204
　3.2　体外免疫法 …………………… 204
　3.3　scFv 構築とタンパク質発現……… 205
4　RAntIS の実施例 …………………… 206
　4.1　タンパク質抗原の場合 ………… 206
　4.2　ペプチド抗原の場合 …………… 206
5　体外免疫法とハイブリドーマ法の組合せ …………………………………… 207
　5.1　体外免疫法による IgG 取得の実施例 ……………………………… 207
　5.2　anti-HEL IgG の親和性比較……… 207
6　完全ヒト抗体作製への応用 ………… 208
　6.1　ヒト PBMC を材料とした体外免疫法の概要 …………………… 208
　6.2　抗ヒトタンパク質-ヒト scFv 作製実施例 ……………………………… 208
7　おわりに ……………………………… 210

第12章　ヒト抗体を産生する transgenic (tg-) mouse の開発

西　義介

1　はじめに ……………………………… 211
2　何故 XenoMouse か？ ……………… 212
3　Xenomouse の創製………………… 212
4　Xenomouse の特長………………… 213
5　他の tg-mouse ……………………… 214
　5.1　GenPharm mouse ………………… 214
　5.2　Kirin mouse ……………………… 215
　5.3　KM-mouse ……………………… 215
　5.4　Xenomouse が作る抗体医薬……… 217
6　おわりに ……………………………… 218

第13章　ニワトリ抗体ライブラリーからの高親和性抗体の作製

金山直樹, 大森　齊

1　はじめに ……………………………… 220
2　ニワトリ B 細胞株 DT40 を抗体作製に用いる利点 ……………………… 220
3　改変細胞株 DT40-SW を用いた in vitro 抗体作製システム ……………… 221
4　DT40 システムにおける抗体の親和性成熟 ……………………………… 222
5　DT40 システムを用いた任意の抗体の親和性成熟 ……………………… 223
6　DT40 を用いたヒト型抗体作製 ……… 224
7　今後の展開 …………………………… 226

【第Ⅳ編　評価技術】

第14章　抗体のクロマトグラフィー分離プロセス　　山本修一

1　はじめに ……………………………… 227
2　バイオ医薬品精製プロセスのプラット

フォーム ……………………… 227
3　クロマトグラフィーの原理 ……… 228
　3.1　アフィニティクロマトグラフィー
　　　操作 …………………………… 229
　3.2　勾配溶出 ……………………… 232
　3.3　段階溶出 ……………………… 234
　3.4　フロースルークロマトグラフィー
　　　 …………………………………… 236
4　クロマトグラフィーの形状 ……… 237
5　ハイスループットプロセス開発（プロセス開発の加速） ……………… 237
6　おわりに …………………………… 237

第15章　統計的スクリーニング法によるタンパク質医薬品の製剤設計
本田真也，馮　延文

1　はじめに …………………………… 242
2　添加剤によるタンパク質の安定化 …… 243
　2.1　緩衝液 ………………………… 245
　2.2　糖およびポリオール ………… 245
　2.3　界面活性剤 …………………… 246
　2.4　塩 ……………………………… 246
　2.5　ポリエチレングリコール …… 247
　2.6　高分子 ………………………… 248
　2.7　金属イオン …………………… 248
　2.8　アミノ酸 ……………………… 248
3　製剤化条件の探索方法 …………… 249
　3.1　古典的スクリーニング法 …… 249
　3.2　ハイスループットスクリーニング法 ……………………………… 251
　3.3　統計的スクリーニング法 …… 251
4　おわりに …………………………… 257

第16章　次世代抗体開発を指向した抗原抗体相互作用解析
津本浩平

1　はじめに …………………………… 259
2　変異導入解析が明らかにした抗原抗体相互作用の特徴 ………………… 259
3　シガトキシン抗体：ポリエーテル化合物をどのように認識するか ……… 261
4　プロテインマニピュレーション：可溶化技術の開発と作用機序の解明 … 264
5　おわりに …………………………… 265

第17章　マススペクトロメトリーによる抗体構造解析
金子直樹，吉森孝行，Daniel J. Capon，田中耕一，佐藤孝明

1　はじめに …………………………… 267
2　Flexible 抗体 ……………………… 268
　2.1　Flexible 抗体の概念 ………… 268
　2.2　MALDI-TOF MS による構造解析 …………………………………… 268
　2.3　表面プラズモン共鳴（SPR）法による相互作用解析 …………… 269
3　おわりに …………………………… 273

第18章　NMRによる抗体の高次構造　　加藤晃一，矢木宏和

1　はじめに ……………………… 275
2　試料の調製 …………………… 275
3　NMRシグナルの帰属 ………… 277
4　NMRによる抗体のダイナミクスの解
析 ……………………………… 278
5　NMRによる抗体の分子認識の解析 … 280
6　おわりに ……………………… 282

【第Ⅰ編　総論】

第1章　抗体医薬の現状と課題

浜窪隆雄*

1　はじめに

　抗体医薬の起源は19世紀末の北里とベーリングによる感染症の抗血清療法に端を発する。抗生剤の発見と進歩により，抗血清療法の適用は減少し，現在はむしろがんや膠原病などの難治性疾患の新しい治療法として，地歩を固めつつある。抗体医薬は，疾病の分子ターゲットに対して特異的に作用する点に特徴があり，ターゲットの選定と治療メカニズムとの連携がドラッグデザインとなる。このようなバイオ医薬品あるいはゲノム医薬品としての側面も大きな特徴のひとつである。また，今後の創薬のコンセプトであるタンパク質相互作用（PPI：protein-protein interaction）の阻害剤としてのとらえ方もできる。

　すなわち，抗体医薬は現在のところ細胞表面の分子をターゲットとしているが，抗体の抗原認識のコンセプトをターゲット分子のファーマコフォアとしてとらえなおすと，機能的抗体は低分子医薬へのステップとみなすこともできる。このような今後の展開も想定しながら，現在の抗体医薬開発の話題をまとめてみる。

2　がん治療薬としての抗体医薬

　2012年7月現在，がんの治療薬としてフェーズⅢあるいはFDAに承認された抗体医薬は約60種類にのぼる[1]。これまで副作用の強い薬しか利用できなかったがんに対して，有効な新規治療として広く使用されるようになっており，売上高も目覚ましく伸びている。しかし，効果については，完全にがんを征圧できるところまで到達しておらず，また使用中に薬剤抵抗性が出現することがある[2]。これらのことから，特に固形がんでは他の低分子抗がん剤との併用やトキシンコンジュゲート，免疫系を増強させる免疫療法（イムノモジュレーション等）などの方策が図られるようになっている。

　固形がんの抗体医薬としては先陣を切っているトラスツズマブ（trastuzumab，ハーセプチン）では，転移性乳がんについて，新たにHer受容体（特にHer3受容体と）の2量体化を阻害するペルツズマブ（pertuzumab，パージェッタ）を併用する治療法がFDAに承認された[3]。ペルツズマブはHer2受容体のトラスツズマブとは異なるエピトープ（サブドメインⅡ）を認識するため，トラスツズマブと同時併用が可能であり相乗的効果が期待できる。この2種類の抗体と

＊　Takao Hamakubo　東京大学　先端科学技術研究センター　分子生物医学　教授

docetaxel（Taxotere）を加えた併用療法のフェーズⅢ治験（CLEOPATRA）の成績が良好であった[4]ため，FDAの認可となった。トラスツズマブには他にもトキシンDM-1をコンジュゲートしたT-DM1（trastuzumab emtansine）がフェーズⅢにあり，Her2シグナル伝達阻害剤との併用より良い結果が出ている[3]と伝えられており，さらに効果の増強が期待される。ただトキシンコンジュゲートや低分子抗がん剤は，やはり副作用の問題が出てくると考えられ，治療の選択肢が増えることは歓迎されるものの，同時によいバイオマーカーによる適応診断が今後重要となってくるであろう。また，ペルツズマブの良好な結果より，Her2より増殖作用が強いHer3を直接認識する抗体（MM-121など）の開発にも期待が寄せられている。さらに，これらの3種類の抗体を混ぜる抗体カクテル療法も視野にはいってきた感がある。抗体カクテル療法は，複数種類のモノクローナル抗体を混合して同時に投与するもので，ポリクローナル抗体のような効果を期待している[5]。問題点としては，数種類のモノクローナルを同時開発するには開発費がかさむことや，品質管理も手間がかかること，結果として治療費が高くなることなどがあげられるが，このHer抗体のように，別箇に開発されれば，そのような問題点がクリアされるのではと期待される。

　Herファミリー受容体（ERBB；epidermal growth factor，EGFの受容体ファミリー）のタンパク質とリガンドの種類，および細胞増殖のシグナル伝達系の詳細が明らかになってきて，上記のようなコンビネーションセラピーが著効を示してくると，治療に関してもターゲット腫瘍の性格と治療の状況を的確に判断して，個々の症例に最適の治療を選択することが重要なファクターと考えられるようになってきた[6]。様々なリガンドとの関係や受容体によるシグナル伝達系の違い（Her2はERK経路，Her3はPI3K-AKT経路を強く活性化する）とそれらに対する阻害剤の選択に関しては他レビュー（参考文献6）をご参照いただきたい。

3　個別化とコンパニオン診断

　抗体医薬をはじめ分子標的医薬と呼ばれる最近の薬は，疾病で暴走している標的分子が作用点であることが明確なため，当該標的分子が暴走していない症例については，効果がないことが明らかである。ハーセプチンは乳がんの症例の中でHer2陽性の2割程度の患者さんに有効であることから，治療前にがん組織でHer2の発現を確認する。このように分子標的医薬の標的分子を評価する診断をコンパニオン診断と呼ぶ[7]。治療によりどの程度の効果があったか，また再発はないかなどの病態診断としても重要である。これまでの，がん細胞からの逸脱酵素等をマーカーとする方法と目的が異なり，また分子標的医薬との同時開発が望ましいことなどの違いがある。筆者らは，血清診断法やPETイメージング法などを開発してきたが，治療薬の開発にくらべ，がんの診断薬は歩留まりが悪いこと，開発コストに見合わない収益しか見込めないことなどの理由から企業の参加が困難であった。しかし，近年の抗体医薬の発展と有効性からコンパニオン診断というコンセプトが生まれ，今年，協和発酵キリンから上市された成人T細胞白血病に対す

第1章 抗体医薬の現状と課題

る抗体医薬 mogamulizumab（ポテリジオ）では，同時にコンパニオン診断薬も承認され，高い薬価がついたことで，診断薬業界に活気が出ている。各製薬会社もそれぞれの立場からバイオマーカー開発を発表しているが，バイオマーカーという言葉は古くからあり，いろいろな意味に使われていることから，誤解が生じることもある。バイオマーカーについてカテゴリー分類されたネイチャーレビュー誌[8]の表がわかりやすいので訳した（表1）。バイオマーカーによっては，複数のカテゴリーにまたがるものもあり，必ずしもこれによって固定化するコンセプトではない

表1 がんの進展に由来するバイオマーカーの分類と例[8]

カテゴリー	例
反応バイオマーカー（response biomarker）	
ファーマコダイナミクスバイオマーカー（薬剤による生物学的効果）	ターゲット分子への効果（EGFR，HER2，MET，VEGFR の阻害など） 薬剤毒性に関係する酵素活性の誘導（CYP1A1，CYP1A2 活性等） ターゲット組織における機能的分子イメージング
有効性および潜在的サロゲートエンドポイントバイオマーカー	解剖学的イメージング（MRI，CT など） CTC，腫瘍 DNA 機能イメージング（FDG-PET，DCE-MRI，DW-MRI 等） ゲノミクス，プロテオミクスプロファイル 定量的病理所見（コンピュータ画像解析）または細胞診増殖マーカー（PCNA，K167，FLT など）
疾病の特徴づけ	
予後判定バイオマーカー（がんの進展メカニズムに直接関係しないが臨床的転帰に関与するもの）	DNA メチル化，遺伝子発現解析（HER2，OncoType DX 又は MammaPrint），CTC，CEA，AFP，CA125，PSA
治療予測バイオマーカー（分子ターゲット治療に対する腫瘍の反応予測）	ターゲット分子およびがん進展に寄与する分子の発現量（HER2，EGFR，MET，PI3K-AKT 経路，EML4-ALK，BCR-ABL および変異 BRAF^{V600E} 等） がん治療抵抗性の分子および関与する経路の分子の発現量（ERCC1，EGFR^{T790M} 変異など）
リスクバイオマーカー（がん罹患リスクあるいは進行に関与するリスク要因）	遺伝的素因（APC，BRCA1，BRCA2，MLH1，MSH2 等の変異，あるいは Li-Fraumeni 症候群，ataxia telangiectasia，PTEN 欠損等） 環境およびライフスタイルに関する要因（HPV，HBV 感染，喫煙等） 多因子リスクモデル（乳がんにおける Gail リスクモデルなど） 遺伝子多型（CYP1A1，GSTM1，GSTP1，SRD5A2 などの遺伝子多型）

AFP, alpha-fetoprotein; ALK, anaplastic lymphoma kinase; APC, adenomatous polyposis coli; CA125, cancer antigen 125; CEA, carcinoembryonic antigen; CT, computed tomography; CTC, circulating tumor cell; CYP1A1, cytochrome P450 1A1; DCE, dynamic contrast-enhanced; DW, diffusion-weighed; EGFR, epidermal growth factor receptor; EML4, echinoderm microtubule-associated protein-like 4; ERCC1, DNA excision repair cross-complementation protein 1; FDG-PET, ^{18}F-fluorodeoxyglucose positron emission tomography; FLT, ^{18}F-3'-fluoro-3'deoxy-L-thymidine; GSTM1, glutathione S-transferase m1; GSTP1, glutathione S-transferase p1; HBV, hepatitis B virus; HPV, human papilloma virus; MLH1. Mut L protein homolog 1; MR1, magnetic resonance imaging; MSH2, MutS protein homolog 2; PCNA, proliferating cell nuclear antigen; PI3K, phosphoinositide 3-kinase; PSA, prostate-specific antigen; PTEN, phosphatase and tensin homolog; SRDSA2, steroid-5-alpha-reductase 2; VEGFR, vascular endothelial growth factor receptor.

し，抗体医薬そのものでもないが，個別医療を目指す今後の抗体医薬においてバイオマーカーの必要性を論ずる上で理解が深まると考え，あえて記載した。

　筆者らは，抗体医薬の開発と並行して，PETイメージングと血清診断ツールの開発を行ってきた。抗体医薬の適応を判断する上で，ターゲット分子の発現量はもっとも重要である。1細胞上にターゲット分子が10万個程度存在しないとADCC（antibody-dependent cellular cytotoxicity；抗体依存性細胞傷害活性）による治療効果が低いと考えられている。また，腫瘍中のがん細胞のどの程度のポピュレーションにターゲット分子が発現しているかも問題である。このため，治療前に生検による組織診断が行われる。抗体あるいはRNAプローブによる免疫組織診断，DNAマイクロアレイによるトランスクリプトーム解析などである。これらの検査により治療に応答する十分な量のターゲット分子が発現していることが確認されれば治療適用となる。しかし，治療中や治療後のフォローアップにすべて組織診断を行うのは困難である。やはり，血清診断による状況把握が必要となると考え，筆者らは，高感度でのELISA（enzyme-linked immunosorbent assay）法を開発してきた。

　これまでの血清診断に用いられている細胞からの逸脱酵素のレベルは血中でng/mlのオーダーであり，例えば肝癌マーカーであるAFP（α fetoprotein）のカットオフ値は約20ng/mlである。通常用いられているELISAの感度もng/ml程度である。しかし，胎児性抗原のような正常組織にほとんど存在しないターゲットタンパクでは，血中レベルはng/ml以下（ピコグラムオーダー）となるため，高感度のアッセイ系が必要である。筆者らはJSR株式会社と共同で，磁気ビーズに固定化した抗体を用いて低ノイズのプレート等を用いることにより，ノイズを下げ発光法による測定で従来法より1000倍近い高感度のELISA法を開発した（未発表）。同様の低ノイズ磁気ビーズを使用することにより，数百μlの血清から新規のバイオマーカーを同定することにも成功している[9]。またMS解析によるターゲット分子の血中での動態を解析することもでき，今後コンパニオン診断として活用できると考えている。

4　PETイメージングと放射線抗体療法（Radio-immunotherapy；RIT）

　がん細胞はグルコースの取り込みが亢進しており，これを利用してポジトロンを放出するF^{18}を組み込んだFDG（fluorodeoxyglucose）を用いて腫瘍を描出するPETイメージングが広く用いられている。脳などへの生理的集積，炎症部位などの良性疾患との鑑別などが問題となっており，特異的コンパニオン診断としては，ターゲット分子特異抗体を用いたイメージングが求められている。また，集積が確認されれば，治療用β線核種に切り替えて放射線抗体療法（RIT）を行うことができる。標的分子の数が少ない場合や細胞によりばらつきがある場合などに効果が期待できる。現在，臨床に用いられているゼバリン（ibritumomab）は，抗CD20抗体に金属キレート試薬（DOTA）を付加し，診断としてはγ線のインジウム（^{111}In），悪性リンパ腫の治療にはβ線核種のイットリウム（^{90}Y）をキレートして使用する。

筆者らは，これまでPETイメージング用核種として^{64}Cu（半減期12.7時間）を用いている。これは，抗体分子は分子量15万ダルトンほどの高分子であり，がん組織への集積には投与後48〜72時間を要するため，比較的長い半減期のものが望ましいためである。現在世界で用いられている核種には^{89}Zr（半減期78.4時間）があるが，調整が大変で日本では今のところ入手困難である。しかし，より鮮明なイメージングのためには，今後必要となると考えられる。あるいは，プローブをscFv（single chain variable fragment）やドメイン抗体などのように低分子化して腫瘍集積時間を早くすることによりもっと短い半減期の使いやすい核種に変えることが理想である。このようなPETイメージングプローブも血清診断と同様に，開発コストに見合う収益が期待できないこと，アイソトープという特殊な取扱いが必要となること，患者・術者への被爆の問題などが原因ではないかと思われるが，開発が意外と進んでいない。今後，バイオマーカーによる個別化あるいは層別化が進むとともに診断としてのイメージングも見直されると考えられる。

5 がん微小環境，治療抵抗性

前述のように，固形がんでは放射線やトキシンコンジュゲートなどのADCC以外の殺傷能力をもつ抗体を用いても，治療抵抗性のがんが再発するなどの困難が伴う。単にがん細胞自体での傷害メカニズムだけではなく，がんのまわりの間質細胞や免疫担当細胞とのかかわりのなかで治療戦略を練り直す方向性が検討されている。ターゲット分子とそれを認識する抗体のコンセプトから少し離れるが，固形がんを征圧するには，がん細胞だけでなく，まわりの環境を形作っている血管組織の内皮細胞や結合織細胞および免疫担当細胞など，すべてのプレーヤーを視野にいれながら戦略を立てなければならないという点で，がん微小環境のコンセプトが重要になっている[10]。

がんの微小環境説は，がん細胞が本来がんを排除する役目である免疫担当細胞までも味方に引き込み，抗がん剤や放射線治療の攻撃をしのぐ機構を説明する。すなわち，がん細胞そのものが薬剤耐性やDNA修復機構を身につけて攻撃を耐えるだけではなく，微小環境を形成する正常の間葉系細胞が薬剤や電離放射線の影響を軽減するのを助け，また増殖の手伝いをする[11]。このようながん細胞と微小環境を形成する周囲の細胞とのクロストークを担っている分子とそのシグナル伝達を同定し，ネットワークを断ち切る阻害剤を治療戦略とする試みがさかんになっている。

歴史的には，1999年A. F. Olumiらが前立腺癌の患者から採取した線維芽細胞が，前立腺上皮細胞の癌化を促進することを報告し，CAF（Carcinnoma-associated Fibroblast）と名付けたことに端を発する[12]。その後，がん細胞とCAFあるいは他の免疫細胞や血管内皮細胞などの周囲細胞とのクロストーク因子の同定が相次いでいる。A. OrimoとR. A. Weinbergのグループは乳がんのCAFからSDF-1（stromal cell-derived factor-1；CXCL12）を同定し，パラクリン（傍分泌）的に周辺のがん細胞を刺激してプログレッションを促進すること，エンドクリン（内分泌）

的に血管内皮前駆細胞をリクルートして血管新生を促進すること，これらのシグナルがCXCR4受容体を介していることを示した[13]。また，固形がんの周囲に多数のマクロファージが集まって，血管の新生やがん細胞の浸潤や転移を助けていると考えられることから，これらのマクロファージは腫瘍随伴マクロファージ（tumor-associated macrophage；TAM）と呼ばれている。がんとTAMの間ではCSF1（colony stimulating factor-1）とその受容体が主たるシグナルに関与していると考えられている[14]。このようながん細胞と免疫細胞の協調的振る舞いのメカニズムは解析が進むにつれ，ネットワーク的性格を見せ始めている。詳細はレビュー誌を参照いただきたい[15]。このような中で，免疫細胞を積極的に利用して，抗体により免疫抑制的なシグナルを弱め，促進的シグナルを強める試みが有効であるという報告が相次いでいる。

6 免疫療法（イムノセラピー）

近年注目を浴びているのは，バイスペシフィック抗体に代表されるように，一方でがん細胞表面の特異抗原を認識し，もう一方で細胞障害性T細胞をリクルートして効率よくターゲット細胞を攻撃するストラテジーである。カツマキソマブ（catumaxomab；removab）はラットとマウスのIgGを基本とし，癌細胞の epithelial cell adhesion molecule（EPCAM）とエフェクターT細胞のCD3に結合して効果的にがん細胞を傷害する。癌性腹水の治療薬として2009年にヨーロッパで承認されている[16]。ScFvをつなげたダイアボディーの形のBiTEがEPCAMとCD3のダイアボディー（MT110；肺がん胃がんターゲット）あるいはCD19とVD3のダイアボディー（MT103；急性リンパ性白血病，非ホジキンリンパ腫ターゲット）として臨床治験にはいっている[17]。scFvは一本鎖への構造変化による結合活性の低下と抗原性および安定性などが問題となって，期待されたほど開発が進んでいなかった現状があるが，BiTEの成功により免疫細胞の機能を制御する様々な表面抗原の利用が考えられ，今後バイスペシフィック抗体の開発が盛んになるものと予測される。がん抗原と組み合わせたバイスペシフィック抗体で臨床治験にはいっているものは15種類にのぼる[18]。

また免疫細胞上にある受容体分子をターゲットにして，免疫反応との協調的作用を積極的に利用する手法も現実的となってきた。前項に述べた免疫抑制的の微小環境を形成して，攻撃を逃れているがん細胞を効率よくたたくことができる。T細胞受容体を介する反応を促進的あるいは抑制的に調節する15種類程度の膜タンパク質群が知られており，免疫チェックポイントと称されている[19]。CTLA-4（cytotoxic T-lymphocyte-associated antigen 4）ブロッキング抗体のイピリムマブ（ipilimumab）は切除不能の進行性メラノーマの治療薬として2011年米食品医薬局（FDA）に承認されている[20]。T細胞に抑制的シグナルをいれる他のターゲットとして，LAG-3やPD-1（programmed cell death 1）が注目されており，また促進的シグナルをいれるターゲットとして，CD28をはじめ，OX40，CD27，GITRなどがある[21]。最近PD-1受容体およびそのリガンドPD-L1に対する抗体の非小細胞性肺がん，メラノーマ，腎がんにおける治療効果が

NEJM に報告された[22,23]。これらの抗体の成功は，今後他の抗体の固形がんに対する治療効果にも影響があると考えられ，新たな可能性を開くものと思われる。ただ，免疫系の制御は，もともと抗体の持っているがん特異性からは少しはずれて，一般的な反応メカニズムを基盤としているため，有害事象が大きくないと報告されているが，どれだけがん特異的に攻撃できるかが今後の課題となると思われる。

7 おわりに

がん治療における抗体医薬は血液がんにおいて目覚ましい成果を上げているが，固形がんにおいては，まだ十分な効果を発揮しえていない。その原因として考えられる微小環境の問題を中心に不完全ながら概説した。今後低分子抗がん剤との併用療法や改変抗体分子などがこれらの問題の打開策となるのではないかと期待している。高額な治療費の問題も同時に解決しなければならないが，抗体医薬が新しい可能性を広げたことは確かであると思う。抗体は細胞膜を透過しないため，細胞内のタンパク質をターゲットにできない。しかし，今後タンパク質相互作用の阻害剤を設計していく上で，抗原抗体反応の解析は有益なアイデアを提供すると思われる。抗体医薬の開発を通して，次世代の新薬が日本から生まれることを期待している。

文　　献

1) J. M. Reichert, *mAbs*, **3** (1), 76 (2011)
2) C. Marquette et al., *Curr Treatment Opinions in Oncology*, **13**, 263 (2012)
3) C. Sheridan, *Nature Biotech.*, **30**, 570 (2012)
4) J. Baselga et al., *N. Engl. J. Med.*, **366**, 109 (2012)
5) T. Lotenberg, *TRENDS in Biotechnology*, **25**, 390 (2007)
6) Y. Yaden and G. Pines, *Nature Reviews Cancer*, **12**, 553 (2012)
7) N. Papadopoulos et al., *Nature Biotech.*, **24**, 985 (2006)
8) G. J. Kelloff et al., *Nature Reviews Drug Discovery*, **11**, 201 (2012)
9) K. Daigo et al., *Molecular & Cellular Proteomics*, **11**, M111 (2012)
10) M. B. Meads et al., *Nature Reviews Cancer*, **9**, 665 (2009)
11) A. C. Begg et al., *Nature Reviews Cancer*, **11**, 239 (2011)
12) A. F. Olumi et al., *Cancer Res.*, **59**, 5002 (1999)
13) A. Orimo et al., *Cell*, **121**, 335 (2005)
14) B-Z. Qian et al., *Cell*, **141**, 39 (2010)
15) D. I. Gabrilovich et al., *Nature Reviews Immunology*, **12**, 253 (2012)
16) C. Bokemeyer, *Expert Opin. Biol. Ther.*, **10**, 1259 (2010)

17) B. D. Choi, *Expert Opin. Biol. Ther.*, **11**, 843 (2011)
18) S. Dubel ed., "Handbook of Therapeutic Antibodies", Wiley-Blackwell (2010)
19) D. M. Pardoll, *Nature Reviews Cancer*, **12**, 253 (2012)
20) K. Garber, *Nature Biotech.*, **29**, 375 (2011)
21) I. Mellman *et al.*, *Nature*, **480**, 480 (2011)
22) S. L. Topalian *et al.*, *N. Engl. J. Med.*, **366**, 2443 (2012)
23) J. R. Brahmer *et al.*, *N. Engl. J. Med.*, **366**, 2455 (2012)

第 2 章　次世代に向けた抗体医薬品開発

熊谷　泉*

1　はじめに

　ハイブリドーマ技術の開発を契機に，モノクローナル抗体は魔法の弾丸と称され，医薬品として期待が高まった。抗体医薬は標的分子に対する高い特異性と親和性を有する分子標的医薬品の代表例である。1986 年に初めての抗体医薬としてマウスモノクローナル抗体オルソクローン OKT3 が上市され，1994 年に最初のキメラ抗体として ReoPro が登場したが，やはり 1997 年にキメラ抗体のリツキサンが，1998 年にはレミケードと最初のヒト化抗体としてハーセプチンが上市され，本格的に抗体医薬品が広く治療に使用されるようになった。現在，世界の医薬品売上 10 位以内に 4 品目が抗体医薬品であり，2016 年頃には約 8 品目に，また市場規模も 800 億ドルになると予想されている。また，アメリカ食品医薬品局（FDA）での認可数は 31 品目にのぼる（表 1），400 種類に及ぶパイプラインが臨床開発されていると言われている。

2　抗体医薬品の特徴

　抗体医薬の最大の特徴はその多彩で高い分子標的性であり，生体由来物質である点から低い副作用，高い安全性が期待できる。IgG 型では Fc 領域の存在により，長い血中半減期を示したり，生体の免疫系を活性化することもでき，一つの分子で多様な作用メカニズムを発揮できる点も重要な特徴である。

　また，抗体医薬の標的抗原に対する高い特異性を利用し，抗原の発現レベルと治療効果予測にも大きな期待が寄せられている。DNA 組換え技術を利用すれば，抗体分子の構造変換は容易であり，また，動物細胞を利用した工業生産プロセスもかなり成熟してきている。

　一方，抗体医薬の標的抗原は主に細胞表面分子や液性分子であり，現時点では低分子医薬品のように細胞内分子は標的にし難い。高価な注射薬であり，経口剤としての製剤化はまだ困難である。対象疾患はがん領域や免疫疾患領域に重点が置かれていたが，眼科領域，骨粗鬆症などへも適用され始め今後に期待が持てる（表 1）。

---

*　Izumi Kumagai　東北大学　大学院工学研究科　バイオ工学専攻　教授

表1 FDAで認可されている抗体医薬一覧

一般名（商品名）	抗体タイプ	標的抗原	主な適応疾患	FDA（国内）認可年
ムロモナブ-CD3（オルソクローン OKT3）	マウス IgG2aκ	CD3	臓器移植後の拒絶反応	1986 (1991)
Abciximab (ReoPro)	キメラ IgG1κ Fab	GPIIb/IIIa	冠動脈硬化症	1994
リツキシマブ（リツキサン）	キメラ IgG1κ	CD20	B細胞性非ホジキンリンパ腫，リウマチ	1997 (2001)
Daclizumab (Zenapax)	ヒト型化 IgG1κ	CD25	腎移植後の拒絶反応	1997
トラスツズマブ（ハーセプチン）	ヒト型化 IgG1κ	HER2	転移性乳がん	1998 (2001)
バシリキシマブ（シムレクト）	キメラ IgG1κ	CD25	腎移植後の拒絶反応	1998 (2002)
パリビズマブ（シナジス）	ヒト型化 IgG1κ	RSV	RSウイルス感染	1998 (2002)
インフリキシマブ（レミケード）	キメラ IgG1κ	TNFα	関節リウマチ，クローン病	1998 (2002)
ゲムツズマブオゾガマイシン（マイロターグ）	カリケアマイシン結合ヒト型化 IgG4κ	CD33	急性骨髄性白血病	2000 (2005)
Alemtuzumab (Campath-1H)	ヒト型化 IgG1κ	CD52	B細胞性慢性リンパ性白血病	2001
イブリツモマブチウキセタン（ゼヴァリン）	^{111}In/^{90}Y 放射性標識マウス IgG1κ	CD20	B細胞性非ホジキンリンパ腫	2002 (2008)
アダリムマブ（ヒュミラ）	ヒト IgG1κ	TNFα	関節リウマチ，乾癬，クローン病	2002 (2008)
オマリズマブ（ソレア）	ヒト型化 IgG1κ	IgE	喘息	2003 (2009)
Tositumomab-I131 (Bexxar)	^{131}I 放射性標識マウス IgG2aλ	CD20	B細胞性非ホジキンリンパ腫	2003
Efalizumab (Raptiva)	ヒト型化 IgG1κ	CD11a	乾癬	2003
ベバシズマブ（アバスチン）	ヒト型化 IgG1κ	VEGF	結腸・直腸がん	2004 (2007)
セツキシマブ（アービタックス）	キメラ IgG1κ	EGFR	頭頸部がん，結腸・直腸がん	2004 (2008)
Natalizumab (Tysabri)	ヒト型化 IgG4κ	α4-インテグリン	多発性硬化症	2004
トシリズマブ（アクテムラ）	ヒト型化 IgG1κ	IL-6R	キャッスルマン病，関節リウマチ	2010 (2005)
ラニビズマブ（ルセンティス）	ヒト型化 IgG1κ Fab	VEGF	加齢黄斑変性	2006 (2009)
パニツムマブ（ベクティビックス）	ヒト IgG2κ	EGFR	結腸・直腸がん	2006 (2010)
エクリズマブ（ソリリス）	ヒト型化 IgG2/4κ	C5a	発作性夜間血色素尿症	2007 (2010)
Certolizumab pegol (Cimzia)	PEG化ヒト型化 IgG1κ Fab	TNFα	クローン病，関節リウマチ	2008
ゴリムマブ（シンポニー）	ヒト IgG1κ	TNFα	関節リウマチ	2009 (2011)
Ofatumumab (Arzerra)	ヒト IgG1κ	CD20	慢性リンパ球性白血病	2009
ウステキヌマブ（ステラーラ）	ヒト IgG1κ	p40 (IL-12/23)	乾癬	2009 (2011)
カナキヌマブ（イラリス）	ヒト IgG1κ	IL-1β	クリオピリン関連周期熱症候群	2009 (2011)
デノスマブ（ランマーク）	ヒト IgG2κ	RANKL	骨粗鬆症	2010 (2012)
Belimumab (Benlysta)	ヒト IgG1λ	BLyS	全身性エリテマトーデス	2011
Ipilimumab (Yervoy)	ヒト IgG1κ	CTLA-4	転移性メラノーマ	2011
Brentuximab vedotin (Adcetris)	モノメチルオーリスタチンE結合キメラ IgG1κ	CD30	ホジキンリンパ腫，未分化大細胞リンパ腫	2011

慣例に従い国内販売されているものは日本語で記載してある

第 2 章 次世代に向けた抗体医薬品開発

3 高価な抗体医薬品

微量で生理活性を発揮するサイトカイン類と異なり，抗体医薬は標的分子に対して量論的に投与する必要があり，その投与量が極めて多量であるという特徴がある。抗体の作製の基盤技術や製造技術は急速に発展・普及してきているが，IgG はタンパク質としても高分子量であり，現状では高コストな動物細胞を利用した製造に頼らざるを得ず，結果として高コストな医薬品とならざるを得ない。

例えば，わが国で，リウマチ治療用抗体であるレミケードの対象者とされている方々すべてにレミケードを提供しようとすると，年間 120kg のタンパク質供給が必要と計算される。その結果治療費は年間 1 人あたり 100 万円を超え，保険が適用されるとしてもその負担は大きい。このような問題を解決するためには 2 つの方向性が指摘されている。

1 つは高効率生産システムの開発であろう。多くの抗体医薬の製造には動物細胞発現系が利用されており，培養液 1 リットルあたり 10 グラム以上の生産量も達成されている。このような高効率細胞培養法も限界に近づいており，動物細胞発現系に代わる，新規な発現系としてトランスジェニック植物・動物系も開発が進んでいる。低分子抗体に限られるが，大腸菌生産系も検討の余地が残されていると筆者は期待している。

もう 1 つの方向性として，高機能化があげられる。例えば，生理活性を 100 倍にできれば，投与量を 100 分の 1 にできる可能性があり，実質大幅なコストダウンが見込まれるため，抗体の高機能化は極めて現実的な低コスト化技術であるといえる。また動物細胞生産系は，その産生量の向上のために，最終的な安定産生株樹立の為には半年から 1 年間が費やされる。しかし，少量でも充分な生理活性があれば，低生産株でも研究開発が進み，開発コスト，期間は大幅に短縮させることが期待できる。薬価に反映させるには，それほど単純ではないと思われるが，次世代抗体医薬品開発の重要な方向性であろう。

4 抗体工学技術の展開

高機能抗体分子の開発は低コスト化だけでなく，別の観点からの期待も大きい。例えば，2007 年ごろまでに，がん治療領域で臨床研究に入った抗体医薬品の半数近くは，上皮細胞接着分子 (EpCAM)，上皮増殖因子受容体ファミリー (EGFR, HER2)，CD20，CD22，CD33 等の限定された分子を標的としており，治療に結びつく標的抗原は，既に限定されている印象がある[1]。現時点でも，臨床試験が実施されている約 100 種類のパイプラインの標的は 20 種類の抗原に集中していると言われる。このように同じ抗原を標的とする複数の抗体医薬品が競合する状況が生み出されており，次世代抗体医薬品にはより強い薬効，従来効果がない患者でも薬効が期待できる医薬品が求められている。また，活性の向上に伴い，例えば発現レベルが低く標的には成りにくかった抗原にも適用拡大が視野に入る可能性もある。活性向上を目指すものとしては，下記の

ような抗体工学技術の進展に期待が寄せられている。

4.1 抗原親和性の向上（第Ⅱ編第4章参照）

抗体医薬の作用機序の第一は，アンタゴニスト作用である。この作用は抗体可変領域の抗原親和性の強さに相関していると考えることができる。現在のIgG型抗体医薬品の主流はヒト化抗体であるが，ヒト化することにより多くの場合可変領域の抗原親和性は低下する傾向がある。低下した親和性をマウス抗体のレベルに回復させる，更に向上させる試みがなされている。研究手法としては，ファージ提示系を中心とする生体外選択系であり，また，*in silico* での相補性決定領域（CDR）の設計にも期待が寄せられる。

4.2 エフェクター作用の増強（第Ⅱ編第8章参照）

作用メカニズムで重要なものとされているのは，Fc領域を介したADCCやCDCであろう。ADCCを増強するアプローチとしては，主なエフェクター細胞であるNK細胞上のFcγRIIIaに対するFc領域の親和性の向上研究が，アミノ酸置換や糖鎖改良技術により行われてきた。100倍にも及ぶADCC活性の向上を実現しており，その効果は臨床試験においても確かめられつつあり，現在注目を浴びている。

CDCに関してもCDCカスケードの第一段階であるC1qの標的細胞上の抗体Fc領域への結合に着目し，C1q結合部位のアミノ酸改変によりC1qへの親和性向上などが試みられている。やはり10～100倍のCDC活性向上に成功した例がある。

4.3 二重特異性抗体

IgG型抗体医薬品は2価であるが，単一の標的抗原と結合する。2種類の抗原と結合できる抗体分子を作製することができれば，例えば，2種類の標的分子を近づけたり，液性分子と細胞，また細胞と細胞を架橋することにより，天然では達成できない生理活性を発揮させることが期待できる。

任意の2つの特異性を有する抗体の調製は，ハイブリドーマ技術の確立以降で，まずハイブリドーマ同士の融合であるクワドローマ法が考案されたが，由来の異なる重鎖（HC）と軽鎖（LC）間の会合も生じるため，10種類の組み合わせから，例えばそれぞれの標的抗原を固定化させたカラムを用いた2回のアフィニティー精製が必要であった。その後，化学合成による調製法が報告された。2種類の抗体のF(ab')$_2$を作製し，ヒンジ領域のジスルフィド結合を還元後，同種での再会合を防ぐように化学的に処理した後に混合することで均一な二重特異性抗体を作製することができる[2]。この合成法の確立により臨床研究も進められ，第Ⅲ相試験に進んだ例もあった。以前から，IgG4抗体の中には，標的抗原に対して二価性の結合を示さない分子が存在することが示唆されていたが，IgG4のヒンジ領域は解離-再会合が起こりやすく，他の特異性をもったIgG4抗体の存在下では生体内でも，交換反応により二重特異性抗体が生じることが実験的に示

第 2 章　次世代に向けた抗体医薬品開発

された[3]。現在は解離を防ぐような変異導入の研究などが行われている。

一方，遺伝子工学を駆使して，可変領域のみで構成されるディアボディ（diabody）型，一本鎖化ディアボディ（single-chain diabody（scDb））型，さらには 2 種の一本鎖抗体（scFv）を縦列に連結したタンデム一本鎖抗体（tandem scFv（taFv））型等の低分子型二重特異性抗体が報告されている（後述する。また，第Ⅱ編第 8 章参照）。

二重特異性抗体が FDA に認可された例はないが，着実な進展はみられている。近年注目を集めているのが，T 細胞リクルート法である。一方でがん細胞表面特異抗原と結合し，一方で細胞傷害性 T 細胞をリクルートして，がん細胞を効率的に殺傷する方法である。IgG 様型では，EpCAM と T 細胞表面抗原 CD3 を標的とした，マウスとラット由来のハイブリドーマを融合させたクワドローマにより調製される TRION Pharma 社の Catumaxomab が先行している。マウス由来の HC（LC）とラット由来の LC（HC）は互いに会合せず，さらにラット由来の IgG はプロテイン A にほとんど結合しないという特性を利用することで，比較的簡便な精製が可能となる。がん性腹水の大幅な改善と平均生存期間の延長を示すなど効果も良好であり，2009 年には欧州で認可されているが，ヒトでの免疫原性を含む副作用の出現も指摘されている[4]。

低分子型では B 細胞表面抗原 CD19 と CD3 を標的とし，CD3 を介した強力な T 細胞の賦活化を特徴とする Micromet 社の taFv 型の Blinatumomab が先行している。B 細胞性非ホジキンリンパ腫に対する臨床研究の結果は，リツキサンに対し有効濃度が 5 桁も低いというものであり，充分に既存の抗体医薬に対する低コスト化が見込まれる[5]。

4.4　コンジュゲート抗体（ADC）（第Ⅱ編第 8 章参照）

抗体の持つ高い分子標的性を利用して，例えば細胞傷害性物質をがん細胞に特異的に送達する手法であり，従来から"ミサイル療法"とも呼ばれ，決して新しいコンセプトではないが，様々な技術革新や薬剤の結合方法の改良などの積み重ねがようやく実を結びつつあるように思われる。現在，承認されている薬剤コンジュゲート抗体は 2 品目あるが，期待を集めているのは，トラスツヅマブ（ハーセプチン）にメイタンシノイド系薬物である DM-1 を結合させた T-DM1 であり，ハーセプチンの治療域拡大が期待されている。放射性同位元素結合抗体では，2 品目臨床に使用されている。また，光増感剤の適用も試みられている。

5　抗体の低分子化と新規なスキャフォールド（第Ⅱ編第 7 章参照）

抗体工学技術の展開の一つとして，IgG 以外の分子形態の作製をあげることができる。現在の抗体医薬品の中心的分子形態は IgG 型であり，製造は CHO 細胞を中心とした動物細胞である。動物細胞を利用した製造プロセスはコスト高であり，抗体医薬品の薬価の高さはこのプロセスに起因することは既に述べた。また，IgG は巨大分子であり，その物性の複雑さから製造プロセスにおける取り扱い上，工夫を必要とする場合も多い。抗体可変領域を含む，Fab，Fv，scFv

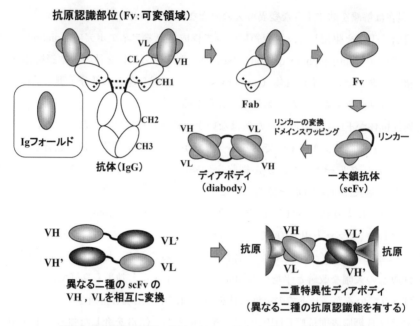

図1 抗体の低分子化（Fab, Fv, scFv）とディアボディの構成

（図1）は抗原結合活性を充分保持しているので，Fc 領域によるエフェクター活性を必要としない（または，ない方が良い）場合には，これらの分子形態で充分である場合も多い。製造の観点でも，Fab, Fv, scFv は微生物（特に大腸菌）での発現が可能であり，事実，上市されている2品目の Fab 抗体医薬品は大腸菌で製造されている。大腸菌での製造方法が低コスト化に繋がるかは，発現のされ方とダウンストリームの構築の仕方に依存していると思われるが，可能性は高いと思われる。

別の分子形態として，シングルドメイン抗体も知られている。主にラクダ科動物由来の VHH 抗体で開発が進んでいるが，微生物で発現し易い，物性が良好である等の特徴を有している。

免疫グロブリンフォールド（Ig フォールド）以外の新規のスキャフォールドの開発も盛んである。1つには IgG の構造に関して保有されている知財権を避ける目的も大きいと言われる。抗体の CDR 様のループを有しており，これらを利用して抗原結合能を実現している。多くが低分子量の比較的単純な骨格構造も持ち，微生物での大量発現を達成している。

6 次世代抗体医薬開発と抗体工学の進展

上述の4節抗体工学技術の中から，「二重特異性抗体」と「抗原結合特性の改良」の観点と5節「低分子化（フラグメント化）」に焦点を当てて，筆者らの研究グループの研究開発を紹介したい。

第2章 次世代に向けた抗体医薬品開発

6.1 二重特異性ディアボディ

　筆者らの研究グループでは，次世代抗体医薬開発を視野に入れ，Igフォールドの人工的組み合わせによる，抗体の多機能化・高機能化を目指してきた。1例として，二重特異性抗体の構築とがん治療薬への応用をあげることができる。抗体可変領域のVH断片とVL断片を10数個のアミノ酸残基からなるペプチドリンカーで連結した低分子抗体はscFvとよばれ，VHとVLの会合により天然型抗体とほぼ同等の抗原結合領域を形成する。一方，ペプチドリンカーの物性や長さを調節すると，分子内でVHとVLが会合しにくくなり，分子間の相互作用が優勢となり，多くの場合二量体となる。この分子形態をディアボディとよび，低分子抗体でありながら2つの抗原結合領域を有することになるため，IgGと同様にアビディティー効果も期待できる。更に，異なった2種類の可変領域を利用することにより，2つの異なった抗原結合能を有するディアボディを作製することができる。具体的には，VH，VLとVH'，VL'の2種類の可変領域を組み合わせて，VH-リンカーVL'とVH'-リンカーVLのヘテロなscFvを作製すると，分子間で会合する際に，元々の相手であったVH，VL間で会合することになる。このようなものは二重特異性ディアボディと呼ばれ，異なった物質や細胞を特異的に架橋させるには極めて有用な構造フォーマットである。また，Igフォールドの数や構成は基本的にはFab型であり，微生物での製造が視野にはいる分子形態である（図1）。

6.2 EGFRとCD3を標的とした二重特異性ディアボディ

　筆者らは二重特異性ディアボディに着目し，研究を進めてきた。既に述べたように，抗体の抗原結合部位を含む可変領域だけから構成される最小の二重特異性抗体の1つであり，その低分子であるがゆえの低免疫原性，組織浸透性の高さ，何より大腸菌を用いた調製が期待できる[6]。筆者らのグループではこれまで切除不能ながん腫に対する集学的治療法の1つとして，T細胞リクルート法を20年近く前からとりあげ，がん関連抗原と活性化T細胞上の抗原を標的とした複数の二重特異性ディアボディを構築し，活性化T細胞を併用した細胞傷害試験において，その効果を実証してきた。近年，重点を置いている標的はEGFRであり，我々は抗EGFR抗体として528を選択，抗CD3抗体OKT3と組み合わせたEx3ディアボディ（以下Ex3）を構築，大腸菌発現系を用いて調製した[7]。更に，両抗体のヒト型化も達成している。Ex3は標的とするCD3陽性の活性化Tリンパ球と種々のEGFR陽性がん腫に対する特異的な結合を示し，また濃度依存的な活性化Tリンパ球のがん細胞傷害活性の増強を示した。担がんマウスを用いた *in vivo* 治療実験では，有意な腫瘍の縮退効果が観察された。特筆すべき点は，同じ条件での *in vivo* 治療実験で，市販のIgG型抗EGFR抗体と比較して，約1/1000で同等の活性を示すことである[8]。このように最小化し，大腸菌を用いて調製した二重特異性抗体でも充分に治療効果を有する。また，CHO細胞を用いた発現系も構築し，大腸菌で作製された標品と同等の抗腫瘍効果を有することを示している[9]。

　抗EGFR抗体528の親和性の向上を通して，Ex3の改良を目指している。抗原結合領域の親

和性の向上には，幾つかの手法が提案されているが，現実的な手法は限定的な領域に無作為変異を導入し，ライブラリーの中から選択するやりかたであると考えている。筆者らは，独自のファージ提示系を用いてオープンサンドウィッチ選択法を開発してきた[10]。ヒト化抗EGFR抗体528可変領域の立体構造情報に基づき[11]，CDRに無作為変異を導入してライブラリーを作製し，独自のファージ提示・選択系を利用して，EGFRに対して1桁以上の親和性の向上を達成している（図2）。また，この親和性の向上がEx3の抗腫瘍活性の向上に結びついていることを明らかにしている[12]。

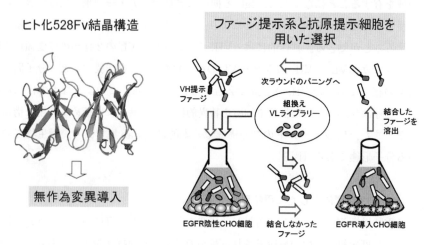

図2　ヒト化抗EGFR抗体528可変領域（Fv）の抗原親和性向上
左側：ヒト化528Fvの結晶構造。この構造に基づきCDRの一部に無作為変異を導入してライブラリーを作製した。右側：このライブラリーの中から独自のファージ提示・選択系を用いて，抗原親和性が向上した変異体を複数選択した。

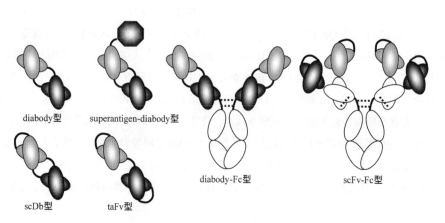

図3　Igフォールドの組換えによる構造フォーマットの例

第 2 章　次世代に向けた抗体医薬品開発

もう 1 つの観点は，構造フォーマットの変換である。Ig フォールドに基づくことで，多種多様な構造フォーマットの構築（図 3）が可能であるが[13]，代表例として，Ex3 の taFv 型やさらなる Fc 融合を進めている[14]。これらの構造フォーマットの違いが，大きな抗腫瘍活性の向上につながることを見出しており，更に，既に述べた親和性向上に寄与する変異を導入することにより，更なる高機能化が実現できると期待され，手応えを感じる成果も上がりつつある。

7　おわりに

最初のモノクローナル抗体医薬としてオルソクローン OKT3 が上市されたが，よく知られているようにマウス由来抗体のヒトに対する免疫原性など副作用の出現から広がりを見せなかった。この問題を克服したのは抗体開発への DNA 組換え技術の導入であり，キメラ抗体・ヒト化抗体が開発され，現在の大躍進につながったと見ることができる。また，ファージ提示法，あるいは，トランスジェニックマウス技術の導入によりヒトモノクローナル抗体の作製系が開発されている。

私見になるかもしれないが，筆者は現在の抗体医薬品の大きな成功の鍵は抗体と言うタンパク質が「構造と機能の積み木細工」と言う特徴を持っているからであると考えている。抗体を構成している Ig フォールドでは，構造単位と機能単位が見事に対応している。マウス可変領域だけを入れ替えたキメラ抗体はその特徴を巧みに利用していることになる。また，CDR も独立したループ構造と機能が対応していると言う指摘もあり，その点がマウス抗体における CDR のヒト抗体への移植によるヒト化抗体の作製を可能にしているとも思われる。本稿で述べた，二重特異性を有する T 細胞リクルート抗体の成功例も，天然では存在しない Ig フォールドの人工的な組み合せによる構造フォーマット（図 3）で，安定な構造と画期的な活性が実現できている。

現在の抗体医薬の発展は，無論，抗体が標的に高特異性・高親和性を示す生体由来物質である点が最も重要な点であるが，抗体工学技術（遺伝子工学・タンパク質工学）の導入が現在の抗体医薬品の現実的発展に不可欠であったことは疑う余地はない。次世代抗体医薬品開発においても，抗体工学技術の適用が必要不可欠であり，関連技術の開発と共に更なる進展に大いに期待したい。

謝辞
本稿をまとめるにあたり，ご意見を賜り，また図・表を整えて頂きました東北大学大学院工学研究科バイオ工学専攻准教授・浅野竜太郎博士に感謝申し上げます。

次世代医薬開発に向けた抗体工学の最前線

文　　献

1) J. M. Reichert *et al.*, *Nature Reviews Drug Discovery*, **6**, 349 (2007)
2) T. Nitta *et al.*, *Lancet*, **335**, 368 (1990)
3) M. Van Der Neut Kolfschoten *et al.*, *Science*, **317**, 1554 (2007)
4) D. Seimetz *et al.*, *Cancer Treat. Rev.*, **36**, 458 (2010)
5) R. Bargou *et al.*, *Science*, **321**, 974 (2008)
6) P. Holliger *et al.*, *Proc. Natl. Acad. Sci. U. S. A.*, **90**, 6444 (1993)
7) H. Hayashi *et al.*, *Cancer Immunol. Immunother.*, **53**, 497 (2004)
8) Y. Watanabe *et al.*, *Oncol. Rep.*, **26**, 949 (2011)
9) R. Asano *et al.*, *Protein Eng. Des. Sel.*, **21**, 597 (2008)
10) K. Tsumoto *et al.*, *Protein Eng.*, **10**, 1311 (1997)
11) K. Makabe *et al.*, *J. Biol. Chem.*, **283**, 1156 (2008)
12) T. Nakanishi *et al.*, *Protein Eng. Des. Sel.* (2012) in press
13) P. Holliger *et al.*, *Nat. Biotechnol.*, **23**, 1126 (2005)
14) R. Asano *et al.*, *J. Biol. Chem.*, **286**, 1812 (2011)

第3章 抗体医薬特許のトレンドと留意点

宍戸知行[*1]，奥野彰彦[*2]

1 はじめに

　抗体医薬は今後のバイオ医薬品の中心をなすものとして考えられ，その特許化はグローバルな製品販売に欠かすことができなくなっている。抗体医薬がより権利範囲の広い，いわゆる強い特許で保護されていることが，類似製品排除及び侵害時の権利行使の観点から望ましい。本章では，特許権利化の具体的注意点とその知財戦略に関して有用な情報を提供することを目的とする。抗体医薬に関する知財戦略については，筆者らの「日本で抗体医薬品の特許を上手く取得する方法」[1]に詳しく解説しているので参照されたい。抗体医薬の特許情報に関して，国内，国外の最近の情報，トレンドを解説した。抗体医薬はグローバルな展開を目指して各企業が事業を行っていることを考慮して，アメリカの連邦巡回区控訴裁判所（CAFC）の判決やグローバル企業の抗体請求項の記載様式を具体的に示した。国内発の抗体技術であるPOTELLIGENT（商標）に関する特許的観点からの情報も解説している。抗体医薬に関しては，ヒト化抗体から完全ヒト抗体へとシフトしており，その請求項は全長の記載からCDR（場合によりフレームワーク領域を加えて）の特定へとトレンドがシフトしている。またその製品化に際しては，定常領域の糖修飾やアミノ酸置換によるADCC，CDC活性の増強や抗体の半減期の延長などの工夫が施されて実際の製品として販売されるようになりつつある。これらの点を可能な限り網羅して簡潔に要点を解説する。

2 抗体医薬について

　抗体医薬に関する特許制度の要点について，具体的な内容に入る前に，日本特許法に詳しくない方々のために，まずは日本の特許制度の簡単な説明をすることにしたい。なお，既に十分な実務経験を有する諸氏におかれては，この部分は読み飛ばしていただいてかまわない。

2.1 抗体医薬の定義

　ヒトには体を守る防御システムが備わっている。細菌やウイルスなどの蛋白質を異物（抗原）として認識し，異物を抗体蛋白質が攻撃する仕組み（抗原抗体反応）である。ヒトが本来もつこ

[*1] Tomoyuki Shishido　SK特許業務法人　弁理士
[*2] Akihiko Okuno　SK特許業務法人　代表社員　弁理士

の反応を医薬品に活かしたものが抗体医薬である。

抗体が治療効果を発揮するメカニズムには,
① がん細胞が増殖するシグナルを阻害する
② 細胞死シグナルを活性化してがん細胞を殺傷する
③ 補体依存性細胞障害活性（CDC）
④ 抗体依存性細胞障害活性（ADCC）

などがあるとされている。

ADCC（Antibody-dependent cellular cytotoxicity）活性とは，ヒトが持っている免疫機能のひとつであり，ナチュラルキラー細胞や単球などの白血球が，抗体を介して癌細胞などの標的細胞を殺傷する活性のことである。ADCC活性は，すでに上市されている抗体医薬のうち，ハーセプチン（Herceptin：転移性乳がん治療薬）やリツキサン（Rituxan：非ホジキンリンパ腫（non-Hodgkin's lymphoma）治療薬）の主要な抗腫瘍メカニズムのひとつであり，この活性を高めることは次世代抗体技術として世界的に注目されている。また，効果が高くなることから少ない用量での治療が可能なので，コストダウン効果や副作用の低減など大きなメリットも期待されている。

2.2 抗体医薬の市場

日本国内の抗体医薬の占める売上は2009年時点で約2,900億円強であると考えられている。しかし，抗体医薬の売り上げは2002年以降急激に拡大しており，2015年には約6,400億円に拡大すると予測されている。

なぜなら，抗体医薬には，下記のような従来の低分子化合物からなる医薬にはない優れた性能が備わっているとされているからである。

① 高い効果，少ない副作用
　　・標的（抗原）に対する高い特異性と親和性
　　・抗原以外には作用しない
② 多様な薬剤ターゲットに作用できる
　　・標的分子（抗原）の多様性
　　・作用メカニズムの多様性
③ 工業生産が可能
　　・遺伝子工学的な手法による改変，改良が可能
　　・組み換え体の製造技術の確立

抗体医薬は，このような優れた特性を備えているため，ゲノム研究で見出された標的分子に対して，いち早く治療法の提供を検討できるとされている。

第3章　抗体医薬特許のトレンドと留意点

2.3　抗体医薬の種類

ここで，抗体のクラス・サブクラスとしては，IgG1, IgG2, IgG3, IgG4, IgM, IgA1, IgA2, sIgA, IgD, IgE など多くの種類があるが，実際に抗体医薬として用いられているものは，ほとんどが IgG1 である。これらの抗体の血中半減期，補体結合性，Fc 受容体結合性，胎盤通過性などの各種特性において，抗体医薬に求められる性能をバランスよく備えているのが IgG1 だからである。

抗体医薬には，大きくわけて，マウス抗体，キメラ抗体，ヒト化抗体，ヒト抗体を用いるものがある。これらの中でも，従来はマウス抗体，キメラ抗体を用いたものが多かったが，最近上市されている抗体医薬の大部分は，ヒト化抗体，ヒト抗体を用いるものになりつつある。

抗体医薬のターゲットとする疾患領域については，最も多いのが癌であり，次に多いのが免疫・炎症の疾患領域である。現在の抗体医薬品（PI～上市品）の分類では，癌，免疫・炎症の疾患領域だけで，全体の50％を超えている。

抗体医薬の作用機序としては，大きく分けて，ターゲティング抗体，シグナリング抗体，ブロッキング抗体として用いるものがある。現在の抗体医薬品（PI～上市品）の分類では，ブロッキング抗体として用いる作用機序が50％を超えている。次に多いのがターゲティング抗体として用いるものであり，ブロッキング抗体・ターゲティング抗体の作用機序だけで大半を占める。シグナリング抗体として用いる作用機序はごくわずかである。

2.4　最近の動き（協和発酵のポテリジェント（登録商標）技術）

なお，今後の抗体医薬の創薬においては，協和発酵が独自に確立した高 ADCC 活性抗体作製技術であるポテリジェント（登録商標）という技術が注目を集めている。2007年の年末にキリンビールが協和発酵の買収を発表したが，その買収の狙いはポテリジェント（登録商標）という技術を手に入れるためであったと製薬業界内では囁かれているくらいである。このポテリジェント（登録商標）という技術の特徴は，抗体が保有する糖鎖のうちフコースという糖の量に着目し，これを低減させることによってADCC活性を飛躍的に向上させ，標的，例えばがん細胞を極めて効率的に殺傷することにある。これまでにもフコース以外の糖鎖に注目した研究や，アミノ酸置換による活性増強をめざした研究開発の例は報告されているが，いずれも効果は大きくないようである。協和発酵では，これまでに動物試験レベルで，本技術を応用した抗体が，従来の抗体に比べ100倍以上高い抗腫瘍効果を示すことを確認し，また，抗アレルギー抗体医薬の創出にも寄与できることを確認している。

3　抗体医薬に関する各国特許の状況

3.1　特許成立件数の推移

抗体（特に，モノクローナル抗体）の特許成立と出願状況を調査するために，請求項に「抗体

(antibody)」または「モノクローナル抗体（monoclonal antibody）」の文言を含む特許と特許出願公開の件数を，日本特許庁，USPTO（米国特許庁），WIPO の PCT 国際出願公開のデータベースを用いて検索を行った。日本，米国共に抗体関連の出願と特許成立件数は着実に増加している。2010年は特に米国の特許成立件数では前年度比20％増を記録し，「抗体」の発明は2,000件以上成立している。出願公開も6,000件に迫る勢いである。同様の傾向が日本においても見られる。日本においても1,300件以上が特許成立し，出願公開では，3,000件を超えている。この5年間は，国際公開も年間3,000件弱が公開されており，米国，日本の特許出願数を考慮すると，高い割合で，国際出願される傾向が見られる。このことは，抗体医薬がグローバルな販売戦略に基づき開発されている現状を示していると考えられる。各企業も，従って特許の権利化においてはグローバルな戦略に基づく，特許出願明細書の作成が必須要件となっている。

3.2 Amgen 及び Genentech 等の最新出願の特許請求項記載様式

　米国を含む抗体医薬に関わる大企業の請求項記載のトレンドを分析してみたい。GENENTECH INC と HOFFMANN LA ROCHE の共同出願の WO2012047732（A2）（2012-04-12 公開）でのモノクローナル抗体の請求項1を以下に記載する。

> 1. An isolated antibody that binds HCMV Complex I comprising <u>three heavy chain hypervariable regions（HVR-Hl, HVR-H2 and HVR-H3）</u> and <u>three light chain hypervariable regions（HVR-L 1, HVR-L2 and HVR-L3）</u>, wherein:
> 　（a）　HVR-Hl comprises the amino acid sequence of SEQ ID NO：6
> 　（b）　HVR-H2 comprises the amino acid sequence of SEQ ID NO：7
> 　（c）　HVR-H3 comprises the amino acid sequence of SEQ ID NO：8
> 　（d）　HVR-L1 comprises the amino acid sequence of SEQ ID NO：9
> 　（e）　HVR-L2 comprises an amino acid sequence selected from SEQ ID NOs：10-19
> 　（f）　HVR-L3 comprises the amino acid sequence of SEQ ID NO：20

　このように，モノクローナル抗体の可変領域の重鎖と軽鎖のCDR1〜3のシークエンスを規定することで最も広い請求項1を請求している。

> 　Amgen 社のものでは，WO2010107752（A2）の請求項1は以下のものである。
>
> 1. An isolated, alpha4beta7 heterodimer specific antigen binding protein having a <u>heavy chain variable region comprising CDR1, CDR2 and CDR3 and a light chain variable region comprising CDR1, CDR2 and CDR3</u>, wherein each respective CDR is selected from the group consisting of: a) the light chain CDR1, CDR2 and CDR3 from SEQ ID NO：55, and the heavy chain CDR1, CDR2 and CDR3 from SEQ ID NO：58; b) the light chain CDR1, CDR2 and CDR3 from SEQ ID NO：56, and the heavy chain CDR1, CDR2 and CDR3 from SEQ ID NO：59; and c) the light chain CDR1, CDR2 and CDR3 from SEQ ID NO：57, and the heavy chain CDR1, CDR2 and CDR3 from SEQ ID NO：60.

第3章 抗体医薬特許のトレンドと留意点

　Amgenも重鎖と軽鎖のCDR1～3のシークエンスを規定することで請求項1を作っているので，最新のトレンドとしてはCDRのシークエンスのみで最も広い範囲をカバーしようとしていると考えられる。

　では，各国の審査はどのようなものであろうか。ここでは，審査基準について簡単に解説する。

3.3　米国等における抗体の審査基準

　国際的な審査基準としては概ね，新規性（novelty），進歩性（nonobviousness），実施可能要件（enablement），記載要件（written description）等が挙げられる。それぞれについての基本的な情報についてはインターネット，書籍等に多数記載されているので，そちらを参考にしていただきたい[2]。

　上記事例のように抗体をCDRで特定した場合の日米欧の審査における国際比較について簡単に説明する。ここで紹介する事例（日本特許第4423680号，米国特許第7235380号ほか，欧州特許0833911号）は，重鎖・軽鎖の可変領域のアミノ酸配列で特定されたヒト化抗体に関する抗体医薬についての日米欧の3極における事例である。日本においては，重鎖・軽鎖の可変領域のうちCDR1, 2, 3の配列の全部及びFRの配列の一部を特定していたクレームについて進歩性等がないという拒絶理由を打たれたが，その後の審査・審判手続きで重鎖・軽鎖の可変領域全体のアミノ酸配列を一意に特定することによってようやく特許となった。一方，米国及び欧州では，日本で拒絶された重鎖・軽鎖の可変領域のうちCDR1, 2, 3の配列の全部及びFRの配列の一部を特定していたクレームが成立した。このように，抗体特許に関しては，日本の審査基準が欧米に比べて厳しくなっている。従って，PCT出願する際には，欧米に出願することを想定して，CDRのみで抗体を規定する請求項とそれに従属して全体をシークエンスで規定する請求項を両方最初から準備しておくことが得策である。

3.4　記載要件不備の米国での判決例（Centocor Ortho Biotech, Inc. v. Abbott Laboratories（Fed. Cir. 2011））

　事件の経緯：Centocorは，米国特許第7,070,775号で，ヒトTNFαに対するヒト抗体の特許を保持している。この特許を元に，Abbottが販売するHumira（登録商標）（TNFαに対するヒト抗体）が特許を侵害していると，訴訟を提起した。地裁では，Centocorの主張が認められ，総額16.7億ドルの損害賠償をAbbottに命じた。これに対し，Abbottは，当該特許が記載要件を具備しないため無効であると主張し，連邦巡回裁判所（CAFC）に控訴した。そして，平成23年2月にCAFCでは，Abbott側の主張が認められ，Centocorの所有する特許が記載要件を具備せず無効であると判示した。

　具体的には，CentocorとAbbottは，同じTNFαに対するヒト抗体を，それぞれ違うアプローチで特許化した。まず，最初にCentocorは，TNFαに対するマウスモノクローナル抗体を作製したが，マウス抗体のヒト化については言及があるものの，ヒト抗体の可変領域（CDR）につ

いては特許化されていなかった。これに対し，Abbottは，ヒトCDRを有する抗体を作製し，1996年に出願しその後ヒト抗体が特許となった。そして，その抗体をHumiraと名付けFDAの製造承認後に販売を開始した。その後，Centocorは，2002年に，1994年の部分継続出願を基礎として（Abbottの出願日より早い），ヒトCDRを含むヒト抗体の請求項を追加し特許された。Abbottは，この点について，1994年の時点では，この追加されたヒト抗体の請求項の記載要件は具備されないと主張した。

マウスCDRの記載で，ヒトCDRを有するヒト抗体の記載要件を満たすかについて，それは満たさないとCAFCは判示した。米国記載要件トレーニングマテリアル[3]によると，ヒトTNFαタンパク質（抗原）について，十分に記載があるのだから，その抗原に対する抗体は記載要件を具備するとCentocor側は主張した。しかしながら，CAFCは，上記基準は，新しく同定された抗原に対する，ルーチン的に取得できる抗体に対する基準であるとした。本判決では，ヒトCDRに関して全く実施例が無く，ヒト抗体の所持については，たとえ抗原が十分開示されていたとしても，本件の抗体に関しては1994年の時点では，記載要件を具備しないと判決した。

今後の抗体の特許出願戦略としては，ヒト抗体（ヒトCDRを含む）を得て，記載要件を具備してから出願することが求められる。

3.5 抗体技術に関する最新米国特許

先に注目すべき抗体技術としてPOTELLIGENT（商標）を紹介したが，他の汎用性のある抗体技術として米国ベンチャー(Xencor, Inc)が開発した技術にADCC活性を増強するXmab（商標）や抗体の半減期を長くするXtend（商標）というものもある。最新の特許（US8,088,376）（Jan 3, 2012）によると，Fc領域に428L/434Sの二重変異を有する抗体の血液中での半減期が有意に増加する（15日以上でコントロールと比べ約3〜4倍になる）ことを発見し，特許化している。AmgenやPfizerと技術提携していることなどから今後の抗体医薬の商品化も可能性があると思われる。

3.6 侵害事件で有用な情報

日本においては，全ての認可された薬については，独立行政法人医薬品医療機器総合機構のホームページ（http://www.info.pmda.go.jp/）から審査結果が公表されている。例えば，平成21年10月のアバスチンの審査報告書では，遺伝子組換え抗体の全長アミノ酸配列が公開されている。もし，侵害事件で侵害製品がどのようなアミノ酸配列を有するのかがしりたければ，審査結果報告書を閲覧すればよい。特許の請求項で特にCDRのアミノ酸配列で発明を特定している場合などは，侵害があるかどうかをこの審査資料から証明できると考えられる。米国のFDAの審査結果では，トレード・シークレットに係る部分については，データを含めて公開されていない場合もある。従って，日本における審査の方が，公開性が高い場合もあるので，抗体医薬についての侵害品情報は，薬剤の承認申請書類を入手することが簡便且つ効果的である。

第3章　抗体医薬特許のトレンドと留意点

4　まとめ（欧米企業の特許地雷戦略）

　最後に，欧米の大手製薬企業で実際に採用されている知財戦略の一種であるパテントマイニング（特許地雷）戦略について説明しておきたい。なお，パテントマイニング（特許地雷）戦略というのは，もともとは米国のIT・ソフトウェア関連産業において，いわゆるパテントトロール（パテントマフィア）と呼ばれる，研究開発・知財取得にのみ特化して，実際に製品開発・製造販売を行わないベンチャー企業が始めた知財戦略である。

　2000年前後には，日米欧のヒトゲノムプロジェクトおよびクレイグ・ベンター博士の創業したセレーラ・ジェノミクスによるヒトゲノム解読完了という巨大な科学革命が進行していた。そして，DNAシークエンサーの高速化によって，大量の資金さえ投入すれば短期間で大量のDNA配列を解読することが可能になりつつあった。さらには，バイオインフォマティクス技術の発達によって，DNAシークエンサーによって解読したDNA配列中からいわゆるORF（オープンリーディングフレーム）などの遺伝子候補配列を抽出することが容易になりつつあった。そして，アフィメトリクス社の開発したDNAチップなどの技術を用いて，ターゲット遺伝子候補配列の発現状況なども一気に大量に解析することが可能になりつつあった。

　このような条件の下で，多くの米国のバイオベンチャーが，以下のような手順で実行されるパテントマイニング（特許地雷）戦略を採用するにようになった。

　STEP 1：DNAチップ，プロテインチップを用いたハイスループットスクリーニング
　STEP 2：粗々の *in vitro* の実験データにより遺伝子・蛋白の機能解析
　STEP 3：解析した機能について地雷発明を埋め込む
　STEP 4：どんどん分割して常に係属させておく
　STEP 5：ライバル企業が新製品の開発に着手したら地雷発明の1つを当て込む
　STEP 6：ライバル企業の医薬発明の特許出願には改良発明をかぶせ込む
　STEP 7：有利な立場を確保した上で紳士的にライセンス交渉・警告・権利行使

　このように，多くの米国のバイオベンチャーが，とにかく高速DNAシークエンサーを用いて手当たり次第にDNA塩基配列を解読した上で，そのDNA配列からバイオインフォマティクス技術を用いて意味のありそうな遺伝子候補配列を抽出し，抽出した遺伝子候補配列の発現状況等をDNAチップ等を用いてハイスループットスクリーニングして粗々の機能を解析して，その粗々の機能解析に基づいて大量の遺伝子発明，蛋白質発明，抗体発明を特許出願している。そして，近年になって急激に低分子医薬から抗体医薬への創薬ストラテジーの方針転換を行った多くの日本の製薬会社が，このような米国のバイオベンチャーのパテントマイニング（特許地雷）戦略のターゲットとして狙われている。

　すでに，抗体医薬の分野では，多くの特許訴訟が起こっている。例えば，抗体医薬の市場規模は著しい勢いで拡大しており，リウマチ向けの抗体医薬だけでも1兆円近い市場規模を誇っている。このリウマチ向けの抗体医薬の世界シェア1位対2位の企業同士で2009年に抗体医薬の特

許訴訟（Centocor v Abbott 事件）がアメリカであり，その結果米国史上最高金額 16 億ドル（約 1200 億円強）の損害賠償が認められるという連邦地裁の判決が出されている（もっとも，この抗体医薬の特許訴訟（Centocor v Abbott 事件）では，2011 年 2 月にアメリカの CAFC（連邦巡回控訴裁判所）において，特許権が無効であるという判決が出ており，特許権者（Centocor）が逆転敗訴している）。このような抗体医薬をめぐる訴訟が多発している現状を鑑みれば，最近になって抗体医薬の分野に進出を始めた日本の製薬会社は，アメリカのバイオベンチャーが巧妙に仕掛けた特許地雷をうまく踏まないように注意しながら，自前の特許網を築きあげて自社の事業を守っていく必要性が高まっていると考えられる。

文　　献

1) 「日本で抗体医薬品の特許を上手く取得する方法」SK 特許業務法人（http://www.skiplaw.jp/japan/reference_05.html）
2) 特許庁ホームページ（http://www.jpo.go.jp/indexj.htm）特許審査基準（生物関連発明，医薬発明審査基準）
3) USPTO 記載要件トレーニングマテリアル（http://www.uspto.gov/web/menu/written.pdf）

【第Ⅱ編　抗体の改変技術】

第4章　親和性の向上

1　Antibody Informatics

白井宏樹[*1], 黒田大祐[*2]

1.1　はじめに

　昨今，創薬研究における Bioinformatics 技術の重要性が増しているが，抗体創薬も例外ではない。抗体創薬においては，医薬品である抗体分子はもちろん，標的である抗原分子もまた多くの場合蛋白質である。よって抗体創薬の工程を通して蛋白質科学上の様々な問題が立ちはだかる。

　これらに対して，Bioinformatics 技術によるソリューションがすでに利用されており，また新たな挑戦も行われている。抗体や抗原の合理的設計はその典型例である。そしてこれらソリューションを支えているのが，抗体，抗原のモデリングに代表される蛋白質理論科学であり，また抗体データベースの整備などの情報科学基盤である。これらは，近年のデータ急増とそれに伴うソフトウェアの充実，さらにはハードウエア，通信技術の急進が相俟って，日進月歩の進展を見せている。

　このように体系化して俯瞰すると，互いに繋がりをもった"Antibody Informatics"とでも称すべき一分野を形成していることに気付く。

1.2　創薬における Bioinformatics

　1990 年代以降に登場した数々の技術革新にもかかわらず，創薬の成功確率は低迷を続け，むしろ難化傾向にある[1]。新薬の特許切れが相次ぎ，ジェネリック創製に拍車がかかっていることは，短期的には医療費抑制に貢献するとされているが，新薬ビジネスには逆風である。新技術についていくために研究投資額は増やさざるを得ないという皮肉もある。

　このような中，Bioinformatics 技術の創薬研究への活用が加速してきている[2]。自研究室で産出される実験データの解析だけでなく，世間に溢れる多種多様かつ膨大量の情報を収集し解析することで，必要な情報がある程度は収集できる時代である。これにより，当初の予定に含まれていた不要な実験を排除できることがある。逆に当初の予定にはない，新たな課題構築が可能となることもある。よって今日 Bioinformatics は，創薬研究テーマ立案時に必ず考慮しておくべき要素となっている。さらに製薬企業内においては，バイオインフォマティクス研究者が多数の研究テーマに関わることが多く，研究テーマ横断的な問題点を把握しやすい立場にある。このため，研究業務フローの改善にも影響を与える存在となってきている。このことは，情報科学や IT 技

[*1]　Hiroki Shirai　アステラス製薬㈱　分子医学研究所　専任理事
[*2]　Daisuke Kuroda　大阪大学　蛋白質研究所　大学院生

術なるものが,究極的には業務効率化,全体リソース最適化を指向しているという本質を反映しているのであろう。情報の急増は続いており,ハードウエアや通信技術の急進も相俟って,今後この傾向は更に強まるであろう。

創薬全体への逆風が続く中,治療用モノクローナル抗体の売上高は44.6億ドルに達し(2011年),さらに増加傾向にある。抗体創薬への期待の高まりを受け,同分野に特化したバイオインフォマティクス基盤が着々と構築されつつある。本稿では,抗体創薬の流れにおける蛋白質科学上の問題点,これに対するソリューション,そしてこれを支える理論科学と情報科学的基盤というように,階層性をもった分野として捉え,順次記述した。

1.3 抗体創薬における蛋白質科学上の問題点

まず,抗体創薬の流れにおける蛋白質科学上の問題を概観する。

第一段階として標的蛋白質の全長か断片(ドメイン,ペプチド,その他ある切り出された蛋白質領域)を抗原として調製する。この際,たとえ全長のままでも調製が困難なことがあるし,断片を切り出して調製するときにはなおさらである。安定な断片の精製に成功しても,それが元の蛋白質の構造を保持しないことがある。

第二段階として,調製した抗原を動物に免疫してモノクローナル抗体を取得する。取得された複数の抗体の中から,抗原との親和性や in vitro での生物活性試験を指標にして,一つないしは少数のリード抗体が選抜される。この段階では,そもそも抗体が取得できない,あるいは得られはするがリード抗体として相応しいものがない,という事態が生じることがある。後者の例として,抗原との親和性が低い抗体しか取得できない,非活性型を認識するものしか取得できない,求められる実験動物との交差性がない抗体しか取れない,物性が著しく悪い抗体しか取れない,等がある。逆にリード抗体の候補が多数ある場合は,後々のことを考慮した優先順位付けを行うのが望ましいが,現在のところその方法は確立されていない。

第三段階として,リード抗体に対して,抗原親和性の向上やヒト化を目的とした,抗体の人工的改変(抗体最適化)を行う。親和性向上を行う設計法は確立されていない。汎用的技術になりつつあるヒト化においても,これによって活性を維持できない場合もあり,成功確度の向上が求められている。またヒト化された抗体であっても臨床での免疫原性の懸念は残るが,免疫原性を予測したり対処することは極めて難しい。

第四段階として,最適化された抗体に対して,in vivo 実験(PK/PD,安全性試験)を実施し,開発候補抗体を選抜する。この段階ではPK/PDが不十分という問題もしばしば起こるが,それが満たされた場合でも,開発候補抗体と認定するには発現レベルが低すぎる,融解温度が低くて安定性が不十分である,凝集性が高すぎるなどの問題が見られることもある。

一旦開発候補品が選抜されると,コストや期間がかかる工業化(第五段階),製剤化(第六段階)へと進むことになる。これら大スケールでの培養,精製,分析試験では,上流工程では見られなかった問題が出現する。また,ある抗体で対処できた製剤技術が,別の抗体では対処できない,

第 4 章　親和性の向上

ということもある。そしてこれらの原因の分析や対処に膨大な時間とコストを要することもある。このような抗体創薬下流の段階で引き起こされる問題も，基本的にはその全てが，抗体分子の配列や立体構造に起因している。このことから，開発候補品を選抜する優先順位付けもまた，上で述べたリード抗体の選抜と同様，後々のことを考慮して選抜するのが望ましい。ただその指標や基準は低分子創薬の場合と比べて貧弱なのが実情である。

全体を通して，様々な実験データにおいて，そのデータの解釈が困難であり，抗体の作用メカニズムの詳細が理解できない，といった問題に遭遇することもある。さらに，相補性決定領域（CDR）の範囲の定義や，残基番号付けには，様々な方法が入り乱れている。このため，文献や特許の理解を阻んだり，ビジネスにおいて齟齬が生じやすい状況がある。

1.4　抗原設計
1.4.1　安定な蛋白質の調製

これらの問題に対して，以下順次 Bioinformatics によるソリューションを記述する。まずは抗原設計である。

蛋白質全長での調製や，断片化した蛋白質の調製が困難なことがある。研究現場では，とりあえずこれが実験手技上の誤りによるものか，実験条件を変更することで容易に解決するものか，調製困難であることがその蛋白質の本質なのかを識別したい。このような際，抗原蛋白質について，情報を収集・分析してしっかりと把握すること "understanding protein" が必要である。そのために，抗原蛋白質の立体構造を活用する。低分子化合物の性質が全てその化合物構造に起因しているために，低分子創薬において化合物構造式が重要な意味を持つのと同様，蛋白質の性質もまたその構造に起因しているからである。実験的に構造決定されていない場合には，アミノ酸配列からモデリングによって構築する。

さて，蛋白質は，fold した状態（native 状態）と unfold 状態（denatured 状態）とが存在するが，その両者の自由エネルギー差は極僅かである。後者の方がとり得る構造の数が多く，エントロピー的に安定である。蛋白質が fold した状態をとり続けるためには，これを上回るエネルギーを稼ぐ仕組みが備わっている。よって抗原設計を行うに当たっては，構造安定化の仕組みを考慮して切り出すことが必要である。

蛋白質の一般的な構造安定化の仕組みに，内部の疎水性のコア形成がある。そこで，調製すべき蛋白質断片についてもモデル構造上，内部に疎水性のパッキングが十分行われているかを調査する。このために分子シミュレーションにより構造が解れることがないか調査することもある。また，別の安定化の仕組みとして，蛋白質表面を親水性にして溶媒との親和性を持たせている点も挙げられる。そこで，調製すべき蛋白質断片について，その表面上に疎水性度をマッピングし，表面上の疎水性の度合いが高すぎるということがないか，の評価を行う。そしてこれらの評価によって安定と判断される領域を切り出すように設計を行う。

また，蛋白質固有に，ある残基と別の残基との間で水素結合や静電的相互作用をもつなど，構

造安定化をする仕組みが設けられている。このような構造安定化の仕組みは，進化的に保存されていることが多く，よってその蛋白質が属するファミリーに共通した性質として認められることがある。そこで，該当蛋白とそのホモログについて，構造安定化に寄与している相互作用を把握した上で，なるべくその相互作用を損なわないように設計する。また，該当する抗原が属するファミリーに含まれる別の蛋白質分子（ホモログ）を対象に，結晶構造決定や生化学実験が行われている研究があれば，それをヒントにする。例えば，結晶化に用いている領域は安定な構造の塊として精製可能な領域ともいえるので，配列のアラインメントを行って該当する領域を切り出してみることが，安定な抗原分子の供給を行う一つの選択肢となる。

なお蛋白質全長を単体として単離するには不安定で，これに結合する別の因子が必要なこともある。蛋白質表面上に広い疎水性領域が見られ，かつそれがホモログにも共通しているような場合である。あるいはホモログ分子が，何らかのアクセサリー分子との複合体でのみ結晶構造決定されているような場合である。この場合は，アクセサリー分子共存下での調製へと切り替えて難なく成功することがある。

1.4.2　native 構造の保持

望ましいエピトープが，リニアエピトープである場合には，該当する領域のペプチドを設計することがある。ここでの問題は，ペプチドは，とりえる構造の自由度が高く，活性構造を優先的にとる保証がない点である。そこで，切り出した後も，元々の蛋白質の一部であったときの構造を再現できるような工夫を行う。S-S橋を形成させて環状化させるのが一策である。また同じ二次構造でも，αヘリックスは配列上近傍の残基同士で形成される部分的安定構造なのに対して，βシートは配列上は遠い残基との相互作用で安定化される。よってαヘリックスを主とした領域をエピトープとして選択する方が，元の構造を保持できる傾向にあるので，これを考慮した設計を行う。

このような工夫を行った上でも，得られた抗体には，元の蛋白質を認識しないものが数多く含まれる。また認識するとしても低親和性の場合が多い。このためペプチド免疫を実施した場合には，一旦取得された抗体に対して人工的改変により親和性を向上させる必要のあることが多い。

1.4.3　良い抗体が取得できない場合の対応

蛋白質全長を免疫することで一応中和抗体が取得されはするが，望ましい抗体が取得できないようなケースでも抗原設計が試みられる。例えば，活性体と非活性体が存在し，非活性型に対する抗体しか取れない場合である。これには，より深い"understanding protein"として，活性体と非活性体との構造的差異や構築原理の分析が必要である。構造を比較して，活性体のみで有している構造領域を切り出すことが一策である。あるいは水溶液中での活性体比率を高めるような人工的設計を試みる。そのためには，非活性体コンフォマーを不安定化するようなポイント変異や欠失を抗原に導入する，あるいは，活性コンフォマーから非活性コンフォマーに移行するパスウエイを阻害するような変異を導入する。前者は熱力学的に相対的安定性の獲得を志向した設計であり，後者は速度論的に安定性の獲得を志向した設計である。

第4章　親和性の向上

　実験動物との交差性のある抗体をどうしても取得したいが，全長免疫では取得できないこともある。この場合，抗原蛋白質の立体構造上に，ヒトと実験動物の類似領域をマッピングする。同様に機能部位もマッピングする。類似領域と機能部位がオーバラップしていれば，その部分を断片化して抗原に供する設計が試みられる。このオーバラップした領域が小さいか点在している場合には，そもそも交差抗体の取得が困難であると見極めて，別の研究方針へと転換する判断に繋げる必要もあろう。

　凝集性の高い抗体のみが取得される，ということもある。もしCDRの表面上と抗原の機能部位周辺がともに疎水性の高い領域をもつとすれば，これらの間での疎水性相互作用が抗体・抗原認識を牽引している可能性を疑う。そして活性部位を含みつつ，かつ疎水性領域は入らないような領域があるか，またその部分を安定に切り出せるかどうか，合理的な抗原設計を試みる。これが難しい場合には，物性の悪さは本質的問題と捉えて，研究方針を転換する判断へと繋げていく必要もあろう。

　以上，抗原設計には，Bioinformatics技術を駆使しての"understanding protein"が必要である。この"understanding protein"はそれ自体が価値をもっている。必ずしも狭義の合理的抗原設計だけでなく，次なる実験へのヒントを抽出したり，研究プロジェクトの方針自体に影響を与える情報がしばしば抽出できるからである。

1.5　抗体設計
1.5.1　FR変換

　次に抗体の最適化設計について述べる。抗体Fvは，CDRとそれを支える骨組み（フレームワーク，FR）からなっている。アミノ酸配列上はH鎖，L鎖ともに3か所のCDRが離れて存在しているが，立体構造上はそれらが隣り合っている。そして，マウスモノクローナル抗体のCDRをそのままにして，FRをヒトの配列に接ぎ木することで，抗原性を低下させるのがヒト化である[3]。このFR変換は，ヒト化だけでなく，発現レベルの向上，物性改良を目的としても行われる。FR変換によって抗原親和性が消失・減弱することも多く，よって成功確率の向上が望まれている。

　FR変換を成功させるには，まずどのようなFRを選択するかが一つのポイントである。これまでのヒト化の成功例，失敗例の分析から，H鎖・L鎖間の相対配置を保つことが重要であることがわかっている[4]。このため，ヒト化前後でこの相対配置を保存するのが望ましい。X線結晶構造決定には，それが成功したとしても数カ月の日数がかかるため，ヒト化に先立って実施するというフローには馴染まない。一方，抗体のモデリングには時間がかからないが，比較的最近まで，抗体H鎖・L鎖間の相対配置を予測することは困難であった。後述する研究によってこれが可能となってきており，今後の展開に期待がかかっている。

　CDRとFRの間でも相互作用があるため，単純にFRを入れ替えるだけではなく，それに続いてFR領域内の一部の残基をマウスのアミノ酸に戻すことが必要である。このback mutation

操作をしなければ元の抗体と比べて活性が消滅もしくは減少する確率が高い。よってFR変換を成功させるもう一つのポイントは，back mutation位置の選択にある。これはCDRの立体構造を支える残基であるため，立体構造を把握した上で念入りに選抜しなければならない。このため，抗体モデリング技術が重要に活用されている。

1.5.2 凝集性回避

凝集性の高い抗体を開発候補品として選抜すると，工業化，製剤化の過程で多くの予期せぬ問題を引き起こし，また臨床抗原性の要因の一つにもなる。このため凝集性は可能な限り創薬上流段階で解決しておく必要がある。Big Pharmaを中心に，アミノ酸配列上，凝集性が懸念される部位を検出し，回避する試みが行われている。

Pfizerのグループでは，市販抗体，非市販抗体に対して，潜在的な凝集懸念部位（aggregation prone region）を予測・検出した。その結果，懸念部位がCDRに局在する傾向にあることを示した[5]。多くがβ分岐アミノ酸や芳香族アミノ酸であり，Ser/Thrといった水酸基をもったアミノ酸も検出されている。また，CDR-L3のGln/Asn残基の豊富な位置も懸念部位として検出された。一方でプリオン蛋白やアミロイド蛋白においてもGln/Asn，脂肪族アミノ酸，芳香族アミノ酸が多い。よってこの共通性から，抗体の凝集メカニズムの一つとして分子を跨いだβ繊維の形成が考えられると報告している。但し，この研究で用いられているツール群は，アミロイド蛋白の凝集メカニズム解析によって作られたものが多いことに留意すべきである。

Novartisのグループでは，二次元的なアミノ酸配列上での検出ではなく，立体構造上で凝集懸念部位を検出すべく，spatial aggregation propensity（SAP）というスコアを導入した[6]。これにより凝集懸念残基が配列上離れた位置にあっても，空間上近傍にまとまって存在する際には，それを起点にした凝集が起こりやすいと考える。同グループでは，分子動力学計算も組み入れて，構造の多様性も考慮したスコアリングを行っている。そして，SAPスコアの高い領域を低くするような人工的アミノ酸を導入することで，凝集性が克服された例も紹介している。

1.5.3 親和性向上

親和性を向上させる一つの方法は，抗原・抗体複合体構造を利用した合理的設計である[7]。抗体における抗原認識部位はパラトープと呼ばれる。パラトープを構成する残基を計算機上で別のアミノ酸に変異させ，計算された相互作用エネルギーが元よりも安定化される設計を行うものである。元々パラトープではなかったが，変異によってパラトープになる可能性がある位置の残基も対象とする。正確な計算を行うために，初期構造として複合体X線結晶構造を用いるのが適切である。しかし結晶構造決定は必ずしも成功が保証されておらず，また時間やコストもかかるため，もし以下の様な条件を満たすのであれば，Bioinformaticsにより抗体・抗原複合体の予測モデル構造を構築し，これを利用した合理的設計を行う。条件とは，抗原のエピトープが同定できていること（把握度は，詳細であればあるほど望ましい），エピトープに関して，信頼できるモデルが構築できること，CDR-H3が短くかつ典型的なβヘアピンを形成すると予測されること，さらには，これら推定エピトープ構造とパラトープ構造がともにdiversityが小さいと推定

第4章　親和性の向上

されること，の4つである。

　親和性向上には，このような合理的設計だけでなく，ファージライブラリー等を用いたランダム変異導入，およびこれらを組み合わせた半合理的設計などが行われている。半合理的設計とは，変異を入れる位置や，変更するアミノ酸の種類に関して，絞り込みを行うものである。上で述べた4つの条件を満たさない場合に作成した複合体モデル構造も，このような絞り込みには，有用である。一通りの実験が行われた後，どの位置にどのような変異を導入すると効果的であったか，逆効果であったかがわかるので，これをフィードバックしてモデルを更新し，再設計を繰り返す。

　このように，抗体設計でもまた，まずは抗体蛋白に関する"understanding"が重要である。例えばCDR-H3の構造に関する分析は重要で，その結果によって，合理的設計を行うのが妥当かどうか，方針策定に大きく影響を与える。

1.6　抗体優先順位付け

　工業化，製剤化研究においては，大スケールでの実験が実施されるため，時間，コストが大きく消費される。ここでは，多くの抗体に普遍的な問題も生じるし，個別の抗体に関する問題も生じる。いずれも基本的には抗体のアミノ酸配列によっている。問題によっては，その解決のための時間やコストがさらに上乗せされ，また臨床試験用サンプルの供給が開発における律速となる事態すら生じかねない。このため，上流段階で候補抗体が複数存在している場合，後々のことを考慮した選抜を行うのが望ましい。しかしそのための指標や基準が整備されていないために，PK/PDなどの僅差で開発抗体を決定していることが多い。

　そこで，抗体のアミノ酸配列から，より合理的な優先順位付けはできないか，このような動機付けから，筆者らは，antibody druggabilityという概念を提唱した[8]。各抗体の固有の性質は，CDR-H3によってもたらされることが多い。CDR-H3の配列と構造の相関をみると，一般論としてはCDR-H3の構造を詳細に予測することは困難であるが，その特徴を推定するとは，とくに短いCDR-H3においては，ある程度可能である。これを用いて医薬品抗体にはCDR-H3の構造に共通の特徴があることを見出した。CDR-H3の長さが短い傾向にあり，その構造も物理化学的に安定なものが多い傾向がある。この特徴を有するものをdruggableと表現したのである。もし有望な抗体が複数存在している場合には，このようなdruggabilityを指標として選抜するのが一手であろう。

　今後，CDR-H3以外の指標も組み入れて，druggabilityをより精度よく評価する方法論が待たれる。

1.7　T cellエピトープ検出と抗原性予測

　抗体の人工的改変を行う際に，T cellエピトープを予測することで，設計する配列中にT cellエピトープの候補がなるべく入らないようにする提案が行われている[9,10]。たしかに変異する候補が多数存在していて優先順位付けが困難なケースでは，一つの指標として有用かもしれない。

T cell エピトープらしさのスコアは，MHC 分子との三次元構造の相補性で評価した手法[9]と，既知の T cell エピトープの配列から機械学習によって評価した手法[10]が提案されている。

抗原提示細胞に取り込まれた抗体分子は，プロセシングを受けペプチドに断片化される。ペプチドの一部は，MHC クラス II 分子に認識され細胞膜上に提示される。次に MHC 分子とペプチドの複合体の一部は，T cell 受容体にそのエピトープとして認識される。これによって活性化された T cell エピトープから放出されたサイトカインは，B cell から抗抗体を発現するプラズマ細胞（抗体産生細胞）への変化を促進させる。この一連の流れにおいて，『ペプチド断片の MHC クラス II 分子上への提示のされやすさ』を予測する手法をもって，T cell エピトープ予測と表現されているのである。しかしながら，プロセシングをどのように受けるのか，提示されたペプチドと MHC との複合体が T cell に認識されるのか，などは考慮されていない。すなわち，免疫原性における T cell エピトープの重要性を考慮しても，このメカニズム上の一部のみが考慮された予測法であることに大変注意すべきである。

以上の様な問題がある一方，この考えを発展させて，予測される T cell エピトープのスコアを抗体全長に広げて計算し，臨床抗原性そのものを予測できるという主張も行われている。しかしながら，抗原性を惹起する要因として，T cell エピトープの存在以外にも，数多くの要素（B cell エピトープの存在，蛋白質安定性，凝集性，薬剤投与ルート，投与量，患者の年齢や疾患，併用薬など）がある。よって T cell エピトープのみを考慮して臨床での抗原性を事前に予測することが可能かどうか，懐疑的な意見も多い。

1.8 実験データ解釈，抗体作用メカニズム解析

抗体創薬を通しての様々な実験において，そのデータの解釈に困ることがある。実験手技上の誤りによるものか，実験条件を変更することで容易に解釈可能なデータが創出できるのか，あるいは得られた結果がこれまでの前提を覆す本質を現わしているのか，大変に悩む事態となる。同様の表現を抗原設計の項で述べたが，抗原調製だけの問題ではない。抗体物性を測定する実験で理解不能なピークが出現した，数回に 1 度程度の割合で解釈困難なデータが再現されてしまう，試薬の濃度を微妙に変更しただけでデータの値が大きく変化してしまう，同じ目的に対して異なる実験手法を用いたところ結果に矛盾が生じてしまう，など例を挙げるときりがない。

また，*in vivo* 実験を行っていて，抗体の作用メカニズムがよくわからないということもある。ある抗原 A に対する抗体（抗 A 抗体）が A とそのパートナー分子である B との相互作用を阻害するとする。ここでパートナー分子とは，機能発現に必要な分子同士を互いに表現するものであり，受容体とリガンドの関係などである。しかし実験データからは，A-B を阻害するのだけでは説明がつきづらいケースに遭遇する。A 以外のオフ標的に結合した可能性，あるいは A が別のパートナー分子（蛋白質とは限らない）C に結合しており，抗 A 抗体が，A-B 間のみならず A-C 間の結合も阻害した可能性などが考えられる。よって，抗原 A 表面上のどの領域に，そのような分子と相互作用するのかを把握することが有用である。

第4章 親和性の向上

　Bioinformatics によるソリューションは，抗原や抗体の設計に限らない。このように研究現場で日々生じる問題点に対してのヒントが求められる。そこで "understanding protein" を行い，仮説抽出や，仮説検証のための実験手段の選択，また実験条件の決定のためのヒントが抽出することが重要である。

1.9　蛋白質（抗原）構造のモデリング
1.9.1　ホモロジーモデリング

　次いで，ソリューションの科学基盤について述べる。読みやすい入門書がある[11~14]ので，ご参考頂きたい。

　まず抗原のモデリングから記述する。ただし抗原モデリング法なるものが特別に存在しているわけではなく，抗原分子が蛋白質であった場合には，通常の蛋白質モデリング手法を用いる。これは一般に，構造既知の蛋白質を鋳型（テンプレート）に用いるかどうかで，大まかに2つのカテゴリーに分けることができる。

　鋳型を利用する手法は，しばしばホモロジーモデリング法とよばれる。与えられたある蛋白質のアミノ酸配列を，その蛋白質が属するファミリー内の別の蛋白質構造を参照してモデル構築を行う方法である。蛋白質科学では進化的類縁関係のある蛋白質を一まとまりにしてファミリーと呼称している。同じファミリー内の蛋白質同士では立体構造の基本形状が類似しているという経験則が，多くの例で広く支持されている。すなわち，進化の過程で基本形状が保存されている。これがホモロジーモデリングを実施する根拠となっている。ファミリー内で保存されている領域を構造保存領域（structural conserved region；SCR）とよび，逆にファミリー内でも蛋白質によって構造に多様性のある領域を構造多様領域（structural variable region；SVR）とよんでいる。ホモロジーモデリングは，基本的にSCRの構造構築とSVRの構造構築とに分けて行われる。SCRの構造構築は，同一ファミリー内の蛋白構造をそのまま参照すればよく，比較的容易である。またモデルの信頼度も高い。一方，SVRの構造構築においては，同一ファミリー内の他の蛋白質の構造を参照にする方法（SCRのモデリングと同様の方法），ファミリーにこだわらず配列が類似した蛋白質部分構造を参照にする方法，あるいはエネルギー的に安定な構造を第一原理的に構築する方法などがとられる。

　ホモロジーモデリングを行うに当たっては，該当するファミリーについて，SCR，SVRそれぞれについて，その配列や構造の多様性を把握しておくことが必要である。もし大きな構造多様性を有するファミリーであれば，唯一のモデルを用いての解析ではなく，複数のモデルを用いて解析し，総合的に考察するのが良いかもしれない。ある着目している領域においても同様に考察する。その領域おけるファミリー内での構造が多様であれば，その領域には複数モデルを構築して活用するなど，方針を模索する必要がある。これらを総合的に考察して，モデル構造全体，および着目している領域での信頼性の評価を行ったうえで利用していく必要がある。

　蛋白質のモデリングを行えるソフトウェアとしては，MODELLER[15]，SWISS-MODEL[16]，

表1 Antibody Informatics に関連するソフトウェア・データベース

	Software	URL	Reference
1. 蛋白質（抗原）モデリング	MODELLER	http://salilab.org/modeller/	15)
	SWISS-MODEL	http://swissmodel.expasy.org/	16)
	Spanner	http://sysimm.ifrec.osaka-u.ac.jp/spanner/	17)
	FAMS	http://www.pharm.kitasato-u.ac.jp/fams/	18)
	I-TASSER	http://zhanglab.ccmb.med.umich.edu/I-TASSER/	19)
2. 分子動力学計算	Amber	http://ambermd.org/	23)
	CHARMM	http://www.ch.embnet.org/MD_tutorial/	24)
	GROMACS	http://www.gromacs.org/	25)
	GROMOS	http://www.gromos.net/	26)
	myPresto	http://presto.protein.osaka-u.ac.jp/myPresto4/	27)
3. 抗体モデリング	PIGS	http://biocomputing.it/pigs/	39)
	RosettaAntibody	http://rosettaserver.graylab.jhu.edu/	40)
	WAM	http://antibody.bath.ac.uk/	41)
4. 複合体モデリング	ZDOCK	http://zdock.umassmed.edu/	43)
	RosettaDock	http://rosettaserver.graylab.jhu.edu/	44)
	GRAMM-X	http://vakser.bioinformatics.ku.edu/resources/gramm/grammx/	45)
	HEX	http://hex.loria.fr/	46)
	SKE-DOCK	http://www.pharm.kitasato-u.ac.jp/bmd/files/SKE_DOCK.html	47)
	FiberDock	http://bioinfo3d.cs.tau.ac.il/FiberDock/	48)
	PatchDock	http://bioinfo3d.cs.tau.ac.il/PatchDock/	49)
5. エピトープ予測	DiscoTope	http://www.cbs.dtu.dk/services/DiscoTope/	52)
	BEpro	http://pepito.proteomics.ics.uci.edu/	53)
	EPMeta	http://sysbio.unl.edu/EPMeta/	54)
	ElliPro	http://tools.immuneepitope.org/tools/ElliPro/iedb_input	55)
6. 抗体関連データベース	IMGT	http://www.imgt.org/	59)
	DIG IT	http://biocomputing.it/digit	60)
	Ig-Base	http://sysimm.ifrec.osaka-u.ac.jp/igBase/	−
	Abysis	http://www.bioinf.org.uk/abysis/	−
	IEDB	http://www.immuneepitope.org/	61)
	Antibodypedia	http://www.antibodypedia.com/	62)
	Antibody Registry Project	http://antibodyregistry.org/	−

Spanner[17]，FAMS[18]，I-TASSER[19] などがある．表1に Bioinformatics 分野で開発されている各種サーバー・ソフトウェアを列挙した．

1.9.2 フラグメントアセンブリ

鋳型を用いない手法は，ab initio 法と総称される．なお ab initio と表現しても，実際には，ある程度構造既知蛋白質の情報を利用しているものが大半である．蛋白質全体の構造をそのままテンプレートとして用いるのではなく，それを分割することで得られるフラグメント（3残基や9

第4章　親和性の向上

残基程度）を用いる手法（フラグメントアセンブリ）もしばしばab initio法のカテゴリーに分類される。この手法は，今では多くのグループで用いられているが，これが初めて導入されたのはワシントン大のDavid Bakerらが開発したROSETTA[20,21)]である。フラグメントアセンブリが一定の成功を収めている一因は，蛋白質構造データベース（Protein Data Bank；PDB）中の蛋白質数の増加にある。この手法は，分割した短いフラグメント配列中にその部分構造情報が既に埋め込まれている，という知見に基づいている。目的アミノ酸配列の主鎖の構築時に，フラグメントを順次挿入し組み合わせる。挿入時には，スコア関数によりそのフラグメントを採用するかどうかを判定する。この判定にはしばしばモンテカルロ法が用いられている。つまり，構造既知の蛋白質が増加すればするほど，フラグメントの多様性が増加し，"正しい"（予測したい構造に類似した）フラグメントが見つかる確率が高まることが期待される。

スコア関数は，例えばROSETTAでは，計算化学分野で用いられている分子力場同様，静電相互作用やファンデルワールス，二面角項等の線形結合で表現されている。ただし，これまでリリースされたROSETTAでは原子間の結合長は考慮されておらず，エネルギー極小化計算等を実施したときなどには，問題となることがある。スコア関数の各項の重みは，PDB中の構造既知蛋白質の性質を再現できるようにフィッティングをして帰納的に得られている。

1.9.3 ab initio法

ab initio法の典型は，分子動力学計算などを用いて蛋白質のfolding問題（fold状態を予測する問題）に直接的に取り組むものである。上で述べた3つの方法論に比べて精度が落ちるため，創薬現場での活用は限定的であるが，昨今のスーパーコンピュータの性能向上により，期待が高まっている。

分子動力学計算の理論は簡単にいえば以下のとおりである。ある原子が系内の他の原子からの合計として力（F）を受けたときに，F/m（mはその原子の質量）の加速度（a）を受ける。微小な時間（Δt）で得られる速度（v）は，aΔtで求められ，さらに微小な時間（Δt）内での移動はvΔtで得られる。よって，初期構造を与えると，各原子がどのような力を受けているかを計算すれば，後は運動方程式を解くだけで微小時間後の位置を決定し，それを続けていくことで，動的構造が得られる。原理的には，一本の伸びたポリペプチドペプチド鎖（unfold状態）を初期構造に与えておくだけで，それが順次折りたたまれてfold状態へと至るまでを正しくシミュレーションできることが期待される。しかしながら，一つのポリペプチド鎖がとりえる構造の数は膨大であり，その中からfold状態に辿りつくには膨大な計算時間を要する。また，無数の準安定な構造が存在しており，かつその間のエネルギー障壁は非常に高い。よって抜けだすのに大きなエネルギーを要する構造に留まってしまい，真のfold構造に辿りつけないという問題が生じる。

そこで，通常よりも高いエネルギー状態の構造を探索するように設定した分子動力学計算を実施する方法がとられる。これによって，局所構造に留まらずに自由な構造空間の探索を可能にしている。しかし，肝心のfold状態は通常のエネルギー状態にあるものなので，求めたい解が直

接得られない。このジレンマを解決するべく開発されたのが，拡張アンサンブル法と総称される手法である[22]。分子動力学計算中にある重みをかけた関数を導入することで，高いエネルギー状態と低いエネルギー状態を同じ計算履歴上に同時に存在できる。これらの方法を用いることで，現時点では，50残基程度のアミノ酸残基からなる蛋白質で有効性が確かめられている。

分子動力学計算を行うソフトウェアとしては，Amber[23]，CHRAMm[24]，GROMACS[25]，GROMOS[26]，myPresto[27]などがある。

1.10 抗体モデリング

1.10.1 FR

次に，抗体モデリングに関して記述する。抗体のSCRに相当するFR構造の構築と，SVRに相当するCDR構造の構築という2ステップからなる。Fv領域は，数多くの抗体でその立体構造がすでに決定されているため，参照する候補構造は多数存在している。しかしながら，抗体モデルの精度が抗体設計などそのアプリケーションにおける成功確度に直接的にかかわってくるため，少しでも精度のよいモデルを構築する必要がある。そのため，鋳型の選抜には注意を要する。重要なことに，H鎖，L鎖のヘテロダイマーで形成されているため，その相対配置を決定する必要がある。参照する構造を決定するには，H鎖可変領域（FvH），L鎖可変領域（FvL）のアミノ酸配列が，それぞれ立体構造決定されている抗体分子と配列上類似しているものを検索した上で，両鎖とも類似している抗体を鋳型として選択する。もし両鎖とも類似しているものが無い場合は，FvH，FvLそれぞれについて別々の鋳型を利用した上で，どちらかの鋳型におけるH鎖・L鎖間相対配置を採用してモデル構築を行う。

上述したように，ヒト化など抗体最適化設計において，H鎖，L鎖相対配置は重要である。このためアミノ酸配列から相対配置を予測するための研究増加している[28〜30]。

1.10.2 CDR

Medical Research CouncilのCyrus Chothiaらの一連の研究によって，6か所のCDRのうち，5か所までは，カノニカル構造と呼ばれる少数の構造をとることが知られている[31,32]。またそれらがアミノ酸配列から帰属できる（canonical rule）。よって鋳型とした抗体と同じカノニカル構造をとるかどうか，CDRを構成するアミノ酸配列から判定できるので，鋳型と同じタイプであればそのままでよく，異なるものであればそのカノニカル構造をとっている別の抗体のCDRの構造を参照してモデリングを行う。

この分類法は抗体構造が比較的少なかった80年代後半から90年代に作られたものである。その後も抗体の立体構造が増え続け，新たな事実が分かってきた。これを踏まえ，最近になって筆者らを含み，改定が行われている[33,34]。すなわち，以前には知られていなかった新たなカノニカル構造が発見されたり，あるいは異なるカノニカル構造に分類されていたものが同一のものと分類する方などの改定である。

そして，網羅的なCDRの構造分析の結果，CDR領域の定義を変更する提案も行われてい

る[35]。

1.10.3　CDR-H3

　CDR-H3については，多くの抗体で重要なパラトープを形成しているが，長さ，配列，構造が著しく多様であり，モデリングが難しい。CDR-H3を根元（base）の数残基とそれより上の部分に分けて考えると，後者はβヘアピン構造に分類される。典型的なβヘアピン構造とは，逆並行βシートのように主鎖間での水素結合の梯子を形成しつつ先端のループ部分ではターン構造をとる。βヘアピンを構成する残基数によって，4種類にわかれており，γターン（1残基で構成），βターン（同2残基），αターン（同3残基），πターン（同4残基）のいずれかをとる[36〜38]。βヘアピンの構成残基数によって一意的に帰属されることが重要である。βターンではそれを構成するアミノ酸残基の二面角によりさらにtype I，II，III，I'，II'，III'などに分類されている。これらターンの種類によって，主鎖の二面角が左向きαヘリックスコンフォメーションをとる位置が決まっている。例えば，πターンであればターンを構成する4残基目が該当する。よってそのような位置には，このコンフォメーションをとりやすい残基（Gly，Asp，Asn）が来る傾向にある。逆にいえば，βヘアピンを構成する残基数と，そのような鍵となる位置でのGly，Asp，Asnの有無を参考にして，典型的なβヘアピン構造をとるかどうかの判断がある程度可能である。

　筆者らは，構造決定された抗体の立体構造を分析し，CDR-H3のbaseにkinkが入る型（K型）かそのまま伸びる型か（extended，E型）に分類し，それをアミノ酸配列から予測する手法を開発した。K型かE型かによって，base部分に相当する残基数が1残基異なるため，K型かE型かの判別はβヘアピンを構成する残基数の判定もしていることになる。そして二つの主鎖間に水素結合が形成されて逆並行に並んでいるか，それとも形成されず両鎖間の距離が広がっているか，また先端では典型的なターン構造をとるかどうかといった特徴も，ある程度は予測可能となった。これらを90年代後半にH3-rulesという名称で報告[37,38]し，最近これの改定を行った[38]。CDR-H3では抗原結合時と非結合時でのコンフォメーション変化などもおきるが，基本的にbaseの型に変化が起こることは極めて稀である。また主鎖間に水素結合の梯子が形成されてループで典型的なターン構造をとる際には，コンフォメーション変化が小さいことなどが把握できている。

　このルールを参考に抗体のCDR-H3構造を観察すると，抗体モデリングがどの程度正確に行えるか，あらかじめ方針が立って良い。たとえば11残基以上の長さの場合は，とくに先端部分においてモデル構造を信頼しない。逆にCDR-H3であっても8残基で構成されており，N末から2番目の残基がAsp，3番目か4番目にGly，Asp，Asnがあり，6番目にPheかMetが占めていれば，このCDR-H3のモデルは先端まで信頼できるだろう，といった捉え方ができる。ちなみに6番目の残基ではbaseがK型の場合，抗体cavityの底部を形成している大型の疎水性残基なのである。

1.10.4　抗体モデリングサーバー

昨今，複数の抗体モデリングサーバーが存在している[39~41]。また有償の蛋白質モデリングソフトウェアには抗体に特化したモジュールも開発されている。これらを用いることで，固有の背景知識がなくてもモデル構造を入手できる。但し peer review を受けずにいきなりユーザーに提供されている方法もあるので大変注意を要する。CASP for antibody という，抗体モデリング技術手法の評価会議が行われるに至っている[42]。これは複数提案されている抗体モデリングサーバーを対象に，ブラインドテストで配列を提供し，構造予測の精度を調べるものである。これによると，概ね RMSD が 2 オングストローム以内でのモデリングが行われている，CDR-H3 領域のモデリングは概ね困難である，どのサーバーも精度に大きな優劣はない，と総括されている。

事実，提供されているデータを客観的に見ると，Roma Sapienza 大学の抗体モデリングサーバーである，PIGS[39] がやや優勢であるものの，傑出してはいない。開発者もこの優位性は僅かであると認めている（Paolo Marcatili 博士私信）。このような相互評価法は，同分野の進展を促す一方，どこのサーバーが一番であるか，といった議論に終始させてしまいがちになる。また，モデルの使用目的によって求められるモデルの精度も異なるし，どの指標に拘るべきかも変わってくる。さらに，出力されたモデル構造に対して，最終的には妥当であるかどうか，モデル構造のどの部分が信頼できて，どの部分に信頼がおけないか，などをユーザー側が責任をもって判断し，その精度に応じた利用を行うことが必要である。

1.11　抗体-抗原相互作用のモデリング

抗体，抗原それぞれの三次元構造を入力とし，その複合体構造をモデリングする手法が盛んに開発されている[43~49]。これは基本的には，一般的な蛋白質-蛋白質複合体構造予測の問題と変わらない。そのためのソフトウェアは，有償のものも含めウェブ上に複数公開されている（表1）。入力構造の相対配置を決めるために，完全にランダムな探索（global docking）を行うか，あるいは，実験情報などで探索空間を制限（local docking）するかによって，作成されたモデルの信頼度が大きく異なる。計算機によるモデリングにより得られる構造はしばしばデコイ（decoy）と呼ばれるが，一般的に global docking では数万から数十万，あるいはそれ以上，local docking では数千のオーダーのデコイが必要とされている。また，global docking の結果，低エネルギーの複合体構造が，ある特定の蛋白質相互作用面に収束している場合がある。このとき，それらの予測構造は（少なくともその相対配置は）妥当であることが期待でき，相互作用面の設計などへと繋げることができる。抗体は CDR で抗原を認識することが予め分かっているので，その探索空間を大幅に狭めることができる。抗原側の探索空間も概ねは活性部位が把握されているので，狭めることができる。

入力構造として，抗原単体や抗体単体の結晶構造を利用できれば，モデル構造を用いる場合よりも予測の精度は向上する。しかしながら，構造に diversity がある場合もあるし，相互作用に伴い抗体あるいは抗原が構造変化を起こすことが多く，依然として複雑系の問題を解く必要があ

る。現在の蛋白質-蛋白質複合体構造予測のソフトウェアでは，主鎖の大きな構造変化を取扱うことは難しいので，『主鎖の構造変化の取込み』が複合体構造予測における大きな課題となっている。このための取り組みの一つとして，抗体-抗原に特化された，主鎖の柔軟性を考慮したソフトウェア SnugDock[50] も開発されている。これは，抗体-抗原ドッキングの過程で，抗原を考慮した CDR のエネルギー極小化と FvL/FvH ドメイン間の相対配置の最適化を行うものである。基本的なドッキング計算の過程は，RosettaDock[44] に依っている。抗体，抗原双方の入力構造として，複数の構造（モデル）を用いることで，さらに主鎖の多様性を取込むこともできる[51]。

1.12 抗体モデルからのエピトープ予測

一般的によく用いられているエピトープ予測法は，ある蛋白質分子のアミノ酸配列や立体構造に対して，それが抗原として認識される場合に，どのような領域がエピトープとして認識されやすいかを予測するものである[52〜55]。一方抗体創薬のニーズとしては，むしろ与えられた個別の抗体に対して，そのエピトープを知りたいというものである。よって入力とする情報は個別の抗体の配列や構造である必要がある。

そこで，古くから知られている，抗体パラトープの全体的な形状が抗原エピトープの形状と相補性があるという事実を利用する[56]。筆者らも，エピトープとパラトープの構成アミノ酸の組成に相補性があるという報告を行った[57]。これらを参考にして，以下の条件を満たすようであれば，抗体のモデル構造からエピトープを予測することに挑戦する価値がありそうである。その条件とは，同一抗原に対して同様の挙動を示す複数の抗体が得られていること，それらがアミノ酸配列には多少の差異があること，しかしながらその立体構造の形状やアミノ酸組成には類似性が高いこと，という条件である。但しこの予測を行った場合は，必ず実験による検証を伴わねばならない。

1.13 抗原蛋白質のパートナー分子との結合部位予測

ある抗原 A がパートナー分子 B と結合することで機能を発現する場合，A 上の B 結合部位あるいはその近傍において，A が別の分子 C とも結合する可能性がある。抗 A 抗体は A-B 結合，A-C 結合の両者を阻害している可能性がある。このことを知らずに *in vivo* 実験を行っていると，データの解釈が出来ない，また抗体のメカニズムが不明という事態に陥る。抗原表面上のどの領域に，まだ知られていない別のパートナーとの結合部位がある可能性を常に考慮しておく必要がある。

そのような結合部位も，ファミリー間で保存される傾向にある。そこでファミリー内の蛋白質で多重アラインメントを行い，その保存度を A の立体構造上にマッピングすることにより，保存度の高い領域を把握する。保存度の高い領域では，パートナー分子との結合部位である可能性が高いともいえる。また最近，筆者らは蛋白質間相互作用の特異性を決定している残基の特徴付けを行った[58]。これらの研究を通して，新たな結合部位の候補を絞り込む。これらにより，機能

部位とみられる領域に変異を入れたドミナントネガティブ蛋白質を設計し，細胞応答をみることで，機能検証へと進めることができる。これらの地道な努力の積み重ねにより抗体メカニズムの解明に迫る必要がある。

1.14 データベース

1.14.1 IMGT

次に，抗体やエピトープに関するデータベースについて記す。Universite Montpellier 1（モンペリエ大学）が開発したIMGTは抗体やT細胞受容体，MHCなどの塩基配列・アミノ酸配列などが登録されている[59]。IMGTを介してPDB中のこれらの蛋白質の情報にもアクセスすることができる。また手持ちの抗体配列を入力とし，そこから予測されたgermline配列に帰属することもできる。

ところで，CDR範囲の定義や，番号付けに関して，世間には，Kabat法，Chothia法や，これらを修正した方法が提案され，入り乱れている状況にある。Kabat法においては，そもそもCDRの範囲や番号付けについて明確な定義が示されておらず，多数の抗体に番号付けされた結果が示されているだけである。そのため，新たな抗体配列に対して，番号付けを行う際，任意性が生じてしまう。Chothia番号については，バージョンによって番号付けが異なる。このような環境は大変に情報共有には不都合があり，ミスを生みやすい環境ともいえる。このような状況下，IMGTは，抗体分子を個別で特別なものと捉えるのではなく，他の免疫分子との共通性を理解した上で独自のCDR範囲の定義や，抗体番号付けの定義も行っている。その特徴は，抗体を単独で捉えず，他の免疫分子における配列や構造との共通性を考慮したものである。

1.14.2 Abysis

University College of LondonがUCBの資金援助を受けて開発したデータベースである。PDBから3704配列，Kabatから14133配列，IMGTから79495配列を収集している。配列名，アクセッション名，抗原名，著者名，最初に報告した年，鎖クラス名，種，データソースなどで検索できる。ユニークな特徴として，各残基位置でのアミノ酸の分布が表示できる。また種別，鎖別，CDRやFR別に長さの分布も表示できる。ここでは，kabat法，Chothia法，AbM法のCDRの範囲が用いられている。ただしAbMはすでに維持されていないソフトウェアであり，注意を要する。また，問い合わせ配列に対して，Kabat，Chothiaおよび同グループがChothia法を改善した方法のいずれかで残基番号付けが行われている。また"Humanness"という指標を導入し，ヒト化度合いの評価も行われる。

1.14.3 DIGIT

DIGITは，Roma Sapienza Universityで開発された抗体可変領域に関する配列データベースである[60]。テキストマイニングを用いることで，H鎖，L鎖のペアリングが行われている点が有用である。ユーザが入力した配列に対して，Kabat法，Chothia法の2方法での残基番号付けやCDR範囲の同定，またChothiaのCDRカノニカル判定やジャームラインから変異している残基

第4章　親和性の向上

かどうかの判定などを出力される。また，上述した PIGS サーバーも同グループが開発していることから，PIGS を用いた立体構造を構築して出力される。

1.14.4　Ig-Base

筆者らが提供している抗体 CDR 構造の分類データベースである。ソースは PDB である。基本検索で全エントリー表示をすると，各 PDB における抗体名，構造決定時の抗原の有無，CDR の長さ，および配列が一覧にされるので，抗体配列の特徴をざっと掴むのに有用である。アドバンス検索では，カノニカル構造ごとに，その配列が把握でき，またそのカノニカル構造を有する PDB を検索できるようになっている。

1.14.5　IEDB

National Institute of Allergy and Infectious Disease が提供する世界最大のエピトープデータベースである[61]。2012 年 7 月段階で 7843 の文献からの情報と，142,000 のインハウス実験データが格納。8080 のモノクローナルまたはポリクローナル抗体の情報を含み，その中に 1824 の治療用もしくは感染防御抗体の情報を含む。感染症，アレルギー，自己免疫疾患，移植などに関する抗原を対象としており，ペプチド・非ペプチドの両タイプの抗原を含む。データ登録とデータ利用はともに，初心者ユーザーにも利便性の高い Web インターフェイスから直接やりとりできる。

いかにして抗体が得られたかという情報が含まれている。たとえ DB 上に明示されていなくても，文献を辿れたり，著者にコンタクトがとれるようになっている。動物がホストの場合は，ホストの種や Strain が記載されている。ヒト由来の抗体の場合は年齢，性別，保有する MHC タイプ，病気のタイプとステージが，またワクチンの場合は，抗原，キャリア，アジュバントが，そして免疫プロセス（暴露されたものか，病気による自然発生か，投薬されたものか，その場合は投与経路，投与量も）の情報も含まれている。

抗体実験については，その実験プロセスが十分詳細に記述されている。エピトープ特異性が明示されている場合には，いかにしてエピトープが同定されたか，そのアッセイのタイプが ELIZA，中和活性測定，protection アッセイのどれかも記載されている。アッセイの種類や実験によって，％レスポンス，定量的数値，定性的表現で表記されている。抗原の種類はペプチド，蛋白，化合物，微生物など多様であり，抗原のコンフォメーションに関する知見も記載されている。

IEBD が手を焼いている問題は，同一抗体でも著者によって命名が異なるなど，命名法の規則が無いことである（Randi Vita 博士私信）。たとえば同一抗体でも DV2-58，DV2/58，DV2.58 あるいは B11F と b11.F など微妙に異なる表現がされている点である。

1.14.6　Antibodypedia

ヒト蛋白標的に対して入手可能な抗体を集めた open access なデータベースである[62]。立ち上げは Royal Institute of Technology，AlbaNova University Center によってなされたが，現在では Nature Publishing Group が引き継いで維持している。すでに 354,604 個のレビューされた抗

体，うち 17,476 個の遺伝子（うち 85％がヒト遺伝子）の情報が含まれている．また 3,700 遺伝子については文献が参照されている．51,644 の実験の primary データが含まれている．これらデータは急増している．

検索画面で適当なキーワード（例えば TNF）を入力すると，入手可能な抗 TNF 抗体が一覧される．プロバイダー，抗体名，モノクローナルかポリクローナルかの識別も表示される．さらに，根拠となる実験が ELISA，免疫沈降，フローサイトメトリー，蛋白アレイ，ゲルシフトアッセイのどれかなどの情報も含まれている．

1. 14. 7　Antibody Registry Project

University of California, San Diego の Neuroscience Information Framework（NIF）がホスト役となって展開している抗体登録のプロジェクトである．抗体のサプライアーである大きな企業から小さな研究室まで，得られた全ての抗体までを対象として，識別子を提供することを目的としている．これにより様々な科学雑誌にて使われた抗体を識別・鑑定し，作成者に簡単に把握できることになる．このために，抗体命名法の因襲（名前やカタログ番号がユニークになっていないなど）を改革しようとしている．たとえすでに市販されている抗体であっても，安定的な登録番号が必要である．現状，800,000 以上の市販抗体，200 以上のベンダー（Millipore なども含む），936,659 レコードなどとなっている．検索インターフェイスでは，カタログ番号，ベンダー名，抗体名，ターゲットの構造や種，クローン化可能性，ソース，isotype，アッセイタイプなどがある．IEDB とよく連携されている．

1. 15　おわりに

antibody informatics という括りで，抗体創薬におけるそのニーズとソリューション，およびその背景について概説した．合理的抗体設計を中心に記述した総説も参考頂きたい[63]．

謝辞

本文中，筆者らの研究として記載した内容は，中村春木教授（大阪大学・蛋白質研究所），津本浩平教授（東京大学・医科学研究所），平山令明教授（東海大学・医学部），水口賢司博士（医薬基盤研究所），曽我真司博士（アステラス製薬・分子医学研究所）らとの共同研究である．また，抗体創薬における Bioinformatics 活用法に関しては，Cathryn Pradas 博士（Sanofi Aventis），Bojana Popovic 博士（MedImmune/Astra Zeneca），Juan Carlos Almagro 博士（Pfizer）らとの議論を参考にした．また，抗体モデリングに関しては，Jeffrey J. Gray 博士（Johns Hopkins University），Matthew P. Jacobson 博士（University of California, San Francisco），Paolo Marcatili 博士（Roma Sapienza University）らとの議論を参考にした．

第 4 章　親和性の向上

文　　献

1) J. Arrowsmith, *Nature reviews Drug discovery*, **11**, 18 (2012)
2) 白井宏樹, 実験薬理学「創薬研究のストラテジー」, 58, 日本薬理学会編集, 金芳堂 (2011)
3) J. C. Almagro and J. Fransson, *Front Biosci.*, **13**, 1619 (2008)
4) T. Nakanishi *et al.*, *Protein Science*, **17**, 261 (2008)
5) X. Wang *et al.*, *mAb*, **1** (3), 254 (2009)
6) N. Chennamsetty *et al.*, *PNAS*, **106**, 11937 (2009)
7) S. M. Lippow *et al.*, *Nature Biotech.*, **25**, 1171 (2007)
8) D. Kuroda *et al.*, *PROTEINS*, **73**, 608 (2008)
9) H. H. Lin *et al.*, *BMC Bioinformatics*, **9** (12), s22 (2008)
10) A. S. De Groot and L. Moise, *Curr. Opin. Drug Discov. Devel.*, **10**, 332 (2007)
11) 藤博幸, 蛋白質機能解析のためのバイオインフォマティクス, 講談社 (2004)
12) 藤博幸, はじめてのバイオインフォマティクス, 講談社 (2006)
13) 藤博幸, 蛋白質の立体構造入門, 講談社 (2010)
14) 神谷成敏ほか, 蛋白質計算科学, 共立出版 (2009)
15) N. Eswar *et al.*, *Curr. Protoc. Bioinformatics*, **5** (5), 6 (2006)
16) K. Arnold *et al.*, *Bioinformatics*, **22**, 195 (2006)
17) M. Lis *et al.*, *Immunome research*, **7**, 1 (2011)
18) K. Ogata and H. Umeyama, *Journal of molecular graphics & modelling*, **18**, 258 (2000)
19) A. Roy *et al.*, *Nature protocols*, **5**, 725 (2010)
20) C. A. Rohl *et al.*, *Methods Enzymol.*, **383**, 66 (2004)
21) K. T. Simons *et al.*, *J. Mol. Biol.*, **268**, 209 (1997)
22) 岡本祐幸, 物性研究, **81**, 93 (2003)
23) D. A. Case *et al.*, *J. Comput. Chem.*, **26**, 1668 (2005)
24) B. R. Brooks *et al.*, *J. Comput. Chem.*, **30**, 1545 (2009)
25) E. Lindahl *et al.*, *Journal of molecular modeling*, **7**, 306 (2001)
26) W. R. P. Scott *et al.*, *The journal of physical chemistry A*, **103**, 3596 (1999)
27) J. Gil Kim *et al.*, *Statistical, nonlinear and soft matter physics*, **68**, 021110 (2003)
28) A. Narayanan *et al.*, *J. Mol. Biol.*, **388**, 941 (2009)
29) K. R. Abhinandan and A. C. Martin, *Protein Eng. Des. Sel.*, **23**, 689 (2010)
30) A. Chailyan *et al.*, *FEBS J.*, **278**, 2858 (2011)
31) C. Chothia *et al.*, *Nature*, **342**, 877 (1989)
32) B. Al-Lazikani, *J. Mol. Biol.*, **273**, 927 (1997)
33) D. Kuroda *et al.*, *PROTEINS*, **75**, 139 (2009)
34) A. Chailyan *et al.*, *PROTEINS*, **79**, 1513 (2011)
35) B. North *et al.*, *J. Mol. Biol.*, **406**, 228 (2011)
36) B. L. Sibanda *et al.*, *J. Mol. Biol.*, **206**, 759 (1989)
37) H. Shirai *et al.*, *FEBS Lett.*, **399**, 1 (1996)
38) H. Shirai *et al.*, *FEBS Lett.*, **455**, 188 (1999)

39) P. Marcatili *et al.*, *Bioinformatics*, **24**, 1953 (2008)
40) A. Sircar, E. T. Kim, J. J. Gray, *Nucleic Acids Res.*, **37**, W474 (2009)
41) N. R. Whitelegg, A. R. Rees, *Protein Eng.*, **13**, 819 (2000)
42) J. C. Almagro, *PROTEINS*, **79**, 3050 (2011)
43) B. G. Pierce, Y. Hourai, Z. Weng, *PLoS One*, **6**, e24657 (2011)
44) J. J. Gray *et al.*, *J. Mol. Biol.*, **331**, 281 (2003)
45) A. Tovchigrechko and I. A. Vakser, *Nucleic Acids Res.*, **34**, W310 (2006)
46) G. Macindoe *et al.*, *Nucleic Acids Res.*, **38**, W445 (2010)
47) G. Terashi *et al.*, *Proteins*, **60**, 289 (2005)
48) E. Mashiach *et al.*, *Nucleic Acids Res.*, **38**, W457 (2010)
49) D. Schneidman-Duhovny *et al.*, *Nucleic Acids Res.*, **33**, W363 (2005)
50) A. Sircar and J. J. Gray, *PLoS Comput. Biol.*, **6**, 1000644 (2010)
51) S. Chaudhury and J. J. Gray, *J. Mol. Biol.*, **381**, 1068 (2008)
52) P. H. Andersen *et al.*, *Protein Sci.*, **15**, 2558 (2006)
53) M. J. Sweredoski and P. Baldi, *Bioinformatics*, **24**, 1459 (2008)
54) S. Liang *et al.*, *BMC Bioinformatics*, **11**, 381 (2010)
55) J. Ponomarenko *et al.*, *BMC Bioinformatics*, **9**, 514 (2008)
56) J. C. Almagro *et al*, *Mol. Immunol.*, **34**, 1199 (1997)
57) S. Soga *et al.*, *Protein Eng. Des. Sel.*, **23**, 441 (2010)
58) C. Nagao *et al.*, *PROTEINS*, in press
59) M. P. Lefranc *et al.*, *Nucleic Acids Res.*, **37**, D1006 (2009)
60) A. Chailyan *et al.*, *Nucleic Acids Res.*, **40**, D1230 (2012)
61) J. Ponomarenko *et al.*, *Nucleic Acids Res.*, **39**, D1164 (2011)
62) E. Bjorling *et al.*, *Molelular and Cellular PROTEOMICS*, **7**, 2028 (2008)
63) D. Kuroda *et al.*, *protein engineering design and selection*, **1093**, 1 (2012)

2 ファージ提示系による親和性の向上

中西　猛[*1]，真田英明[*2]，熊谷　泉[*3]

2.1　はじめに

　ファージ提示系とはバクテリオファージの表面に目的タンパク質を提示するとともに，それをコードする遺伝子をファージ内部に含むことによって，表現型（タンパク質の機能）と遺伝子型（タンパク質の配列情報）が一体化したシステムである。1985年のSmithによる発表[1]から25年余りの年月の間に，創意工夫がなされ，現在では堅牢な手法として広く用いられている。抗体工学分野に焦点を当てると，ファージ提示系は，標的抗原に対する新規抗体を取得するだけでなく，既知の抗体を改変する際にも有効な手法となっている。本稿では，筆者らの研究例を交えながら，ファージ提示系を利用した抗体の機能改変，特に親和性の向上について，その実際を紹介したい。

2.2　抗体のファージ提示系

　抗体のファージ提示系では，M13をはじめとする繊維状ファージが一般的に用いられ，抗体はファージの表面に存在するコートタンパク質III（cpIII）との融合タンパク質として提示される（図1A）。融合タンパク質は宿主である大腸菌の翻訳系を用いて生産されるため，提示抗体として，抗原結合性断片（Fab）や一本鎖抗体（scFv）などの低分子抗体断片を用いることが多い。近年では，軽鎖を伴わず，重鎖のみから可変領域が構成されるラクダやラマに由来する重鎖抗体断片（VHH）が注目されている[2]。最近，大腸菌表層におけるIgGの提示系が報告されたことから[3]，ファージ表面にもIgGを提示できる可能性はあるものの，安定的に発現させることは容易ではないと予測され，Fcを含む利点と合わせて考えても，今のところ汎用的な手法とはいい難い。筆者らは，軽鎖可変領域（VL）あるいは重鎖可変領域（VH）のみをファージ表面に提示させる手法を用いている[4]。また，cpIIIはファージが大腸菌に感染する際に重要なタンパク質であり，抗体断片を融合することによる感染能の低下を防ぐために，通常ヘルパーファージ系が利用されている。

2.3　変異導入ライブラリーの構築

　ファージ提示系の場合，利用できるライブラリーサイズの上限は10^{10}～10^{11}程度といわれている[5]。MorphoSys社のHuCAL PLATINUM[6]のように$4.5×10^{10}$もの多様性を持つ抗体ライブラリーは存在するが，巨大なサイズの抗体ライブラリーを構築するには，多大な労力を必要とする。新規抗体の取得を目的とした場合，一度抗体ライブラリーを構築できれば，利用範囲は極めて広く得るものは大きい。一方，既知の抗体について機能改変を行う場合は，その都度，ライブラリー

＊1　Takeshi Nakanishi　大阪市立大学　大学院工学研究科　化学生物系専攻　講師
＊2　Hideaki Sanada　東北大学　大学院工学研究科　バイオ工学専攻　産学官連携研究員
＊3　Izumi Kumagai　東北大学　大学院工学研究科　バイオ工学専攻　教授

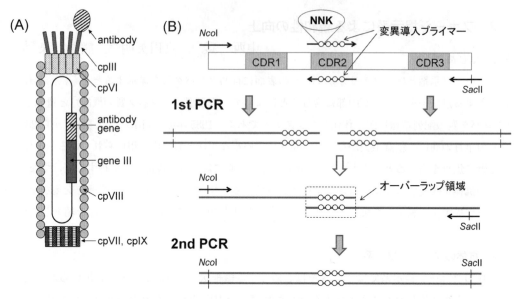

図1 抗体提示ファージ (A) とオーバーラップPCR法によるランダム変異の導入 (B)
(A) 複数あるコートタンパク質 (cp) のうち, cpIIIとの融合により抗体が提示されている様子を模式図で表す。ファージ内部には, 抗体-cpIII融合タンパク質をコードする遺伝子を含んでいる。
(B) 変異導入プライマーにおける白丸は変異導入部位を表す。1回目は別々のチューブにおいて反応させた。得られたPCR産物を混合し, 可変領域の両末端に対応するプライマーを用いて, 2回目のPCRを行った。

構築を行う必要があるため, 抗体ライブラリーは適度なサイズであることが望ましい。限られた配列空間から目的の抗体を得るには, 効率の良いライブラリー設計が必要となる。抗体のフォールディングに悪影響を与えるような変異を導入してしまった場合, 遺伝子レベルでは十分な多様性を確保できたとしても, 機能的な抗体ライブラリーサイズは大きく減少してしまう。このような状況を回避するために, 変異導入部位の選定は極めて重要である。親和性の向上を目的として, 特定の領域に着目した変異導入ライブラリーの構築が行われるが, 特に抗原認識に重要とされる相補性決定領域 (CDR) に対して変異が導入される場合が多い[7〜9]。詳細な変異導入部位の選定方法は, 改変する抗体について, 予めどのような情報が得られているかに依存する。例えば, 抗原抗体複合体について, 結晶構造が明らかにされていれば, 変異導入部位を選定する際に有益な情報を与えるだろう。

筆者らは, がん細胞に過剰発現する上皮増殖因子受容体 (EGFR) に対するヒト化抗体について親和性の向上を試みた。以前の研究で, ヒトにおける抗原性を低下させるために, マウス抗EGFR抗体に対してヒト化を施した結果, 約40倍の親和性低下が観測された[10]。ヒト化抗体とEGFRの複合体結晶構造は未だ明らかではないが, 可変領域単独の結晶構造を決定できたため, その情報をライブラリー設計の際に用いた。多くの抗体では, 重鎖3番目のCDR (CDR-H3) が抗原結合領域の中心付近に存在することが知られている。そこで, 可変領域の構造情報を基に,

第4章 親和性の向上

抗原との結合に関与する可能性のあるCDRのアミノ酸残基を選定し，各CDRについて，3～4残基をランダム化した可変領域遺伝子をそれぞれ作製した。NNKコドン（NはA, C, G, Tのいずれか，KはGもしくはT，20種のアミノ酸に対応）を使用し，オーバーラップPCR法を用いてランダム変異を導入した（図1B）。NNKコドンを用いたとき，例えば，4アミノ酸に変異を導入した場合，すべての組み合わせを網羅しようとすると，遺伝子レベルで10^6通り以上の多様性を確保する必要があり，同時に変異を導入できる部位はそれほど多くない。一方で，抗体の各部位におけるアミノ酸には偏りがあるため，すべての部位に20種のアミノ酸を変異導入する必要はないとも考えられる。抗体配列データベースを用いて，頻出するアミノ酸に対応するコドンのみを使用し，配列の多様性を制限した抗体ライブラリーの設計手法も報告されている[11]。

特定の領域に変異を導入するのではなく，エラープローンPCR法を用いて可変領域の広範囲に渡って変異を導入し，親和性の向上を達成した例も報告されている[12,13]。エラープローンPCR法を用いたライブラリー構築では，CDRだけでなくフレームワーク領域にも変異が導入される可能性がある。ヒト化抗体の場合，抗原性の予測は困難であるものの，ヒト抗体由来の配列の割合を減少させないという点において，CDRに着目したライブラリー設計は優れていると考えられる。この他にも，DNAシャフリング法やChainシャフリング法など様々な手法を用いて親和性の向上が図られている[14,15]。

以上のように，変異導入ライブラリーの構築手法について，方法論が確立されているとまではいえないのが現状であり，試行錯誤を必要とする場合も多い。多様性の確保は重要であるが，利用できる配列空間に制限があることを考慮すると，変異導入の段階で如何にして機能的ではない抗体配列を排除し，効率性を高めるかが成否を分けるポイントになるだろう。

2.4 バイオパニング

ファージに提示された抗体ライブラリーから目的の抗体を単離する操作は，砂金を選別するための道具の名称に倣って「バイオパニング」と呼ばれている。パニング操作を行う際には，一般的に標的抗原をニトロセルロース，マグネットビーズ，ポリスチレンチューブなどの表面に固定し，ファージ抗体ライブラリーを添加する。このとき，温度，pH，競合分子の添加など様々な条件を設定し，パニング操作を行うことができる。標的抗原に結合しているファージは，トリプシン消化やpH変化（酸性条件）などによって回収する。筆者らの場合は，標的抗原が膜タンパク質であるため，図2に示したようにEGFRを発現しているチャイニーズハムスター卵巣（CHO）細胞を用いて，パニング操作を行っている。CHO細胞の表面に発現させることによって，担体（この場合は細胞）に固定化された状態の抗原を容易に調製可能であり，遠心操作によって細胞とともに結合ファージを回収することができる。また，筆者らは，抗原を発現していないCHO細胞を用いたサブトラクション法を採用しており，この方法を用いることでCHO細胞に対して非特異的に結合するファージを除去できる。回収したファージを大腸菌に感染，増幅させ，同様の操作を繰り返すことによって目的の抗体を提示するファージが濃縮される。筆者らは，3

次世代医薬開発に向けた抗体工学の最前線

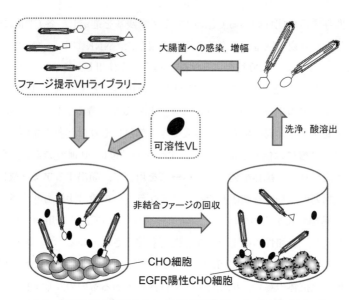

図2　標的抗原を発現させたCHO細胞を用いたバイオパニング
VHを提示させたファージと予め調製した可溶性のVLを混合し，可変領域断片（Fv）を形成させた。まず，EGFRを発現していないCHO細胞と混合することによって，CHO細胞に対して非特異的に結合するファージを除去した。回収した上清をEGFR陽性のCHO細胞に添加し，0.02％のTween20を含むリン酸緩衝液で洗浄した後，酸性条件下で結合ファージを溶出させた。その後，回収したファージを大腸菌に感染，増幅させた。以上のパニング操作を3ラウンド繰り返した。

ラウンドのパニング操作を行っているが，通常2〜3ラウンド，場合によっては，それ以上のパニング操作を行う。抗原に対する結合活性は，ELISA法によって評価されることが一般的である。筆者らは，フローサイトメトリーを使用して抗体の評価を行っている。

2.5　親和性向上の実際

親和性の向上を図る過程において，1段階のライブラリー構築によって十分な親和性を示す変異体を得ることができるとは限らない。図3(1)に示すように，導入された変異を組み合わせることによって，新たな変異体を作製する方法が考えられる。実際に，このような方法を用いて，親和性を高めることができた報告例[16]も存在するが，逆に親和性を低下させてしまう場合[17]もあり，単純に変異を組み合わせただけでは必ずしも十分ではない。筆者らは，ライブラリー構築を2段階に分けることによって，小さなサイズの抗体ライブラリーから親和性を約32倍向上させたヒト化抗体の変異体を取得することに成功している[18]（図3(2)）。1段階目の抗体ライブラリーから得た変異体を基に，抗体ライブラリーを新たに構築し，再度，パニング操作を行った結果，さらに親和性を向上させることができた。多段階でのライブラリー構築は迅速性という面では劣るものの，確実性の高い方法であると考えている。

抗EGFR抗体と抗CD3抗体を組み合わせた二重特異性diabodyは，強力ながん細胞傷害性を

第4章　親和性の向上

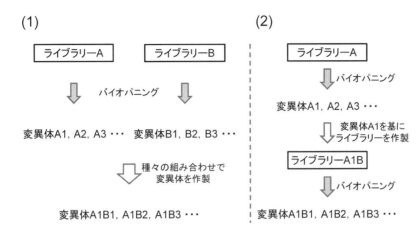

図3　多段階のライブラリー構築による親和性向上の概略
図は，2つの領域（AとB）にランダム変異を導入した場合を表す。

表1　フォーマット変換によるヒト化抗EGFR抗体の抗原親和性の変化[18,22]

	k_{on} $\times 10^4 M^{-1} s^{-1}$	k_{off} $\times 10^{-4} s^{-1}$	K_A $\times 10^8 M^{-1}$
Fv			
野生型	24	60	0.40
変異体A	18	7.0	2.6
変異体B	28	2.5	11
diabody			
野生型	26	55	0.48
変異体A	10	6.9	1.5
変異体B	2.5	6.8	0.37

速度論的解析は，表面プラズモン共鳴法により行った。EGFRの細胞外ドメインをセンサーチップ上に固定化し，各抗体断片を添加した。得られたセンサーグラムから，結合速度定数（k_{on}），解離速度定数（k_{off}），結合定数（K_A）をそれぞれ算出した。表中のdiabodyは，抗EGFR抗体と抗CD3抗体を組み合わせた二重特異性diabodyである。

示すことが知られているため[19,20]，得られた高親和性変異体を基に，二重特異性diabodyを作製した。表1は高親和性変異体を基に作製したdiabodyにおけるEGFRに対する結合親和性を表面プラズモン共鳴法により評価した結果である。Fvとdiabodyの結合親和性が必ずしも対応していないことがわかる。これは抗体フォーマットの変換によるものであり，親和性が維持される場合とそうではない場合があることは興味深い。熱量測定法を用いて，抗原抗体相互作用に関する解析を行っているが，この違いが何に起因するかは未だ明確ではない。このようなフォーマット変換に伴う抗原親和性の変化はしばしば問題となる[21]。

2.6 おわりに

　本稿では，ファージ提示系による親和性の向上について，筆者らの研究を交えながら紹介した。これまで述べてきたように，ファージ提示系は抗体の機能改変において，強力な手法であり，多くの実績がある。その一方で，抗体ライブラリー構築手法の改良やフォーマット変換に伴うトラブルの回避など課題も挙げられる。近年，発展が著しい計算機科学をはじめ様々な観点から抗体研究が進展することによって，ファージ提示系を基盤とする，より効率的な機能改変手法が開発されることを期待したい。

文　献

1) G. P. Smith, *Science*, **228**, 1315 (1985)
2) P. Holliger & P. J. Hudson, *Nat. Biotechnol.*, **23**, 1126 (2005)
3) Y. Mazor et al., *Nat. Biotechnol.*, **25**, 563 (2007)
4) H. Watanabe et al., *Biochem. Biophys. Res. Commun.*, **295**, 31 (2002)
5) H. R. Hoogenboom, *Nat. Biotechnol.*, **23**, 1105 (2005)
6) J. Prassler et al., *J. Mol. Biol.*, **413**, 261 (2011)
7) R. Schier et al., *J. Mol. Biol.*, **263**, 551 (1996)
8) A. Pini et al., *J. Biol. Chem.*, **273**, 21769 (1998)
9) Y. Chen et al., *J. Mol. Biol.*, **293**, 865 (1999)
10) K. Makabe et al., *J. Biol. Chem.*, **283**, 1156 (2008)
11) C. V. Lee et al., *J. Mol. Biol.*, **340**, 1073 (2004)
12) C. Zahnd et al., *J. Biol. Chem.*, **279**, 18870 (2004)
13) B. R. Harvey et al., *Proc. Natl. Acad. Sci. USA*, **101**, 9193 (2004)
14) E. T. Boder et al., *Proc. Natl. Acad. Sci. USA*, **97**, 10701 (2000)
15) D. Lu et al., *J. Biol. Chem.*, **278**, 43496 (2003)
16) D. E. Yelton et al., *J. Immunol.*, **155**, 1994 (1995)
17) B. H. Muller et al., *J. Mol. Biol.*, **414**, 545 (2011)
18) T. Nakanishi et al., *Protein Eng. Des. Sel.*, in press
19) H. Hayashi et al., *Cancer Immunol. Immunother.*, **53**, 497 (2004)
20) R. Asano et al., *Clin. Cancer Res.*, **12**, 4036 (2006)
21) K. P. Baker et al., *Arthritis Rheum.*, **48**, 3253 (2003)
22) R. Asano et al., *J. Biol. Chem.*, **285**, 20844 (2010)

3 ファージ抗体ライブラリーを用いた抗体医薬開発

黒澤良和[*]

3.1 ファージ抗体ライブラリーを使用するに際して

　1975年にケラーとミルシュタインによって開発された細胞融合を利用するモノクローナル抗体作製技術は瞬く間に世界中に広まり，その後の医学生物学の発展に著しい貢献をし，今までに単離・使用されている抗体の総数は莫大な数に上る。1980年代末から90年代初頭にかけて，三段階，大腸菌発現系を用いた抗体作製技術の開発（pelB等分泌シグナルの利用），PCR法による抗体V遺伝子ライブラリー作製，ファージディスプレー技術を用いた抗体ライブラリー作製，を経て新しいモノクローナル抗体単離技術が開発されてからすでに20年以上経過した。しかしこの技術は，利用があまり進んでおらず，「ファージ抗体ライブラリーからは役に立つ抗体が単離できない」という評判の方が目立つ。この技術開発過程をつぶさに観察し，比較的初期に自分たちの研究室の主要技術として取り入れた立場の者として，まずこの過程を総括する。

　モノクローナル抗体を癌治療薬として開発するアイデアは"ミサイル療法"として初期から提案されており，マウス抗体をキメラ抗体，さらにはヒト化抗体に改変する技術開発へと進んだ。その研究の流れの中で，ヒト抗体遺伝子を組み込んだトランスジェニックマウス作製と時を同じくしてファージ抗体ライブラリー作製技術が開発された。その結果，この技術により"いかに治療に役立つヒト抗体を単離するか"に焦点があたり，高額の特許料を支払わないと本技術が使えないことも重なり，「ファージ抗体ライブラリーを用いると，細胞融合では入手できないような抗体を単離できるかもしれない」とか，「ヒト体内に存在する抗体のレパートリー解析が可能になるかもしれない」といった新しい発想が生まれにくい状況が続いた。今後この技術を利用する研究者が増加すると予想されるが，意味のある結果に到達するには相当の覚悟と時間が必要である。ファージ抗体ライブラリーを使ってモノクローナル抗体を単離する研究計画を立てた場合，①いかに抗体ライブラリーを入手するか，②どのような抗原に対するいかなる性能の抗体を得て，いかなる目的に使用するのか，を考えることから始まる。

3.2 ファージ抗体ライブラリーの遺伝子ソース

　ファージ抗体ライブラリーは，抗体遺伝子をコードしたphagemidを大腸菌に感染させて作製するので，ライブラリーを構成する独立したクローン総数は10の11乗（1000億）が現実的な限界である。それ以上の数にしてもライブラリーを完全なまま維持できない。そこで問題は，様々な抗原に特異的かつ強い結合力で結合する抗体集団を作り出すために，何を抗体遺伝子のソースとするかである。ここでは長年の経験から得た結論を記す。①マウスやラットの抗体はファージ抗体ライブラリー技術を用いる対象には向かない。マウスやラットは細胞融合によるモノクローナル抗体単離で多用されており，その技術は十分に確立している。個体あたりの抗体産

---

[*] Yoshikazu Kurosawa　藤田保健衛生大学　総合医科学研究所　学長，教授

生細胞総数（10の8乗から9乗）から判断して，ファージ抗体技術を用いるメリットがない。②抗体 V 領域の多様性を増加させるために特定のアミノ酸部位のコドンとして NNS（N は A, T, G, C；S は G, T）等の縮重した配列を用いて PCR により多種類のアミノ酸配列を生み出す方法を採用することは，多くの場合無駄である。出来上がった遺伝子セットがコードする抗体群の中で，抗原結合性を示す抗体が含まれる率が大幅に減少する結果をもたらす。

　このシステムを長く扱っていると，総数 10 の 11 乗という値がヒト抗体レパートリーを反映させるのに実に適当な数であることに気づく。ribosome-display 法などでとんでもない数の多様性（10 の 18 乗等）を作り出せることが記されているが，ファージの場合は 1 ミリリットルの水溶液中で 10 の 13 乗から 14 乗の粒子を反応させるので，1 個 1 個の異なるファージはそれぞれ 100 から 1000 個存在することになる。それぞれの異なる抗体クローンが抗原との間で抗原/抗体複合体を形成するにはある程度の数が必要である。ヒトの B リンパ球を遺伝子ソースとするとなると，扁桃，臍帯血，末梢血，骨髄細胞（まれに脾臓や胎児肝臓の使用報告もある）が候補となり得るが，使用に際してさまざまな倫理的制約がかかっている。筆者らの場合は，倫理委員会の承認のもとに数十名分の四臓器由来の B 細胞（総数 10 の 9 乗を超える）を材料にして AIMS ライブラリーと名付けた巨大な抗体ライブラリー（クローン総数 10 の 11 乗）を作製した。さらに最近では特定の個人からアフェレーシス（成分採血法）により約 10 の 9 乗の B リンパ細胞（3 リットル末梢血相当分）を採取して抗体ライブラリーを作製する戦略も多用している。いずれにしても，何を抗体遺伝子のソースとして用いるかが得られる抗体の性質を決定づけるが，厄介なことに，作製した抗体ライブラリーの性能を検定する方法が存在しない。いかにダメなライブラリーからでも一応抗原に結合する抗体は単離される。

3.3　抗体ライブラリーの作製

　ファージ抗体ライブラリーを批判する代表的意見は，抗体は，重（H）鎖と軽（L）鎖が対になって存在しているのに，ライブラリー作製に際しては，独立に作製した H 鎖と L 鎖のライブラリーをランダムに（combinatorially）組み合わせるので，生体中での組み合わせを反映した抗体の率が低いことを挙げる。この率の低さ自身は正しい指摘だが，あまり意味がない。骨髄幹細胞から分化して抗体産生細胞が作られてゆく H 鎖遺伝子座での D-JH，VH-D-JH 結合反応，L 鎖での VL-JL 結合反応自体がランダムであり，そのプロセスで末端添加酵素によるランダム配列が作られる VDJ 遺伝子がコードする H 鎖タンパク質（μ 鎖）が抗原結合力を持つかのみを検定し B 細胞の選抜に用いている（surrogate L 鎖がその選別に利用される）。様々な配列をした VH 鎖と VL 鎖はどのように組み合わせても大抵対を作れる。ライブラリー作製で最も重要なポイントは，遺伝子ソースとして用いる B リンパ球集団の H 鎖の多様性を確実に再構築することである。具体的には 10 の 9 乗の B 細胞集団を使用するならば H 鎖ライブラリーの大きさは 10 の 9 乗にする。そのうえで 10 の 6 乗程度の大きさで作った L 鎖ライブラリーと組み合わせて総数 10 の 11 乗の combinatorial library を作製する。このように作成したライブラリー中では，すべての

第4章　親和性の向上

H鎖がそれぞれ100種類程度のL鎖遺伝子と組み合わさっていることになる。ライブラリーとしてはこれで充分である。作製したライブラリーは一度大量に増やして，DNAとして調製し保存する。この形で永久に保存できる。phagemidを持つ大腸菌集団では，保存中に実際の多様性が大幅に減少しても確認すらできない。自分で作製するのではなくライブラリー（とりわけ性能の高い）を他から入手することは容易ではない。市販されているライブラリーは極めて劣悪な性能をしている。抗体ライブラリーは，その性質上，異なるライブラリーから全く同じ配列をした抗体が単離される確率はほぼゼロだが，一方で全く同じライブラリーを全く同じ抗原を用いてスクリーニングすると完全に同じクローンが高い確率で単離可能である。そこで癌治療薬のように極めて価値の高い抗体が単離できる可能性のある質の良いヒト抗体ライブラリーが何の制約なしに世の中に出回る可能性は，将来的にも低いと予想される。

3.4　抗体ライブラリーのスクリーニング

　ファージ抗体はファージ粒子上に抗体を発現し，その抗体をコードする遺伝子をファージゲノム上にコードしているので，原理的には，目的とする抗原とファージ粒子を結合させて抗原画分を回収できれば抗体遺伝子が単離できる。そこでパニング法を用いて，抗原に結合する抗体を単離する。ところがこのようにして得られた抗体は多くの場合特定のクローンが偏って得られ（種類が少ない），更にその結合力も悪い。これはファージ抗体ライブラリーを使い始めた研究者がまず経験することである。ファージ抗体ライブラリーは次のように批判されている。①ヒトのB細胞を抗体遺伝子のソースとするとヒト由来のタンパク質に結合できる抗体はいない。②ファージ抗体ライブラリーは，抗原に対してナイーブな集団だから結合力の強い抗体は単離できない。これらの批判は，多くの研究者がマウスを免疫して細胞融合で作製したモノクローナル抗体の使用経験もあり，ファージ抗体の特徴を全く理解していないままに得られた抗体を比較することから生まれている。一方で，ファージ抗体ライブラリー研究者がまだ様々な問題点を克服していないことも事実である。生きた細胞とファージ抗体ライブラリーを混合して放置すれば，細胞膜上で抗原抗体複合体が形成されるはずである。そこで細胞を遠心分離すれば，細胞膜上のタンパク質に対する抗体が一網打尽で単離できると期待された。この夢のような話を多くの研究者が一度は試みるが，結果は上記のパニングと似た結果を迎える。筆者らの場合，悪戦苦闘の末，ICOS（Isolation of antigen/antibody complexes through organic solvent）法と名付けた方法を開発した[1]。この方法は膜上タンパク質に対する抗体を網羅的に単離するのに優れた方法だが，大規模に行わなくては価値のある結果が得られないので，論文発表後，我々以外にこの方法を利用したという話は聞かない。

　特定の抗原を有しておりそれに対するモノクローナル抗体を得たいときに，「従来法の細胞融合法とファージ抗体ライブラリー法とどちらが優れていますか」と現時点で問われれば，その使用目的が抗原の検出試薬としてであれば（ヒト抗体である利点は全くない），マウスを免疫して細胞融合する従来法を勧めざるを得ない。抗体ライブラリーをスクリーニングする際に，パニン

グできるように何らかの形で抗原を固定するプロセスが必要であり，そこで抗原分子が何らかの影響を受けて，一部ナチュラルな立体構造が崩れる，更にファージ抗体が抗原と複合体を作る際に，何らかの非特異的相互作用が働く等のこの方法に潜在的な問題（推定ではあるが）があり，それを解明/克服できていない。そこで上記した「特定のクローンが偏って得られ（種類が少ない），更にその結合力も悪い」等の問題が起こる。この問題について，筆者らは，「ファージ抗体ライブラリーの中に対象抗原に対する優れた性能の抗体が含まれていないことが原因で目的とする抗原に対する優れた抗体が得られない」とは考えていないが，まだ誰も一般性の高い解決策を提示できていない。それでもファージ抗体ライブラリーには十分に高い利用価値がある。

3.5 ファージ抗体ライブラリーの応用例1
— 癌特異抗原の網羅的同定とその抗原に対する抗体の単離 —

筆者らは，AIMSライブラリー作製を終了した平成10（1998）年に，「ポストゲノム時代のタンパク質の網羅的解析」プロジェクトで，抗体ライブラリーを用いて多数のタンパク質に対するモノクローナル抗体を網羅的に単離する方針を提案し採択された。5年間の研究成果は惨憺たるものであった。ゲノムプロジェクトから判明するタンパク質に関する情報はアミノ酸配列のみである。それぞれのタンパク質に特異的に結合する抗体を得るには最初抗原を網羅的に調製する必要があるが，調製したポリペプチド鎖（多くは50-100アミノ酸残基ほどのポリペプチド断片として調製）が形作る立体構造がナチュラルなタンパク質の立体構造とどの程度類似しているか全く予想できない。そこで，抗原として調製したポリペプチド鎖に結合する抗体を網羅的に単離することは可能であったが，それをナチュラルに近い状態にある対象（たとえば免疫組織染色）に検出試薬として用いた場合に得られた結果が真実を反映しているのか，siRNA技術等を用いて，いちいち確認する必要が生じた。その結果はさらに悪いことに，標的タンパク質とは関係ない物質に結合している結果がほとんどであることが判明した。「ファージ抗体は，用いた抗原物質との間で立体構造的に相補性があり複合体ができるかどうかだけが，スクリーニングで単離できるか決定される因子であること」が実感された。そこで，ファージ抗体ライブラリーから役に立つ抗体を単離したければ，「抗体を使用するときに対象抗原がどのような状況にあるかを考え，その状態にある抗原そのものをスクリーニングに用いるべきである」と初めて認識することとなった。1997年にRituximab（リツキサン）が，1998年にTrastuzumab（ハーセプチン）が癌治療薬として認可されていた。その結果，癌治療薬として抗体が使われ始めていたが，その標的抗原は生きた癌細胞膜上にナチュラルな状態で存在している。「生きた癌細胞を抗原としてスクリーニングすれば，癌治療薬になるかもしれない様々な癌特異抗原に対するヒトモノクローナル抗体を網羅的に単離できる」と初めて明確に意識した。

これを可能にするには，細胞膜上にあるタンパク質に特異的に結合する抗体を網羅的に単離する技術開発が必要である。ファージ抗体ライブラリーから調製した多数のファージ粒子と癌細胞を水溶液中で混ぜて放置すれば何が起こるであろう。膜上で抗原/抗体複合体ができるであろう。

第 4 章　親和性の向上

その複合体は平衡反応の原理に基づいて起こるに違いない。それを遠心して細胞を回収すると何かが起こって，複合体が壊れてしまっている。ではその複合体をいかにすれば安定させられるか。抗原/抗体反応を作り出している力は，まずは両分子間の立体構造的な相補性である，その接触面近傍で水素結合，ファンデルワールス力，クーロン力，疎水結合が形られ，非共有結合性の結合力が生まれる。これが教科書的知識である。すでにパニングの際の問題点として挙げたが，遠心により細胞を集める操作の中で，細胞膜に大きな力がかかり膜上のタンパク質分子が何らかの影響を受けて，一部でナチュラルな立体構造が崩れる，更に何らかの非特異的相互作用が働く等が起こり，平衡反応を正しく反映した抗体が回収できていない，それが原因であろう。ではどうすればよいか。上記した四つの結合力の中で，水素結合が抗原抗体複合体の接触面で少なくとも数か所で見られることはよく知られている。では細胞/ファージ複合体を水溶液の環境（極性が高い）から有機溶媒の環境（極性が低い）へ即座に移行させれば，抗原抗体複合体は安定化する（水素結合 1 個で 100 倍）。これが ICOS 法開発に至った思考過程である。この思考過程が正しかったのかどうかは証明されていない。しかし，筆者らは，ICOS 法を応用して 32 種類の癌特異抗原の同定と，それぞれの抗原に特異的に結合する数百種類のヒトモノクローナル抗体単離に成功した[2,3]。

筆者らの採用した研究戦略では，癌細胞膜上に存在するタンパク質に対する抗体の網羅的単離を最初に大規模に実施したが，もし特定の抗原に対する抗体のみを得たい場合にはどこかの段階に標的膜抗原の細胞外部分を別途調製し，それを用いたパニングを組み入れることを勧める。この場合は，膜上でナチュラルな立体構造をしたタンパク質に結合する性質が，すでにスクリーニングプロセスに含まれていることになる。

3.6　ファージ抗体ライブラリーの応用例 2
― ヒト体内のインフルエンザウイルスに対する中和抗体レパートリー解析 ―

筆者らは，現在でも馬抗血清が治療に使われている対象（ジフテリア毒素，ハブ毒等）に対して，ヒトモノクローナル抗体を単離しそれで置き換える厚生労働省の課題を担ってプロジェクトを進めた。AIMS ライブラリーには，ジフテリア毒素に対して優れた中和力を示す抗体は含まれたが，ハブ毒素に対しては，結合力は優れていても中和力を示す抗体は含まれなかった。ところが，長年にわたって馬抗血清取得のために抗原として用いるハブ毒を調製し（そのために常に数百匹のハブの面倒を見ている），生涯で 5 回ハブにかまれた経験を持つ方がライブラリー作製に用いる抗体遺伝子の材料として自分の血液を使用するように申し出た。その人の血清中に強力なハブ毒中和活性が含まれることはわかっていた。この場合，その抗体を分泌している抗体産生細胞がどこにいるのかが問題であった。筆者にとってアフェレーシスという方法で大量の B リンパ球を採取できることを初めて知った。3 リットル分の末梢血には，約 10 の 9 乗程度の B リンパ球が存在し，それをすべて集めると，その数はヒト体内の全 B リンパ球の 0.1 ％から 1 ％程度に相当すると推定された。彼のそれだけの細胞を使って作製した抗体ライブラリーからは強力な

ハブ毒中和活性を示す抗体が単離された。

　この成功体験から同じ研究戦略はもっと様々な広い分野で使えるに違いないと考えるに至った。細胞融合を使ったモノクローン作製は，マウスを免疫する系での大成功と比較してヒトではなかなか一般性の高い技術となっていない。その原因として融合の相手となるミエローマ細胞の性質等いろいろ原因が指摘されているが，実は，マウス個体のリンパ球総数（10の8乗オーダー）に比較して，ヒトBリンパ球の総数がその約1000倍あることの重要性が忘れられている。細胞融合では，たとえ株樹立に成功しても，ヒト体内にあるBリンパ細胞のごく一部を見ているに過ぎない。H鎖V領域の多様性を作り出すことに最も大きな貢献をしているCDR3領域に関して，そこをコードするD遺伝子がマウスでは12個（配列の多様性獲得という意味では，大きく2種類しかなく，一方（11個ある）は，中心部分で"チロシン-チロシン-グリシン"をコードするものばかり）なのに対し，ヒトでは25個ある（大きく7種類に分かれ，その25個も配列が相互にかなり異なる）ことの意味が，ほとんど忘れられている。マウス個体の持つ免疫系の容量では，ヒトのように大きなサイズの抗体レパートリーを持っても使いきれない。ヒトではその容量一杯を使いきって，作り得る多様性を存分に利用している。ファージ抗体ライブラリー技術を人間の抗体レパートリー解析に用いて，初めてヒト体内で何が起こっているかが判明する。このことは，筆者らが最近次々と論文を発表しているインフルエンザウイルスに対するヒト抗体レパートリー解析で明らかになりつつあることを参考にしていただければ幸いである[4〜6]。

3.7　今後のファージ抗体ライブラリーの利用分野 ― この技術を利用しようとする皆様へ ―

　科学の発展の歴史を見れば，新技術が開発されたことの持つ意義は明らかである。ファージディスプレー技術を用いて作製される抗体ライブラリー，とりわけヒト抗体ライブラリーを使用して今後何ができるかについて，例えば，細胞膜上にある様々なタンパク質複合体の解析などは，最も有効に使える代表だと感じている。膜上にある複合体を複合体のまま認識できる抗体が，従来法で簡単に単離できるとは思えない。

　筆者が担当したこの節では，方法の詳細よりは，この十数年間に経験したこと，また考えてきたことを中心に記述することにした。それは，新技術が開発されて今までできなかったことに使おうとすれば，それなりの努力と，いったい何が起こっているかを必死に考えることの必要性を理解していただきたいと思ったからである。そして有効な利用法を最初に気づき応用に成功したものにはそれなりの御恵があることを含めて，筆者からのメッセージとしたい。

文　　献

1)　Y. Akahori *et al.*, *BBRC*, **378**, 832 (2009)

2) G. Kurosawa *et al.*, *PNAS*, **105**, 7287 (2008)
3) G. Kurosawa *et al.*, *Cancer Science*, **102**, 175 (2011)
4) J. Okada *et al.*, *Virology*, **397**, 322 (2010)
5) J. Okada *et al.*, *J. Gen. Virol.*, **92**, 326 (2011)
6) N. Ohshima *et al.*, *J. Virol.*, **85**, 11048 (2011)

4 酵母による抗体フラグメントおよび抗体様結合性タンパク質の改変技術

石井　純[*1]，荻野千秋[*2]，近藤昭彦[*3]

4.1　はじめに

　タンパク質-タンパク質相互作用はほとんどすべての生物学的機能に関与していることから，その解析・同定方法について様々な手法が開発されてきた。これらの手法は主にタンパク質間相互作用を示すペアの同定に重点が置かれていたことから，生理的条件下でのタンパク質間相互作用解析が可能な生細胞を用いたシステムが数多く開発された[1]。その中でもとりわけ，酵母細胞を宿主としたツーハイブリッド（Two-hybrid）システムが有名であろう。このシステムでは元々，転写因子をDNA結合ドメインと転写活性化ドメインに分割することで酵母の核内においてタンパク質間相互作用を検出する方法が採用された[2]。この基盤をベースに現在では様々な改変システムが開発されている[3～6]。

　酵母は単細胞でありながら真核生物に分類されるため，原核生物には存在しない高度な分泌機構や糖鎖付加などの翻訳後修飾のメカニズムを有している。また，培養細胞に比べて圧倒的に生育速度が早く，遺伝子組換えのためのツールも豊富であることから，古くから真核生物のモデルとして利用されてきた。こうした理由から，ヒトを含む真核細胞のタンパク質を標的として，相互作用解析を行うための宿主として広く選択され，未知の相互作用タンパク質を同定したり網羅的な相互作用ネットワークを解明するためのツールとして利用がなされてきた[1]。

　タンパク質間相互作用解析が生命現象の解明を目的として発展してきた一方で，抗体は医療や医薬分野の発展に欠かすことのできない重要なタンパク質として今なお世界中で研究されている。抗体はきわめて特異的な分子認識能力と高い親和性を示すことから最も有効かつ実績ある医薬品候補であるが，一般的に分子量が大きく，生産コストが高いことが問題とされる。そのため，比較的分子量の小さなタンパク質を骨格とした変異導入により，抗体様の特異的な抗原認識能力を示す結合性タンパク質を作出する技術も近年注目を集めている。抗体を含むこれらの結合性タンパク質は，ペプチドやタンパク質を結合対象としていることが多く，酵母ツーハイブリッドシステムを含めたタンパク質間相互作用解析法を利用して，結合性タンパク質の親和性や特異性を改変することが可能である。本稿では，ツーハイブリッド法を含む，酵母を宿主とした抗体様タンパク質の改変技術を紹介する。

4.2　酵母細胞表層提示系による親和性の改変

　酵母細胞表層提示技術とは，酵母の細胞表面に目的のタンパク質を発現・固定し，集積するための技術である[7～9]。アンカーと呼ばれる酵母の細胞表面に結合するタンパク質を利用して目的

[*1]　Jun Ishii　神戸大学　自然科学系先端融合研究環　重点研究部　特命准教授
[*2]　Chiaki Ogino　神戸大学　大学院工学研究科　応用化学専攻　准教授
[*3]　Akihiko Kondo　神戸大学　大学院工学研究科　応用化学専攻　教授

第4章　親和性の向上

タンパク質を細胞表層に提示する技術であり，アンカータンパク質と目的タンパク質が融合タンパク質として発現するよう遺伝子レベルでの設計を行う．具体的には，終止コドンが削除される形でアンカータンパク質をコードする遺伝子のアミノ（N）末端もしくはカルボキシ（C）末端側に目的の遺伝子を挿入し，さらに，N 末端側に分泌シグナル配列を挿入しておくことで達成される（図1A）．この遺伝子が転写・翻訳されることで目的タンパク質とアンカータンパク質が融合タンパク質として発現し，分泌経路を経由して細胞表面に達することでアンカーとともに目的タンパク質が細胞表層に提示される（図1B）．

細胞表層提示技術によりタンパク質を表面に提示した酵母細胞は，酵素を固定化した担体としてバイオマス分解[10]やバイオコンバージョンに利用できるだけでなく，ワクチンやバイオセンサー[11]などにも応用できる（図2）[7]．また，ファージディスプレイ系と同様，抗体などの結合性タンパク質を提示することで，アフィニティマチュレーションへの利用が可能であり，ポリペプチドや一本鎖抗体（scFv）を酵母細胞表面に提示して変異導入によりライブラリ化することで，特異性や親和性を改変した例が多数報告されている[12〜14]．ライブラリのサイズでは一般的にファージディスプレイ系には劣るものの，真核生物特有の修飾機構や複雑な高次構造を有するタンパク質の発現に有利であると期待されるため，先に述べた抗体様の低分子タンパク質の改変にも適している．

抗体様分子の例として，*Staphylococcus aureus* の Protein A の一部に由来する Z ドメイン[15,16]を骨格タンパク質とした Affibody[17,18]が有名である．元々，免疫グロブリン G（IgG）の Fc 領域に結合する性質を有する Z ドメインは，その外側のアミノ酸配列に変異を加えることで，Fc 以外のタンパク質に結合する改変体（Affibody）の作出が可能なことで知られている．Affibody

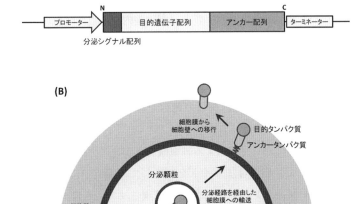

図1　酵母細胞表層提示技術

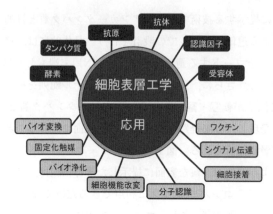

図2　酵母細胞表層工学とその応用例

とは，Affinity（親和性）を持ったAntibody（抗体）という意味の造語で，ウシ血清アルブミン（BSA）や上皮増殖因子（EGF）受容体，インターロイキン（IL）受容体，HER2受容体など様々なタンパク質に対して結合性を有する改変体が開発されている．特に，HER2受容体に対するAffibodyは，乳がんや胃がんなどのPETイメージング剤として臨床開発が進められており，注目が集まっている．このAffibodyの骨格タンパク質であるZドメインは，酵母の細胞表層に提示することが可能であり，フローサイトメーターによる高効率スクリーニング法もすでに確立されているため，新たなAffibody分子の取得が期待されている．

4.3　酵母シグナル伝達系を利用した親和性の改変
4.3.1　酵母シグナル伝達を利用したタンパク質間相互作用検出系

　酵母ツーハイブリッドシステムには様々な改変法が開発されているが，そのひとつとして酵母のGタンパク質シグナル伝達を利用した手法が存在する[19~21]．この手法は，膜タンパク質もしくは人工的に細胞膜に局在化させたタンパク質と，細胞室内で発現させたタンパク質との相互作用を検出することが可能であり，標的タンパク質Aに対して結合力を有する候補タンパク質Xを探索することができる（図3）．その原理は以下の通りである．
　α，βおよびγサブユニットからなる三量体Gタンパク質は，細胞膜を貫通する形で存在するGタンパク質共役型受容体（GPCR）からの刺激を細胞内へと伝達する役割を担っている（図3A）．この三量体Gタンパク質はαおよびγサブユニットの脂質付加修飾を介して細胞膜内腔に局在しているが，これらの脂質付加による細胞膜局在がシグナル伝達に必須であることが分かっている（図3B）．ここで，脂質付加サイトを削除して細胞質中に遊離させたGタンパク質γサブユニット（Gγ）を候補タンパク質Xと融合発現させて，逆に標的タンパク質Aを細胞膜内腔に局在させることで，タンパク質Xとタンパク質Aが相互作用するときのみGγが細胞膜に局在することになる（図3C）．Gγが細胞膜に局在した場合のみ酵母はシグナルを伝達することができるため，Aに対して親和性を有する候補タンパク質Xを探索することができる[19]．

第 4 章　親和性の向上

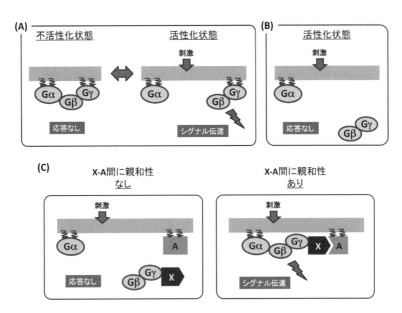

図3　酵母 G タンパク質のシグナル伝達を利用したタンパク質間相互作用検出法

　G タンパク質のシグナル伝達カスケードは細胞膜上で形成されているため，Gγ が膜上に存在しない場合には酵母は完全にシグナルを伝達することができない。つまり，X-A 間に親和性がない場合は全くシグナル伝達が起こらないことから，バックグラウンドのきわめて低い検出系であり，スクリーニングに最適なシステムとなっている。また，シグナルが下流に伝達された場合，その生理的応答として接合に必要な転写発現がドラスティックに誘導されることから，蛍光タンパク質などのレポーター遺伝子を利用した転写アッセイが容易である。さらに，接合を利用した生育選抜も可能であり，寒天プレート上で生育してきたコロニーを取得するだけで，候補タンパク質 X を同定することもできる。そのため，X として改変タンパク質候補のライブラリを発現することで，たとえば特異性の異なる Affibody などの結合性タンパク質を作出することが可能である。

4.3.2　競合タンパク質発現による親和性の強化

　上述の G タンパク質シグナルを利用したシステムでは，A に対して親和性を有するタンパク質であればすべてシグナルを伝達してしまうため，親和性を制御することはできない。そのため，上述のシステムをもとに，改変前のタンパク質よりも親和性が向上した変異体タンパク質のみを選択的にスクリーニングできる方法も開発されている[20]。

　たとえば，標的タンパク質 A に対して結合力を持つタンパク質 Y の親和性を向上させたい場合，前述同様，候補タンパク質 X は Gγ と融合した状態で細胞質中に発現させ，標的タンパク質 A を細胞膜内腔に局在させる。さらに，第三のタンパク質（競合タンパク質）として Y を細胞質中に発現させることで，X と Y は A に対して競合的に結合することになるため，候補ライ

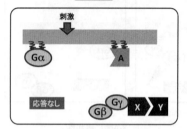 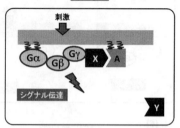

図4 親和性の向上した変異体を選択的にスクリーニングできる競合発現法

ブラリの中からYよりもはるかに親和性の向上した改変タンパク質Xを発現した酵母細胞のみがシグナルを伝達する。そのため，親和性の向上したタンパク質のみを選択的にスクリーニングすることが可能となる[20]（図4）。

タンパク質間の競合的な結合を生細胞内において利用したこの手法は非常にユニークであり，さらに通常のアフィニティマチュレーションと比較した場合でもその選択効率は高く，非常に魅力的なスクリーニング法である。現時点ではまだ原理の証明がなされた段階であるが，今後抗体フラグメントや抗体様結合性タンパク質へと応用されることで，抗体改変における革新的技術になると期待される。

4.4 おわりに

本稿では，酵母の細胞表層提示系とシグナル伝達系に焦点をあてて抗体関連タンパク質の改変技術を紹介した。酵母は大腸菌などに比べると形質転換効率は劣るため，変異体ライブラリのサイズを稼ぐには相応の工夫が必要である。しかしながら，タンパク質-タンパク質相互作用解析では今なお第一線で活躍しており，ツーハイブリッド系で蓄積してきたノウハウや技術など利用できる情報は多い。また，真核生物である酵母を用いるメリットは，タンパク質間相互作用解析におけるツーハイブリッド系の隆盛においても明らかである。抗体の改変技術において，酵母はまだメジャーとは言えないが，今後の展開により脚光を浴びる可能性のきわめて高い宿主であろう。

文　献

1) J. Ishii *et al., FEBS J.*, **277**, 1982-1995 (2010)
2) S. Fields and O. Song, *Nature*, **340**, 245-246 (1989)

第 4 章　親和性の向上

3) N. Johnsson and A. Varshavsky, *Proc. Natl. Acad. Sci. USA*, **91**, 10340-10344 (1994)
4) M. Vidal *et al.*, *Proc. Natl. Acad. Sci. USA*, **93**, 10315-10320 (1996)
5) I. Stagljar *et al.*, *Proc. Natl. Acad. Sci. USA*, **95**, 5187-5192 (1998)
6) K. N. Ehrhard *et al.*, *Nat Biotechnol.*, **18**, 1075-1079 (2000)
7) A. Kondo and M. Ueda, *Appl. Microbiol. Biotechnol.*, **64**, 28-40 (2004)
8) S. A. Gai and K. D. Wittrup, *Curr. Opin. Struct. Biol.*, **17**, 467-473 (2007)
9) S. Shibasaki *et al.*, *Anal. Sci.*, **25**, 41-49 (2009)
10) Y. Fujita *et al.*, *Appl. Environ. Microbiol.*, **70**, 1207-1212 (2004)
11) J. Ishii *et al.*, *PLoS One*, **7**, e37136 (2012)
12) E. T. Boder and K. D. Wittrup, *Nat. Biotechnol.*, **15**, 553-557 (1997)
13) E. V. Shusta *et al.*, *Nat. Biotechnol.*, **18**, 754-759 (2000)
14) E. T. Boder *et al.*, *Proc. Natl. Acad. Sci. USA*, **97**, 10701-10705 (2000)
15) G. Kronvall and R. C. Jr. Williams, *J. Immunol.*, **103**, 828-833 (1969)
16) B. Nilsson *et al.*, *Protein Eng.*, **1**, 107-113 (1987)
17) F. Y. Nilsson and V. Tolmachev, *Curr. Opin. Drug. Discov. Devel.*, **10**, 167-175 (2007)
18) J. Löfblom *et al.*, *FEBS Lett.*, **584**, 2670-2680 (2010)
19) N. Fukuda *et al.*, *FEBS J.*, **276**, 2636-2644 (2009)
20) N. Fukuda *et al.*, *FEBS J.*, **277**, 1704-1712 (2010)
21) N. Fukuda *et al.*, *FEBS J.*, **278**, 3086-3094 (2011)

5 無細胞提示系による低分子抗体の試験管内進化

土居信英*

5.1 はじめに

　標的分子に対して高い特異性と親和性をもつ抗体医薬は，従来の低分子医薬と比べて副作用の恐れが少なく，治療効果が高い究極の分子標的薬として注目されているが，投与量が多く生産コストも高いという問題点があるため，FabやscFv（一本鎖抗体）などの組み換え抗体への小型化によって生産量を増やしたり，抗体の親和性・安定性の向上により薬効を高めて投薬量を減らすための技術が求められている。

　ファージ提示系（第4章2節参照）や酵母表層提示法（第4章4節参照）に代表される抗体提示技術（antibody display technology）は，この20年間に多くの低分子抗体の作製や改良に応用されてきた優れた技術であるが[1]，大腸菌や酵母などの生細胞を利用するため，細胞の生育に影響する抗体が得られない可能性や，細胞数によるライブラリーサイズの制限があった。そこで，大腸菌S30画分，小麦胚芽，ウサギ網状赤血球などから抽出された無細胞タンパク質合成系を利用した無細胞提示系が相次いで開発されてきた[2]。無細胞提示系では，無細胞合成された低分子抗体とそれをコードするmRNAやDNAとを連結した莫大なサイズの分子ライブラリーを，細胞を経由することなく試験管内で構築し，低分子抗体の試験管内進化を行うことができる。これらの無細胞提示系には様々な変法が開発されており，ペプチドアプタマーの探索やプロテオミクスにおけるタンパク質相互作用の解析など様々な用途に応用されているが[3]，本稿では，特に抗体のセレクションに適用された例が報告されているものを中心に紹介する。

5.2 リボソーム提示系（ribosome display）

　リボソーム提示系（図1）の元となるアイデアは，歴史的にはLarry Goldらが1990年にRNAの試験管内進化（SELEX）を初めて報告した論文の終わりに言及したのが最初と言われている[4]。核酸の化学合成，塩基配列解読法およびPCR法の発明によって，ランダムな配列をもつRNAライブラリーの中から樹脂に固定した標的分子に結合するRNA分子をアフィニティーセレクションした後，結合した分子を逆転写PCRで増幅し，その塩基配列を解読するSELEXが可能となった。このとき，ランダムRNAライブラリーを無細胞タンパク質合成系で翻訳し，翻訳反応をちょうど良いタイミングで停止して翻訳途中のランダムペプチドがリボソームを介してそのmRNAと連結したライブラリー（図1③）ができれば，ペプチドのアフィニティーセレクション後，そのmRNAを増幅・解読できるのでは，というのがリボソーム提示系の原型であるポリソーム提示系のアイデアであり，これは1994年に実現した[5]。ちなみに，SELEX法の基本特許が2011年に失効したこともあって，ポスト抗体医薬として核酸医薬がにわかに注目を集めているが，塩基配列の相補性を利用するRNAiはともかく，抗体のように様々なタンパク質や受容体

---

　* Nobuhide Doi　慶應義塾大学　理工学部　生命情報学科　准教授

第4章　親和性の向上

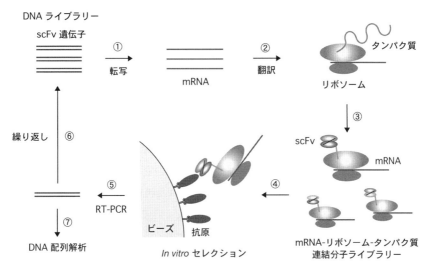

図1　リボソーム提示系によるscFvセレクションの原理図

等の標的分子を認識できる核酸アプタマーを作製するのは容易ではないだろう。RNAが容易にタンパク質の機能を代替できるのであれば，生命はRNAワールドからわざわざタンパク質を発明してRNPワールドに移行する必要もなかったはずである。

　ペプチドではなくscFvのようなタンパク質の全長をリボソームに提示することに初めて成功し（図1），"Ribosome display" と命名したのはスイスのPlückthunらのグループであり，1997年3月のことである[6]。彼らは，終止コドンを除いたmRNAを用いて，全長合成されたscFvがリボソームから解離するのを防ぐ様々な工夫を凝らしてscFvの試験管内進化を実演してみせたが，投入したmRNAに対するmRNA-リボソーム-タンパク質複合体の形成効率は0.015％と低く，進化サイクル1ラウンド当たりの濃縮効率は数十倍程度であった[6]。しかし，その後，この効率は大幅に改良され，インスリン[7]，フルオレセイン[8]，ペプチド[9]，プリオン[10]など様々な抗原に対して解離定数pMオーダーの高い親和性を有するscFvの試験管内進化に適用されている。彼らの試験管内進化実験では，変異導入法としてError-prone PCRによるランダム点変異および有利な変異を組み合わせるためのDNAシャフリング[11]を用い，また，選択圧としてOff-rateセレクション[12]を採用している。Off-rateセレクションでは，樹脂に固定した抗原に抗体ライブラリーを結合させた後，遊離の抗原が大量に存在する条件で長時間（第1ラウンド2時間程度からスタートし，ラウンド毎に時間を延長して，第4ラウンド2週間）洗浄することで，抗原から解離しやすい抗体を除去し，Off-rateの遅い（すなわち親和性の高い）抗体を得ている。

　Plückthunらが大腸菌S30画分由来の無細胞翻訳系を利用していたのに対して，英国のTaussigらは，数ヶ月遅れの1997年10月，ウサギ網状赤血球抽出液由来の無細胞転写翻訳系を用いて，より簡便なscFvのリボソーム提示系を構築し，1ラウンド当たり1～10万倍の濃縮効率を実現した[13]。この系は，転写と翻訳をワンステップで行うだけでなく，セレクションの後

67

mRNAをリボソームから解離するためのEDTA処理を省略してそのまま逆転写PCRを行う点で[14]，手順が簡素でありライブラリーのロスも少ないという利点がある。また，無細胞翻訳系の由来の違いから，抗体のような動物由来タンパク質の発現に有利な可能性もある。しかし，これらの利点の割にこの"Eukaryotic ribosome display"を利用した報告例は今のところ少なく，これまでにステロイドホルモン[15]や抗菌剤スルファメタジン[16]に対するscFvの作製に用いられているが，抗体の試験管内進化による親和性の向上は報告されていないようである。

　上述の大腸菌やウサギ網状赤血球由来の抽出液を利用した系では，残存するヌクレアーゼやプロテアーゼによるmRNA-リボソーム-タンパク質複合体の安定性の低下が危惧されていた。翻訳に必要なタンパク質などの精製品を混合して作製された再構築翻訳系PUREシステム[17]は，ヌクレアーゼやプロテアーゼの混入がきわめて少なく，これを利用した"PURE ribosome display"では，従来よりも安定で効率のよいscFvのセレクションが可能となることが報告されている[18,19]。

5.3　mRNA提示系（mRNA display）

　リボソーム提示系では，mRNAとタンパク質がリボソームを介した非共有結合により連結されているため，この結合を阻害しないようなバッファー組成や温度などにセレクション条件が制約を受ける。また，リボソームの数がライブラリーサイズの上限となる。もし，リボソーム上で直接mRNAとタンパク質を共有結合で連結することができれば，これらの制限を回避することができる。この実現のために抗生物質ピューロマイシンを利用することが1990年代中頃に日米で独立に着想された。ピューロマイシンは，アミノアシルtRNAの3'末端のアナログであり，リボソームで合成途中のペプチドのC末端に共有結合することでタンパク質合成を阻害する。1997年，三菱化学生命科学研究所（当時）の柳川らは，終止コドンを除いたmRNAの3'末端にDNAスペーサーを介してピューロマイシンを連結し，それを鋳型として無細胞翻訳反応を行うことで，タンパク質とmRNAがピューロマイシンを介して共有結合した単純な分子"*In vitro virus*"を発表した[20]。少し遅れて，米国のSzostak（2009年テロメアの研究でノーベル賞受賞）らも全く同様の手法を提案した[21]。その後，これらはまとめて"mRNA display"と呼ばれるようになった。

　当初は日米どちらのグループもウサギ網状赤血球由来の無細胞翻訳系とDNAスペーサーを使用しており，mRNA-タンパク質連結分子の形成効率は低かったが，その後，柳川らは愛媛大の遠藤らが開発した小麦胚芽由来の高効率の無細胞翻訳系[22]を用い，さらにDNAスペーサーの代わりにポリエチレングリコール（PEG）のスペーサーを用いることで，投入したmRNAに対するmRNA-タンパク質連結分子の形成効率50％以上という高効率なmRNA提示系を確立した[23]。筆者らはこの系をscFvの試験管内進化に初めて応用した[24]。ランダム変異を導入したscFvライブラリーを転写したmRNAの3'末端にPEGスペーサーを介してピューロマイシンを連結し（図2①），それを鋳型として無細胞翻訳反応を行うことにより（図2②），scFv抗体（表

第4章　親和性の向上

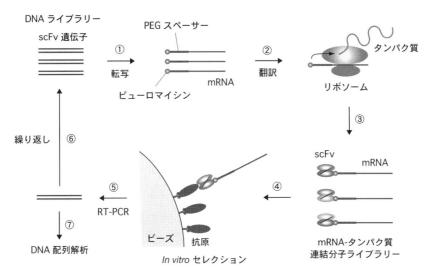

図2　mRNA 提示系による scFv セレクションの原理図

現型）とそれをコードする mRNA（遺伝子型）とをリボソーム上で連結した分子ライブラリーを構築した（図2③）。このライブラリーをビーズに固定した抗原と結合させ（図2④），大量の遊離抗原存在下で洗浄（Off-rate セレクション[8]）した後，ビーズに残った抗体の遺伝子 mRNA を逆転写 PCR により増幅し（図2⑤），この進化サイクルを4ラウンド繰り返した（図2⑥）。最終的に抗体遺伝子の塩基配列を解読し（図2⑦），機能解析を行った結果，抗原に結合する相補性決定領域（CDR）の2つの変異により親和性が30倍向上していることが分かった[24]。さらに筆者らは，抗原をマイクロ流体チップの金膜上に固定して結合および洗浄プロセスを微小領域の流路内で行うことで，1ラウンド100万倍以上という高い濃縮効率を実現し，従来よりも高速な scFv の試験管内選択および進化が可能となることを示した[25]。また，三菱化学の渋井らは，高効率な小麦胚芽由来翻訳系を mRNA 提示系のみではなく取得した scFv の大量生産にも駆使して，TNF 受容体[26]や RANK[27]に対する scFv を作製している。

一方，米国のグループの流れを汲むウサギ網状赤血球由来翻訳系を利用した mRNA 提示系については，抗体のセレクションに応用した例は報告されていないが，フィブロネクチンを骨格としてその3つのループ領域をランダム配列に置き換えた抗体模倣分子（antibody mimics）のセレクションに適用され，TNF-α[28]や VEGF 受容体[29]に結合するフィブロネクチンが作製されている。これまでのところ，大腸菌由来の S30 抽出液や再構築系 PURE システム[17]を利用して，scFv 抗体の mRNA 提示系を構築した例は報告されていない。

5.4　DNA 提示系（DNA display）

リボソーム提示系や mRNA 提示系では DNA よりも分解される危険性が高い RNA を取り扱うため，リボヌクレアーゼの混入を防ぐための入念な配慮が必要となる。無細胞転写翻訳系を利

用して，タンパク質とDNAを連結した分子ライブラリーを作製できれば，操作が簡便になるばかりでなく，培養細胞をまるごとベイトとして用いて，細胞表面分子を認識する抗体をセレクションすることも可能となる。mRNA提示系のmRNAを逆転写してDNAに変換する手法[30,31]も開発されているが，途中でRNAを扱う必要があることには変わりがなく，操作工程が増えてしまう。DNAを転写翻訳したタンパク質を自身のDNAと連結するためには，リボソーム上で両者を物理的に捕捉しておくことはできないので，新たな工夫が必要となる。

そこで筆者らは，1998年にTawfikらが報告したIVC (*in vitro* compartmentalization[32])を利用して，STABLE法と名付けた最初のDNA提示系を開発した[33,34]。この手法では，無細胞転写翻訳系を含むエマルジョン中の約10^{10}個のコンパートメント（逆相ミセル）の中で，DNA 1分子からストレプトアビジン融合タンパク質を合成し，それをコードする予めビオチン化したDNAと連結させる（図3）。この方法では，複数の遺伝子をコードする1本のDNAから複数のタンパク質分子を合成し，コンパートメントの中で多量体を形成させることができる点も，mRNA提示系をベースとする手法とは異なる利点である。これによってscFvばかりでなくFab抗体のセレクションも可能となる。実際に，定常領域の疎水性コアのアミノ酸をランダムに置換したFab抗体ライブラリーから安定性を維持した抗体の試験管内選択に成功した[35]。また，DNA提示系の遺伝子型はDNAであり細胞のRNaseにより分解される恐れが少ないため，培養細胞表面に発現した疾患関連受容体［7回膜貫通型のGタンパク質共役型受容体（GPCR）など］のリガンド結合部位を標的とした抗体の試験管内進化に適用可能であり，実際に，培養細胞表面に発現したGPCRに結合するペプチドの試験管内選択については既に成功している[36]。DNA提

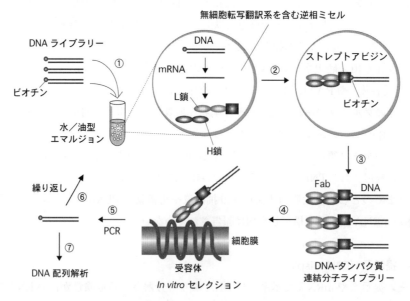

図3 DNA提示系によるFabセレクションの原理図

示系に用いる無細胞転写翻訳系としては，当初は大腸菌 S30 抽出液を利用していたが[33]，ストレプトアビジン融合ペプチドのミセル内での合成効率が低かったため，その後，小麦胚芽抽出液を利用して効率を改善した[34]．しかし，これらはペプチドのセレクションに適用されており，低分子抗体のセレクションについては常に PURE システムを利用している[35,37]．

5.5 無細胞提示系の比較

低分子抗体のセレクションに利用されている無細胞提示系の比較を表1にまとめた．

リボソーム提示系と mRNA 提示系はきわめて類似した手法であり，どちらも扱えるライブラリーサイズは細胞提示系も含めた全ての提示系の中で最大である．リボソーム提示系と mRNA 提示系の最大の違いは mRNA-タンパク質複合体の安定性であり，mRNA とタンパク質が共有結合で連結されている mRNA 提示系は，今後，pH や金属イオン濃度などの異なる条件下で親和性が変化するような抗体や，選択圧として高温でセレクションすることで安定性の高い抗体を進化させることが期待できる．

リボソーム提示系および mRNA 提示系では，提示できる抗体分子は一本鎖のポリペプチド鎖に限定され，二本鎖の Fab の試験管内進化は難しい．一方，コンパートメントの中で DNA-タンパク質複合体を形成させる DNA 提示系では，Fab のような多量体タンパク質のセレクションも可能である．また，RNA よりも安定な DNA を用いるので，より厳しい環境でのセレクションも可能である．さらに，逆転写やスペーサーのライゲーションなどの過程も不要なので，より高速な試験管内進化が可能となる．

DNA 提示系の欠点は，リボソーム提示系や mRNA 提示系と比べてライブラリーサイズが小さいことであるが，それでも従来のファージ提示系と比べればライブラリーサイズは大きい．最近のファージ提示系の改良版はライブラリーサイズが向上しているが，まだ従来からの普及版でセレクションを行っている例も多い．一般に分子ライブラリーのサイズが大きいほど，親和性の高い分子を得やすいことが知られており，実際に，同じ標的分子に対して無細胞提示系でセレクションを行った場合，ファージ提示系よりも多様なペプチドを効率よく得られることが示されている[34,38]．今後，低分子抗体についても，無細胞提示系の活用により，様々な機能の向上が期待

表1 低分子抗体の無細胞提示系の比較

	リボソーム提示系	mRNA 提示系	DNA 提示系
無細胞合成系	大腸菌 S30[6〜10] ウサギ網状赤血球[13〜16] PURE システム[18,19]	ウサギ網状赤血球[28,29] 小麦胚芽[23〜27]	PURE システム[35,37]
核酸との連結様式	リボソームを介した非共有結合	ピューロマイシンを介した共有結合	ストレプトアビジンとビオチンの非共有結合
ライブラリーサイズ	〜10^{12}	〜10^{12}	10^9〜10^{10}
低分子抗体の種類	scFv	scFv	scFv, Fab

5.6 おわりに

　次世代シークエンサーの廉価版の普及により，無細胞提示系でセレクションした配列の変異をクローニングすることなく大量に同定することも可能となりつつある。我が国独自の無細胞提示系を利用して，従来よりも簡便・迅速な高機能性抗体医薬の最適化システムが実現すれば，新しい分子標的に対する抗体医薬の開発や，既に治療や診断に用いられている抗体の親和性や特異性，安定性の向上による投薬量や副作用の低減，診断用抗体の感度向上が可能となり，我が国の医療・福祉の向上に多いに貢献することが期待できる。

文　　献

1) A. R. Bradbury *et al.*, *Nat. Biotechnol.*, **29**, 245 (2011)
2) H. R. Hoogenboom, *Nat. Biotechnol.*, **23**, 1105 (2005)
3) N. Matsumura *et al.*, *Curr. Proteomics*, **3**, 199 (2006)
4) C. Tuerk *et al.*, *Science*, **249**, 505 (1990)
5) L. C. Mattheakis *et al.*, *Proc. Natl. Acad. Sci. USA*, **91**, 9022 (1994)
6) J. Hanes *et al.*, *Proc. Natl. Acad. Sci. USA*, **94**, 4937 (1997)
7) J. Hanes *et al.*, *Nat. Biotechnol.*, **18**, 1287 (2000)
8) L. Jermutus *et al.*, *Proc. Natl. Acad. Sci. USA*, **98**, 75 (2001)
9) C. Zahnd *et al.*, *J. Biol. Chem.*, **279**, 18870 (2004)
10) B. Luginbühl *et al.*, *J. Mol. Biol.*, **363**, 75 (2006)
11) H. Zhao *et al.*, *Nat. Biotechnol.*, **16**, 258 (1998)
12) C. Zahnd *et al.*, *Protein Eng. Des. Sel.*, **23**, 175 (2010)
13) M. He *et al.*, *Nucleic Acids Res.*, **25**, 5132 (1997)
14) M. He *et al.*, *Nat. Methods*, **4**, 281 (2007)
15) M. He *et al.*, *J. Immunol. Methods*, **231**, 105 (1999)
16) Y. Qi *et al.*, *PLoS One*, **4**, e6427 (2009)
17) Y. Shimizu *et al.*, *Nat. Biotechnol.*, **19**, 751 (2001)
18) D. Villemagne *et al.*, *J. Immunol. Methods*, **313**, 140 (2006)
19) H. Ohashi *et al.*, *Biochem. Biophys. Res. Commun.*, **35**, 270 (2007)
20) N. Nemoto *et al.*, *FEBS Lett.*, **414**, 405 (1997)
21) R. W. Roberts *et al.*, *Proc. Natl. Acad. Sci. USA*, **94**, 12297 (1997)
22) K. Madin *et al.*, *Proc. Natl. Acad. Sci. USA*, **97**, 559 (2000)
23) E. Miyamoto-Sato *et al.*, *Nucleic Acids Res.*, **31**, e78 (2003)
24) I. Fukuda *et al.*, *Nucleic Acids Res.*, **34**, e127 (2006)

25) N. Tabata *et al.*, *Nucleic Acids Res.*, **37**, e64 (2009)
26) T. Shibui *et al.*, *Biotechnol. Lett.*, **31**, 1103 (2009)
27) T. Shibui *et al.*, *Appl. Microbiol. Biotechnol.*, **84**, 725 (2009)
28) L. Xu *et al.*, *Chem. Biol.*, **9**, 933 (2002)
29) E. V. Getmanova *et al.*, *Chem. Biol.*, **13**, 549 (2006)
30) M. Kurz *et al.*, *ChemBioChem*, **2**, 666 (2001)
31) I. Tabuchi *et al.*, *FEBS Lett.*, **508**, 309 (2001)
32) D. S. Tawfik *et al.*, *Nat. Biotechnol.*, **16**, 652 (1998)
33) N. Doi *et al.*, *FEBS Lett.*, **457**, 227 (1999)
34) M. Yonezawa *et al.*, *Nucleic Acids Res.*, **31**, e118 (2003)
35) T. Sumida *et al.*, *Nucleic Acids Res.*, **37**, e147 (2009)
36) N. Doi *et al.*, *PLoS One*, **7**, e30084 (2012)
37) N. Doi *et al.*, *J. Biotechnol.*, **131**, 231 (2007)
38) H. Shiheido *et al.*, *PLoS One*, **6**, e17898 (2011)

第5章 免疫原性の低減

1 低免疫原性を示す新規低分子高機能型抗体（イムノトキシン）の開発

永井　拓*

1.1 毒素タンパク質

ある種の動物や植物，細菌は，猛毒性を有する毒素タンパク質やペプチドを産生・分泌し，捕食や外敵からの回避，寄生に役立てている[1]。毒素の種類は，構造や結合する分子などの相違から多岐にわたるが，作用は以下の3点に集約されている。①細胞膜を障害する（蛇毒ホスホリパーゼ）②イオンチャネルや神経伝達物質受容体を阻害する（イモガイ毒素，ボツリヌス毒素）③細胞内のタンパク質合成や核酸合成を阻害する（ジフテリア毒素，緑膿菌毒素，植物性毒素）。上記作用を医薬品に応用する試みは，毒素の発見と共に進められており，既に医薬品として用いられているものも存在する（イモガイ毒素のコノトキシンやボトックス療法に用いられるボツリヌス菌毒素）。

また，表1に示す毒素は，抗体やサイトカイン，血管新生因子と結合させて利用され，特に，抗体と融合したものはイムノトキシンと呼称される。

表1　臨床試験に用いられる毒素タンパク質

毒素名	融合タンパク質	対象疾患	臨床試験	臨床試験報告数*
ジフテリア毒素（DT）モノADPリボシルトランスフェラーゼ	IL-2　GM-CSF　IL-3 EGF	リンパ腫，骨髄腫　卵巣がん，メラノーマ　グリオーマ	I, II, III　FDA承認（皮膚Tリンパ腫）	21
緑膿菌毒素（PE）モノADPリボシルトランスフェラーゼ	mAb, dsFv　scFv, IL-4	リンパ腫，骨髄腫，中皮腫　卵巣がん，大腸がん，メラノーマ　グリオーマ，関節リウマチ	I, II, III	25
植物由来リボソーム不活性化タンパク質（リシン，ゲロニン，サポリン，PAP）N-グリコシダーゼ	mAb	リンパ腫，骨髄腫，中皮腫　卵巣がん，大腸がん，メラノーマ　グリオーマ	I, II, III	54

mAb：モノクローナル抗体
scFv：低分子一本鎖抗体
dsFv：低分子ジスルフィド安定化抗体

*pubmed および http://clinicaltrials.gov から検索

* Taku Nagai　鹿児島大学　医歯学総合研究科　免疫学教室　講師

第5章　免疫原性の低減

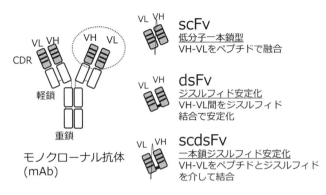

図1　モノクローナル抗体と低分子化抗体
モノクローナル抗体は分子量約150-170kDaであるのに対し，CRD領域のみの低分子化抗体は，約20kDa程度である。イムノトキシンに限らず，抗体の高機能化は，アミノ末端部やカルボキシ末端部に修飾したい任意のアミノ酸残基を導入して化学修飾を行う事も可能である。

1.2　融合抗体としてのイムノトキシン

イムノトキシンは，抗体に薬剤や放射性同位元素を結合させた融合抗体の一種で，図1に示すように様々な構造をもつ[2]。最初に作製されたイムノトキシンは抗体と毒素を化学架橋で結合させた構造を取る。このタイプのイムノトキシンは，簡便に作製可能であるのに対し，分子量の増加に伴う組織到達性の低下や，用いる毒素や抗体によっては，融合時に立体障害が生じて失活する可能性があった。これら問題点を克服したのが抗体の低分子化技術である（図1）。低分子化抗体で一般的なものは，抗体の重鎖および軽鎖の抗原認識部位（CRD領域）をペプチドで融合した1本鎖（single chain variable fragments, scFv）タイプである。また，生体内安定性を向上させたジスルフィド安定化タイプ（disulfide stabilized, dsFv）[2,3]や1本鎖ジスルフィド安定化タイプ（single chain disulfide stabilized, scdsFv）もデザインされている[4,永井未発表データ]。

1.3　イムノトキシンの問題点

イムノトキシンの一番の利点は，ジフテリア毒素や緑膿菌毒素，リシンを用いた場合，1-10分子程度の少量で標的細胞の細胞死を（*in vitro* にて）誘発できる点にある[2]。

反面，生体（ヒト，マウス）に投与した場合は，投与量や投与期間に依存した副作用（血管漏出症候群や肝・腎毒性）が生じることに加え，30-70%の割合で抗イムノトキシン抗体が出現する（免疫原性）[5~7]。免疫原性のなかでも一番重要なのは，イムノトキシンの活性を阻害する中和抗体の出現である。

従って，低免疫原性を示す毒素の開発が成功すれば，イムノトキシン療法の各種がんや他疾患への適用拡大が期待できる。本稿では表1でとりあげた毒素の特徴に加え，エピトープ領域の解析や，免疫原性を低減化した毒素について概説を行いたい。

1.4 低免疫原性をもつ毒素の作製

1.4.1 緑膿菌外毒素とその変異体

　緑膿菌外毒素（Pseudomonas Exotoxin A, PE）は，緑膿菌（*Pseudomonas aeruginosa*）が産生する638残基（66kDa）のポリペプチドで，真核細胞のタンパク質合成を阻害して細胞死を誘発する（図2）。PEを構成するドメインは，アミノ末端から順に，細胞結合ドメイン（Ia），furin様酵素切断領域を含む細胞質内侵入ドメイン（II），三次構造でドメインIa部と隣接するドメイン（Ib），ADPリボシル化ドメイン（III）から成る[2]。臨床試験には，ドメインIaの250アミノ酸残基とドメインIbの15アミノ酸残基を欠いたPE38（38kDa）が用いられる（図3）。また，最近になり，細胞内のリソソームやカテプシンによる分解を受けないPE変異体，PE[LR]（lysosomal protease resistant, LR）が報告された[8]。PE[LR]は，PE38よりさらに低分子化しており，ドメインIIのfurin様酵素の修飾を受ける領域とドメインIIIから構成されている。

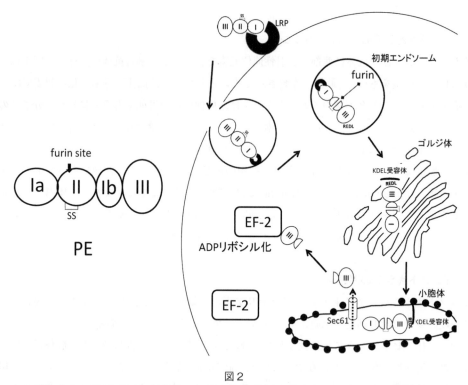

図2

PEは①ドメインIが認識する低密度リポタンパク質受容体関連タンパク質（LRP）と結合し，②クラスリンによる初期エンドソームに取り込まれ，③furin様プロテアーゼによる切断を受けて細胞質内に遊離し，④ゴルジ体を経て小胞体に移動する。その際，ドメインIIIカルボキシ末端部のREDL配列がゴルジ体や小胞体のKDEL受容体に認識される。⑤小胞体でジスルフィド結合が切断されるとドメインIIIが切り離されSec61を経て細胞質へと移動し，⑥標的であるタンパク質伸長因子eEF2のジフタミド基（修飾されたヒスチジン残基）のADPリボシル化を行う。

第5章　免疫原性の低減

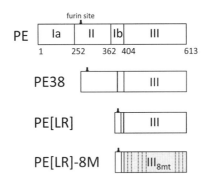

図3　緑膿菌毒素（PE）と遺伝子改変型 PE
PE38 はこれまでの臨床試験に用いられている。PE[LR] は PE38 の低分子量化に加え，細胞内プロテアーゼに抵抗性を持つ。PE[LR]-8M は PE38 のエピトープの8アミノ酸残基を置換した PE[LR] の改良型。

1.4.2　PE のエピトープ解析に基づく低免疫原性 PE の作製

エピトープには，アミノ酸配列に依存した連続エピトープと，アミノ酸配列上では離れているが，立体構造では近接する非連続エピトープの2種類が存在する。一般的に，連続エピトープの決定は，ペプチドやファージディスプレイライブラリーが用いられる。非連続エピトープの決定は，上記手法に加え，立体構造に基づいて候補領域を選び，その中のアミノ酸残基を置換させて同定する。

最初に行われた PE38 のエピトープ領域の解析は，PE38 のペプチドにて行われた[7]。PE38 のアミノ末端部から10アミノ酸ごとに重複させた20アミノ酸残基のペプチドに，イムノトキシン治療前と治療後の患者から得られた血清45例を反応させ，候補ペプチドのスクリーニングを行った。その結果，PE38 のエピトープ領域はドメイン II に1ヶ所，ドメイン III に6ヶ所存在することが明らかとなった[7]。

次に，非連続エピトープも考慮に入れたエピトープ残基の決定を行うために，60クローンのマウス抗 PE38 モノクローナル抗体を作製し，これらを組み合わせた競合的 ELISA にてエピトープマッピングを行った[9]。その結果，PE38 には7ヶ所の主要なエピトープに加え，そこから派生した6ヶ所のエピトープが存在した[9]。次に，エピトープ領域のアミノ酸残基を決定するために，PE38 の変異体を以下の順番にデザインした。①PE の結晶解析による立体構造のデータから，PE 表面から70Å^2 以上露出している98アミノ酸残基（347残基中）を選出し，②ペプチドエピトープの表面積が400から900平方Å以内に収まる残基で，③変異体導入時に PE 活性に影響が少ない事が予め判明しているアミノ酸（アルギニン，グルタミン酸，アスパラギン酸，グルタミン，アスパラギン）を選別した。

このようにしてデザインした PE38 の変異体のスクリーニングを抗体結合性とイムノトキシン活性で選別したところ，14個のアミノ酸残基が低免疫原性と活性保持に重要であることを見出した[9]。

この結果を基に，先述した細胞内プロテアーゼ抵抗性 PE[LR] のドメイン III 領域に 8 ヶ所のアミノ酸変異を導入した変異体，PE[LR]-8M を作製した[10]。PE[LR]-8M は PE38 と同等の活性を有し，マウスに 5 回投与しても抗イムノトキシン抗体が出現しない。さらに，イムノトキシン投与後の患者血清（抗イムノトキシン抗体陽性）に対しても，抗イムノトキシン抗体価は低値を示す（PE38 に対する結合を 100 % としたときの中央値が 2.3 %）。以上のことから，PE[LR]-8M は PE38 に代わる低免疫原性を示すイムノトキシンであることが十分に期待される[10]。

1.4.3 植物由来リボソーム不活性化タンパク質

植物由来リボソーム不活性化タンパク質は，ドメイン構造の違いによってタイプ I とタイプ II に分類される。タイプ I に属するサポリン，ゲロニン，ヤマゴボウ抗ウイルスタンパク質（pokeweed antiviral protein，PAP），ボウガニンはモノマー構造（分子量 30-35kDa）をとるのに対し，タイプ II に属するリシンは N-グリコシダーゼ活性をもつ A ドメイン（分子量 30kDa）と，レクチン活性をもつ B ドメイン（分子量 35kDa）がジスルフィド結合を介したヘテロダイマー構造をとる（図 4）。

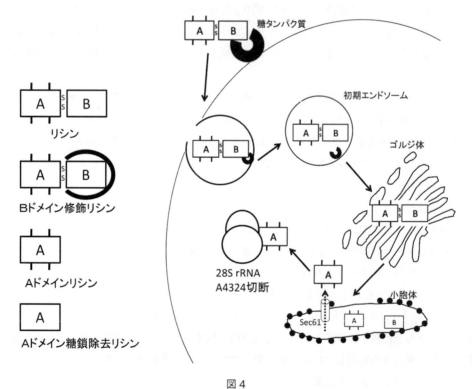

図 4

リシンは①レクチンドメイン（B ドメイン）が細胞膜の糖タンパク質と結合し，②クラスリンによる初期エンドソームに取り込まれる。③その後，ゴルジ体を経て小胞体に移動する。④小胞体でジスルフィド結合が切断され，A ドメインは Sec61 を経て細胞質へと移動し，⑥標的である 28S リボソームの 4324 アデニン残基をリボースから切断する。

第5章 免疫原性の低減

　リシンは比較的安定なタンパク質で精製が容易なことから，イムノトキシンの臨床試験に数多く用いられている．また，リシンが持つ猛毒性はバイオテロにも利用される恐れがあることから，リコンビナントタイプの弱毒化リシンワクチンが開発されている[11]．これはリシンの高い免疫原性を示唆するとものと言えよう．

　リシンを含め，植物由来リボソーム不活性化タンパク質のイムノトキシンの作製に共通しているのは，毒素を化学架橋にて直接モノクローナル抗体に結合させている点である．リシンの場合，副作用（血管漏出症候群や肝・腎毒性）を防ぐためにレクチンドメインを修飾するか，Aドメイン単体（或いは糖鎖を分解させたAドメイン）が用いられる．なお，サポリン，ゲロニン，PAP，ボウガニンは単体での細胞毒性がリシンに比べて低いことから，そのまま用いられる．

1.4.4　リシンのエピトープ領域と構造・機能相関（図5）

　これまでのところ，低免疫原性を示すリシンAドメインは報告されていないものの，先述したPEと同じ手法にてヒトおよびマウス中和抗体のエピトープ領域の解析が行われている[6,12~16]．また，リシンの活性や副作用（血管漏出症候群）に関与するアミノ酸残基の同定も行われており[14,17,18]，以下にその内容をまとめる（図5）．

①ヒトB細胞エピトープとT細胞エピトープは隣接して存在する[6,12,13]．②T細胞エピトープは，リシンの活性中心サイトを含む[13,14]．③マウスの抗リシンA中和モノクローナル抗体は，ヒトのエピトープ領域と共通する[14~16]．④リシンAのグリコシダーゼ活性を増強するサイトは2ヶ所存在する[14]．⑤リシンAによる副作用（血管漏出症候群）を抑制するサイトは4ヶ所存在し[17,18]，⑥そのうちの2ヶ所をアラニンに置換したリシン-抗CD22イムノトキシンは，SCIDマウスに移植したがんの増殖を抑制する[18]．

1.4.5　T細胞エピトープを変異させたリコンビナントタイプ抗EpCAM-ボウガニンイムノトキシン

　ボウガニンは分子量29kDaのリボソーム不活性化タンパク質で，その発見は他毒素に比べて

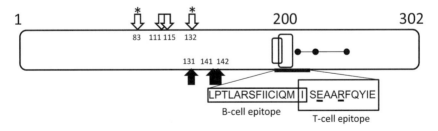

図5　リシンAドメインのエピトープ領域と，活性増強，および副作用（血管漏出症候群）抑制サイト
ヒトB細胞エピトープあるいはT細胞エピトープとオーバーラップするマウス中和抗体の連続エピトープ領域を（□）で示し，不連続エピトープを（●）で示す．活性中心を構成するサイトをアンダーラインで示す．黒抜きの矢印は活性を増強するサイトを示す（141，142は両サイトの変異）．白抜きの矢印は副作用を抑制するサイトを示す．アスタリスクはSCIDマウスがん移植モデルで，がん増殖を抑制する変異体のサイトを示す．

比較的新しい。最近になり，T細胞エピトープを変異させたイムノトキシンが報告されている[19]。ボウガニンのT細胞エピトープは，合成ペプチド（12アミノ酸ずつ重複させた15アミノ酸残基長）に健常人20人から得たT細胞を培養し，反応するペプチドから決定した。決定したボウガニンのT細胞エピトープのうち，4ヶ所のアミノ酸を変異させてEpCAM（上皮細胞接着因子）抗体遺伝子と融合させたイムノトキシンは，SCIDマウスに卵巣がんを移植したモデルにて，がんの増殖を抑制する[19]。

1.4.6 ジフテリア毒素（モノADPリボシルトランスフェラーゼ）

ジフテリア毒素（Diphtheria toxin，以下DT）は，分子量約60kDaで，N末端から順にモノADPリボシルトランスフェラーゼ活性を持つ触媒ドメイン（Catalytic, C），細胞内移行ドメイン（Translocation, T），ヘパリン結合性EGF受容体結合ドメイン（Receptor binding, R）から成り，TドメインとCドメイン間に1ヶ所のジスルフィド結合を有する（図6）。イムノトキシン，あるいは融合サイトカインには，DTのRドメインを欠いたものが用いられる。Rドメイン欠失DTはN末端からのアミノ酸長から，それぞれCT_{388}，DAB_{388}，CT_{390}と呼ばれている。最も臨床試験に使われたのはDAB_{389}にIL-2を結合させたDenileukin Difitox（別名Ontak）で

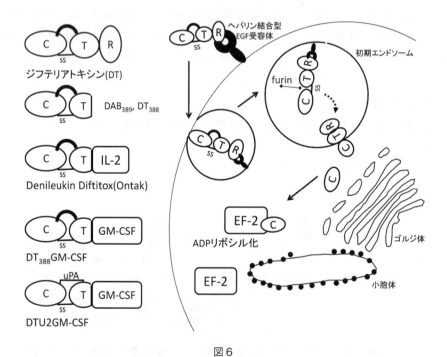

図6
ジフテリア毒素はRドメインがヘパリン結合型EGF受容体と結合し，②クラスリンによる初期エンドソームに取り込まれ，③furin様プロテアーゼによる切断を受ける。④切断後，エンドソーム内の低pH（pH5.0）依存的なTドメインの構造変化（水性領域の露出）が生じる。その結果，Cドメインはエンドソーム膜上に露出し，⑤ジスルフィド結合が分解されると，標的であるタンパク質伸長因子eEF2のジフタミド基のADPリボシル化を行う。

第5章　免疫原性の低減

ある[5]。免疫原性を低減化させたDTは未だ報告されていないが，DT_{388}に顆粒球・マクロファージコロニー刺激因子（granulocyte-macrophage colony stimulating factor, GM-CSF）を結合させた融合タンパク質において，副作用の低減化を狙ったタイプが報告されている[20]。

DT_{388}GM-CSFは，DT_{388}にGM-CSFを融合させたリコンビナントタンパク質で，急性骨髄性白血病（AML）に効果を発揮するが，高い肝毒性を示す。肝毒性を克服するために，正常細胞内（肝臓ではクッパー細胞がGM-CSFを認識する）ではDTが機能しないように，C-Tドメイン間に存在するfurin切断サイトをセリンプロテアーゼであるウロキナーゼタイププラスミノーゲン活性化因子（urokinase-type plasminogen activator, u-PA）切断サイトに変換したDT（DTU2GM-CSF）を作製した。AMLではu-PAの発現が高いため，DTU2GM-CSFはAML近傍で修飾された後，GM-CSF受容体を介して細胞内に侵入し，AMLの細胞死を誘導する。一方，正常細胞や末梢血単球はu-PAの発現が無いか，或いは低いため，DTU2GM-CSFは修飾を得ないままGM-CSF受容体を介して細胞内に侵入してエンドソーム内に留まり，細胞死を引き起こさない[20]。

1.5　ポリエチレングリコール（PEG）化イムノトキシン

イムノトキシンは，抗体に比べて生体内半減期が短くなっており，このことが免疫原性にも影響を与えている[21]。イムノトキシンはポリエチレングリコール（polyethylene glycol, PEG）と結合することにより，生体内半減期と免疫原性が改善する。PEGは用途に応じて小分子（24kDa）タイプ，分岐構造タイプ，血中内で放出制御が可能なタイプが開発されている[21]。特に，放出制御が可能なPEGは，一旦PEG鎖によってマスクされた抗体の抗原認識部位や毒素の活性中心を，血中内で分解する事によって再露出できることから，イムノトキシンの半減期改善に伴う免疫原性の低減化に有効な手段となり得る。

1.6　今後の展望

本稿では低免疫原性を示す毒素の開発を，エピトープ残基の決定と構造機能の相関に基づくアミノ酸変異の導入の成功例とPEG化について紹介した。

エピトープ残基の決定は，必要とする変異体タンパク質や，抗体，患者血清サンプルが膨大なものとなるだけでなく，開発には多くの時間を必要とする。しかしながら，近年のエピトープ解析データベースは飛躍的な進歩を遂げており[22]，このデータベース上で野生型PE（緑膿菌毒素）のドメインIIIのエピトープ残基を解析したところ，PE[LR]-8M（低免疫原性を示すPE変異体）で置換させた8アミノ酸残基のうち，4残基を正確に予想した（なお，2残基が変異部位に隣接し，2残基が予測不能であった）。この結果を好意的に捉えると，エピトープ残基の決定に基づく変異体の作製には，かつてほどの労力を必要とせずに作製可能なことが推察される。加えて，活性と免疫原性に影響を及ぼさないアミノ酸残基を修飾してPEG化することにより，さらなる安定性と低免疫原性を獲得することが可能となる。今後は，臨床試験に用いられた毒素をは

じめ，様々な毒素において低免疫原性を示すイムノトキシンや融合タンパク質が報告される事が期待される．

　その一方，猛毒性を有する毒素に新たな機能を付加することは，裏を返せば予期せぬ重篤な副作用が生じる恐れもある．従って，ヒト臨床試験の橋頭堡として位置づけられる，動物を用いた毒性ならびに薬理評価は，従前のイムノトキシンに比べて，厳密かつ多角的な観点からのデータ取得が要求されることが予想される．

謝辞
本稿を執筆する際に快諾して下さいました松山隆美教授に，心から御礼申し上げます．

文　　献

1) DM. Gill, *Microbiol. Rev.*, **46**, 86 (1982)
2) I. Pastan et al., *Methods Mol. Biol.*, **248**, 503 (2004)
3) T. Nagai et al., *Arthritis Rheum.*, **54**, 3126 (2006)
4) S. Kawa et al., *MAbs.*, **3**, 479 (2011)
5) E. Olsen et al., *J. Clin. Oncol.*, **19**, 376 (2001)
6) D. Castelletti et al., *Clin. Exp. Immunol.*, **136**, 365 (2004)
7) DM. Roscoe et al., *Eur. J. Immunol.*, **27**, 1459 (1997)
8) JE. Weldon et al., *Blood*, **113**, 3792 (2009)
9) M. Onda et al., *J. Immunol.*, **177**, 8822 (2006)
10) M. Onda et al., *Proc. Natl. Acad. Sci. USA*, **108**, 5742 (2011)
11) ES. Vitetta et al., *Proc. Natl. Acad. Sci. USA*, **103**, 2268 (2006)
12) M. Tommasi et al., *Clin. Exp. Immunol.*, **125**, 391 (2001)
13) D. Castelletti et al., *Int. Immunol.*, **17**, 365 (2005)
14) J. Dai et al., *J. Biol. Chem.*, **286**, 12166 (2011)
15) LM. Neal et al., *Infect Immun.*, **78**, 552 (2010)
16) M. Maddaloni et al., *J. Immunol.*, **172**, 6221 (2004)
17) JE. Smallshaw et al., *Vaccine*, **20**, 27 (2002)
18) JE. Smallshaw et al., *Nat. Biotechnol.*, **21**, 387 (2003)
19) J. Cizeau et al., *J. Immunother.*, **32**, 574 (2009)
20) RJ. Abi-Habib et al., *Blood*, **104**, 2143 (2004)
21) D. Filpula et al., *Adv. Drug Deliv. Rev.*, **60**, 29 (2008)
22) Y. Kim et al., *Nucleic Acids Res.*, **40** (Web Server issue), W525 (2012)

第6章　安定性・体内動態制御

1　抗体の安定性の向上

内山　進[*1]，山内美夏[*2]，福井希一[*3]

1.1　抗体の安定性上昇の必要性

　抗体医薬の研究開発において製剤の安定性の向上は重要なテーマであり，製品の安全性や品質に関わる重要なプロセスである。抗体医薬は概して10mg/mLの濃度で製剤化され，飛行機やトラックの振動を受けながら輸送され，患者に投与される時まで保存される。輸送の振動は製剤を撹拌するため気液界面での変性を促し，また，たとえ生成速度が遅い凝集反応であっても，2年のような長期保存となると凝集体が形成するための十分な時間となることになる。更に，近年，開発が進められている50mg/mLを超えるような高濃度処方は，分子間距離が近いため，近距離相互作用による粘度上昇や凝集体形成が起こりやすい溶液環境である。凝集体形成は生産効率の低下のみならず安全性の低下につながるため，製剤の安定性を向上させる必要がある。製剤の安定性を向上させるには，主に2つの戦略が考えられる。1つ目は抗体改変により抗体分子そのものの安定性を向上させること，2つ目は溶媒最適化によって製剤の安定化を図るものである。

　上記の2手法による安定化は相互に関連しているため，開発の初期段階で安定性が高い抗体を選抜し，さらに製剤化の段階で安定な製剤条件へと絞り込むことが望ましい。しかしながら，開発初期段階で複数の候補抗体に対して製剤化スクリーニングを行うのは現実的には難しく，一方で，抗体そのものの物理化学的性質が良くない場合，製剤化段階での安定化にも限界がある。そのため，抗体改変と製剤条件探索を一体化して研究を進める体制とするのが望ましい。具体的には，抗体改変や抗体選抜を含めた抗体開発を行うグループが，製剤化を行うグループからアドバイスを受けながら，安定性試験の一部を早期に実施した上で，製剤化を意識したクローン選択を行うのが良い。また，製剤化を行うグループが積極的に抗体選抜に関与し，抗体の特性を早期に理解するのが好ましい。

　抗体分子そのものの化学構造変化の防止も安定性向上における重要な項目であり，特にC末端のリジンの脱落，アスパラギンやグルタミンの脱アミド化，メチオニン，トリプトファン，システインの酸化，アスパラギン酸のラセミ化，リジンのAGE（終末糖化産物）化などが報告されている[1]。また，筆者らもIgG1のヒンジ領域に共通して存在する重鎖のシステイン残基がラセミ化を起こすことを報告している[2]。CH2とCH3に存在するMetの酸化はFcの安定性低下

---

*1　Susumu Uchiyama　大阪大学　工学研究科　生命先端工学専攻　准教授
*2　Mika Yamauchi　大阪大学　工学研究科　生命先端工学専攻　修士前期課程
*3　Kiichi Fukui　大阪大学　工学研究科　生命先端工学専攻　教授

を招く[3]など,こうした翻訳後修飾による抗体の劣化は安定性の低下につながることもあることから,予め特定のアミノ酸残基に置換を導入し安定化を図ることも選択肢の1つである。

1.2 抗体の安定性 ― 構造安定性とコロイド安定性 ―

抗体改変および製剤条件の最適化のいずれも,以下に述べる2種類の安定性のいずれか,または両方の向上によるものと解される。抗体の「安定性」として,構造安定性とコロイド安定性があり,両者は区別して捉える必要がある。しかしながら,一定期間の保存後やストレス付加後の凝集体生成を指標とした凝集安定性のことを「安定性」が意味することも多い。凝集安定性には,構造安定性とコロイド安定性の両者が寄与する(図1)。

構造安定性とは,加熱,溶液の酸性化,撹拌や分注操作に伴う気液界面との接触,などのストレスに対する立体構造の安定性の程度を意味する。安定性の程度は,天然構造を持つ天然状態(N)と変性状態(D)の自由エネルギー差,ΔG_{ND},とあらわされ,ΔG_{ND}は温度によって変化し,0となる温度が変性温度T_mと定義される。つまり,$\Delta G_{ND}(T_m)=0$である。各温度でのΔG_{ND}とT_mの間には相関があることから,T_mが高い抗体ほど幅広い温度で安定性が高いケースが多い。ただし,T_mと保存温度が大きく離れている場合には,必ずしもT_mが高い抗体ほど保存条件におけるΔG_{ND}が大きいとは限らない。これは天然状態と変性状態の熱容量が異なるためにΔG_{ND}の温度依存性が温度に対して非直線的に変化するためであり,T_mが高い抗体の方が保存温度付近でのΔG_{ND}が小さく構造安定性が低くなっている可能性があるため,T_mを指標として構造安定性を検討する際には注意が必要である。抗体の構造変化は,抗原との親和性低下,凝集体の生成などにつながることから,一般的には構造安定性が高い抗体が望ましい。ただし,構造安定性が高くても,以下に述べるコロイド安定性が低ければ,天然構造を維持したままでの多量

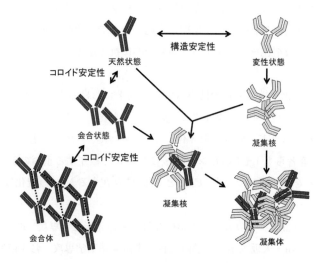

図1

第6章 安定性・体内動態制御

体形成が起こりやすくなることから、コロイド安定性が高い組成とすることも重要である。

分子の分散状態の程度を示すのがコロイド安定性であり、単量体の抗体が単分散で存在する場合、最もコロイド安定性が高く、コロイド安定性が下がるに従い、抗体が多量体を形成し多分散状態となる。なお、抗体同士が天然構造を維持したまま多量体を形成した場合には「会合体」とよび、一部、または全部が変性し多量体を形成した場合には「凝集体」とよぶのが適当であると筆者らは考えている。いずれも、抗体の生産性の減少や副作用の要因となりうる。

1.3 抗体の構造安定性と凝集性

図2に抗体の構造を示した。抗体の安定性、特に凝集性の程度の差はFab中のFvの安定性の違いに起因すると考えられており、Fv中でV_HとV_Lが相互作用する面の疎水性が高い方が凝集性が低いと報告されている[4]。ただし、V_HとV_Lの相互作用部位は抗原結合部位から離れているにもかかわらず、抗原との結合親和性に大きく影響することから改変にあたっては注意が必要である[5,6]。また、抗体溶液の安定性はFcを含めた抗体全体の性質により決まることに留意して、開発を進めるべきである。

現在、抗体医薬として開発が進んでいる抗体はほとんどがヒト化抗体もしくはヒト抗体であり、複数のヒト化法が存在するが[7〜9]、ヒト化デザインにおいては抗原との結合性やヒト体内における抗原性について専ら注意が払われ、抗体の安定性を強く意識したデザインは行われず、同一CDRを用いて異なるヒト化抗体を複数作製しそれぞれの親和性や安定性を評価することが多い[10]。

構造安定性の指標として、しばしば熱変性させた際のT_mが利用される。ただし、すでに記載したようにT_mは変性温度付近の構造安定性をあらわすパラメータであるものの、10℃などT_mと大きく異なる温度での安定性を反映しない場合もあるため、T_mを構造安定性の指標とする場

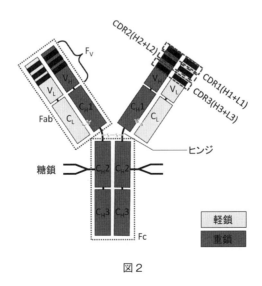

図2

合には注意が必要である。

　IgGのFab部分とFc部分は，熱力学的に別々の安定性を有すると考えられており，Fc部分の配列は同一サブタイプの抗体であれば共通であるため，Fc中のC_H2とC_H3の安定性はFvの配列によらず一定となる。通常，温度上昇に伴い最初にFc中のC_H2が変性する。Fabの安定性はFvの配列によって大きく変わるため，抗体ごとで，Fabが先に変性し引き続いてC_H3が変性するケース，両者がほぼ同時に変性するケース，およびC_H3が先に変性し引き続いてFabが変性するケースがある。なお，C_H2には糖鎖が付加されているが，Liuらの報告によれば[11]，糖鎖の有無によるT_mの変化は2℃程度とごくわずかであり，構造安定性に与える影響は小さい。

　GarbarらはIgG中でのFabの安定性とIgGの凝集性には相関があり，Fv領域に，通常は存在頻度が低いアミノ酸残基や通常とは異なる長さのCDRループが存在するとFabの安定性が低下し凝集性が増加することを報告している[12]。Dedgeonらも，Fvの安定性向上にはV_Hの特定部分が特定のアミノ酸となることが重要であると指摘している[13]。しかしながら，Fvは幅広い配列のパターンを有する抗原との結合に関わるドメインであり，抗原と直接相互作用を持たない残基も抗原との結合性に関与することから[5,6]，安定性を向上させながら一方で結合性を保持する配列へと改変することは容易ではない。

1.4　抗体改変による構造安定性の向上
1.4.1　ファージディスプレイ法を用いた抗体の安定性向上

　各種ストレス耐性を持つ抗体のスクリーニング法としてファージディスプレイ法を用いた手法が考案されている。ここでは熱耐性スクリーニングについて紹介する。この方法では，まずヒト抗体ドメインライブラリーを作製し，Fvなどの抗体ドメインをファージ表面に多価発現させる。ファージが破壊されない範囲でファージごと加熱する。加熱後，抗原との結合性を指標として，抗原と結合する抗体ドメインを提示しているファージのみを選択することで，熱変性耐性を持つ抗体ドメインをそのDNAと共に選抜することができる。さらに，トリプシン等適切な酵素処理を行うことでファージから抗体ドメインを切り出し精製することも可能であり，このようにファージを用いることで，遺伝子精製，遺伝子導入，改変等も簡便に行うことができる。

　Winterらは，ファージディスプレイ法を用いて耐熱性を持つヒト抗体の可変領域の選抜に成功している[14]。彼らの研究では，$1.2×10^9$種類の抗体ドメインを持つファージを80℃に10分間さらした後，抗原として用いたβ-ガラクトシダーゼへの結合能を有する可変領域を提示するクローンが選抜された。さらに，PCRによって可変部位のCDR領域のみを増幅した後，ランダムにライゲーションを行うことで，CDRのリシャッフリングを行い，抗原結合能を有し耐熱性が高いクローンの選抜を行っている。具体的には，80℃20分という強い熱ストレスを加えた後で，抗原結合能を100%保持する可変領域を提示しているクローンを見出しており，このファージが提示する抗体可変領域は，25回の加熱・冷却サイクルを経た後でも40%の抗原結合能を有していた。ただし，この研究結果については以下の点に留意する必要がある。最終的に得たクローン

第6章　安定性・体内動態制御

の ΔG_{NU} は25.1kcal/molK であり，以前に報告されていた耐熱性ドメイン抗体の値（14〜23kcal/molK）よりは大きくなっていた一方で，凝集性が強いクローンの値（40〜53kcal/molK）より小さくなっていた。このことは，構造安定性と凝集性には必ずしも相関があるわけではないことを意味している。この報告では，可変領域のCDスペクトルが，1回目の熱変性（80℃20min）後と2回目の熱変性後でほぼ一致していたことから，加熱により変性しても冷却により天然の立体構造に効率よく戻る，つまり可逆性が良い可変領域を持つ結果となっていたと結論づけている。

Dudgeonらは，CDR領域の様々な場所に変異を入れた抗体可変領域をファージ表面に提示させ，その変異体の熱耐性を評価することで，6つのCDRのうち特定の場所に特定の変異が導入された際に加熱時の凝集性の改善がみられるという結果を報告している[13]。具体的には，重鎖の1番目のCDR(H1)と軽鎖の2番目のCDR(L2)の特定の位置にアスパラギン酸置換が導入されたときに，加熱した際の凝集性が改善していた。得られた変異体の立体構造は変異前とほとんど変化しておらず，親和性も同程度または改善されていた。加えて，発現量，回収率やリフォールディング割合も上昇していた。なお，この研究では，アスパラギン酸変異による凝集性の改善は相加的で，3箇所変異を導入した際に凝集性が最も改善されていた。

1.4.2　立体構造に基づくアミノ酸残基置換による凝集安定性の向上

Troutらは，タンパク質の凝集傾向や凝集に関わる領域を予測するためにSAP（spatial-aggregation-propensity）法を提唱している[15,16]。SAP法は，立体構造中の各残基ごとに溶媒への露出度に基づいて凝集傾向（SAP値）を算定し，分子全体へマッピングすることにより，分子全体の凝集性や凝集に関わる部位をシミュレーションする方法である。各アミノ酸残基のSAP値は，各残基内の原子それぞれのSAP値の平均で表される。各原子のSAP値は，その原子から一定距離内にアミノ酸側鎖が1原子でも存在する場合，その側鎖によって決まっているパラメータと，その残基側鎖の露出度から計算される。各側鎖のパラメータはグリシンが0に設定され，疎水性側鎖はプラスの値，親水性側鎖はマイナスの値が設定されている。従って，各残基のSAP値を分子全体にマッピングすると，疎水性の強い領域はプラス値で表され，親水性の強い領域はマイナス値で表されることとなる。

SAP法をIgG1に適用したところ，疎水性が強い領域が複数特定された[16]。特定された部位にはProtein AやProtein G，Fcレセプターとの結合位置が含まれていたが，加えて抗体同士の相互作用部位，つまり，凝集あるいは会合を引き起こす可能性を持つ部位が含まれていた。そこで，疎水性は高いものの，Protein Aなどとの相互作用には関与しないアミノ酸残基として複数のロイシンまたはバリンを特定し，各残基をリジンへと置換した変異体4種類（L309K，L235K/L309K，V282K，L235K/V282K/L309K）を作製し，凝集性とProtein Aへの結合能を見た。結果は，全ての変異体でProtein Aへの結合能を保持しつつ凝集安定性が改善するという結果であった。

このように，立体構造に基づいた凝集の原因となり得る部位の特定は，抗体の設計や改変に大

いに役立つ。SAP法によるシミュレーションは，市販のプログラム（Discovery Studio）により行うことが可能である[17]。

1.4.3 各手法による安定性向上メカニズム

Winterらが見出した熱耐性が高い抗体ドメインは，温度上昇により変性しても温度低下に伴って各分子が適切に折り畳まれ天然構造を適切に形成できる性質を持つが，これは，変性状態での分散性が高い，つまり変性状態でのコロイド安定性が高いため凝集しにくい，と解釈できる。

一方，Dudgeonらが見出したアスパラギン酸導入による安定性向上では，重要なことに，構造安定性は変異により変化していなかった。このことから，Dudgeonらが指摘しているように，電荷分布の偏在の解消がコロイド安定性を向上させ，凝集性の改善へとつながったと考えられる。

TroutらのSAP法は，天然状態の立体構造に基づいた手法であることから，天然構造を持つ抗体同士の凝集を低下させることが目的である。これはまさにコロイド安定性の向上を目指した抗体改変である。

1.5 溶媒最適化による安定性向上

抗体医薬の凝集安定性を向上させるために，添加剤として塩，界面活性剤，糖等が用いられる。添加剤の種類によって抗体の安定化メカニズムは異なる。

1.5.1 pH，イオン強度の最適化による安定化

タンパク質である抗体は各々固有の等電点（pI）を持ち，pIは概ね5〜9である。抗体医薬のpHは多くの場合，5〜9に調節されている。また，製剤には添加剤として塩が加えられている。加えられている塩には2種類あり，1つは緩衝液としての機能を果たすものと，イオン強度を調節するために加えられるものである。前者はpHの急激な変化を抑え安定化する効果を持ち，後者はイオン強度の調節によりタンパク質の安定化を図り，さらに製剤自体の浸透圧を調節する。溶液のpHがpIより低ければ抗体はプラスチャージを帯び，立体構造に変化がなければ，分子間の反発は強くなる。一般的には，溶液のpHが下がると抗体の構造安定性は下がり，pH4程度で最初にCH2ドメインが変性する。この性質を利用したのがProteinAやGによる抗体の精製である。また，溶液のpHがpIと近い値となった場合，正味電荷が失われるため，静電反発による分散が難しくなり凝集しやすい状態となる。塩は，多くの場合，帯電している抗体と相互作用して電荷を相殺する働きを持つ。

Arosioらは，pHとイオン強度の関係を報告している[18]。pHをpIよりも3〜4低い条件としたとき，分子としては正味でプラス電荷の状態となるため，分子間では反発力が働いてコロイド安定性が上昇すると予測される。しかしながら，彼らの報告によると，pHの低下に伴って分子内でプラス電荷同士の反発が起こり，分子内のβシート構造が壊れ，疎水性残基の表面への露出が起こっていた。次に，この状態からアニオン強度を上げると，分子表面の電荷が相殺され分子間の反発力が減少するため，凝集が促進されることとなる。しかしながら，電荷が相殺された為

第6章 安定性・体内動態制御

に分子内での反発が弱められβシート構造が回復し,疎水性残基の露出度が下がることが実験的に確認されている。イオン強度を上げれば上げるほど,この疎水性残基露出度は下がる結果となった。つまり低いpH条件でイオン強度を上げると,分子間の電荷反発が減少するため凝集が促進するはずであるが,一方で,同時に分子内に疎水性残基が隠れるため凝集安定性は向上する結果となっていた。この研究はpHの低下はコロイド安定性の上昇と構造安定性の減少を導き,一方,イオン強度の増強はコロイド安定性の減少と構造安定性の上昇を導くことを示しており,最適なpHとイオン強度の組み合わせを探し出すことは容易ではないといえる。

　筆者らは,溶液のpH,イオン強度および温度における抗体の会合状態を研究し報告した[19,20]。研究に用いた抗体は,イオン強度が生理条件程度であれば150mg/mLの高濃度でも分散性が良い状態を維持できるが,NaCl濃度が30mMのような低イオン強度の状況では,液—液相分離を起こした。この抗体は,一旦相分離を起こしてもイオン強度を上昇させると均一で透明な分散性の良い高濃度溶液へと戻り,抗体の結合能も全く低下していなかった。超遠心分析法,光動的散乱法,および粘度測定から低イオン強度の状況では抗体分子間に引力的な相互作用が働き,会合体を形成していることが明らかとなった。さらに,ビアコアを用いた相互作用解析により,抗体のFc部分同士の相互作用が会合の原因であり,抗体全体のゼータ電位がゼロとなるpIに近いpHにおいてこの相互作用力が強くなり相分離を起こすことが分かった[20]。他の抗体についても解析を行ったが,イオン強度を下げても液—液相分離は観測されなかった。以上から,この液—液相分離を起こす抗体の場合,低イオン強度の条件では抗体分子のFc部分同士の相互作用をFab部分が干渉しないような表面状態となり,結果として,コロイド安定性が下がり弱い会合が関与する相分離を起こしたと考えられる。

　Fesinmeyerらの研究では,気液界面における変性に及ぼす塩の影響が考察されており,塩の存在は,撹拌ストレスによって引き起こされる凝集を促すと述べている[21]。この研究例では,塩により分子表面の電荷が相殺されるため分子間の静電反発が弱まる一方,相互作用が強められていた。撹拌によって気液界面での変性が起こった際に,強い凝集性を示す結果となっていた。

　前述したArosioおよびFesinmeyerらの研究において,塩の及ぼす効果は塩の種類に強く依存すると述べられている。カチオンは抗体分子の凝集性にほとんど効果も示さず,アニオンが強く影響を及ぼすと述べられている。アニオンの種類が及ぼす影響は硫酸塩を除くホフマイスター系列の塩に逆相関するとされている。また,双方の研究においては複数の抗体分子および抗体の一部(FabやFcのCH2,CH3領域)が用いられており,彼らはその凝集傾向は可変領域の違いに強く依存すると述べている。

　以上のように現時点では,pHやイオン強度を変化させた際の凝集性予測は難しいことから,処方探索の初期段階ではpHとイオン強度を種々組み合わせた製剤条件を用いて安定性を指標としたスクリーニングを行い,適した条件を見出すことが必要である。

1.5.2　界面活性剤の添加による安定化

　医薬品の添加剤として界面活性剤がよく用いられているが,近年よく用いられているのは非イ

オン系の界面活性剤である Polysorbate 80（PS80）や Polysorbate 20（PS20）である。

　界面活性剤の主な効果は，撹拌ストレスによる凝集の抑制，疎水性表面への吸着の抑制である。気液界面や疎水性表面への吸着は，抗体の立体構造を変化させ，抗体の疎水面を露出させることとなる。そして，気液界面という局所において高濃度で変性した分子が存在することとなり，分子が集まって凝集体を形成する。界面活性剤の添加により界面活性を低下させることで，気液界面に晒される抗体の割合を下げることで抗体が変性する確率を下げられ，結果として凝集を抑えることができる。また，Mahler らの研究[22]や Kreilgaard らの研究[23]によれば，PS80 や PS20 は，小さな凝集体を安定化させ，更なる大きな凝集体を形成するのを防ぐことであるとされる。これは変性した抗体の疎水面に界面活性剤が弱く結合するためであると考えられる。

　一方で界面活性剤の添加による，長期保存における安定性の低下やタンパク質の酸化，さらにはタンパク質と共にミセルを形成し抗原性を示す可能性，といった負の効果も報告されている。

　こうした状況のもと，抗体医薬製剤に利用可能性がある新しい化合物として包摂化合物であるシクロデキストリン HPβCD が提案されている[24]。HPβCD は内部が空洞な円錐状の分子であり，円錐末端には 1 級もしくは 2 級水酸基が付加されている。空洞内部は疎水性であるため，ミクロな疎水環境を溶媒中に提供する。親水基を持つ為，他の分子に結合した際に溶解度を高める一方，疎水分子もしくはその一部を空洞で覆い隠すことによりカプセル化することができる。この分子は抗体医薬への応用においては新規の界面活性剤であるが，目薬や抗真菌薬，静脈注射等の非経口薬の添加剤としてすでに用いられており，安全性に問題はないとされている。先行研究においても，HPβCD は撹拌ストレスによる凝集体形成を抑制でき，かつ 2.5mM という低濃度で抑制が達成できると報告されている。他の界面活性剤添加と同様，気液界面へ HPβCD 分子が優先的に集まることで，抗体分子が気液界面に晒される頻度を下げるためであると，解釈されている。また，Polysorbate の際に危惧される抗体分子の酸化の心配が無く，有効な添加剤として使用できるとされる。

　また最近は，側鎖にグアニジウム基を持つアミノ酸であるアルギニンが抗体の凝集性を抑制する性質を持つことから，タンパク質の精製などにおいてしばしば使われるようになってきた[25,26]。

1.5.3　糖の添加による安定化

　現在市販されているバイオ医薬の主な製剤形態は 2 種類，凍結乾燥粉末もしくは液体である。バイオ医薬は経口投与できない為，通常は注射剤として処方される。凍結乾燥製剤でも液体製剤でも，安定化剤として糖が用いられることが多い。特にマルトース，トレハロース，スクロース等の二糖類においてその効果が高く，汎用されている。

　医薬品に糖を添加すると保存安定性が向上することは昔から経験的に知られていたことであり，安定化機構については複数の説が提唱されてきたが，液体製剤における抗体の安定化は，しばしば選択的溶媒和による構造安定性の上昇により説明される。

　一方，凍結乾燥製剤中では，糖は二通りの役割をする。一つは凍結乾燥状態の安定化であり，

第6章　安定性・体内動態制御

もう一つは凍結乾燥製剤を注射水等に溶かして溶液状態にしたときの安定化である。凍結乾燥状態における安定化機構については，糖が水分子と置換され，結合水の代わりにタンパク質と結合し安定化する水素結合置換理論と，乾燥凍結剤中で糖がアモルファス（ガラス状態：分子が結晶状態よりも乱雑に配置されている）状態内に包囲されるため安定化するガラス状態理論の2つの安定化理論が提唱されている[27]。これはどちらも，糖が形成するアモルファス組織中にタンパクが置かれる安定化作用を異なった点から論じているものである。鈴木の研究では，凍結乾燥試料中のタンパク質に対する熱安定性作用が調べられている[28]。報告では，高い熱安定化作用を示す糖は試料中の結晶化度が低く，適切な糖濃度の設定により高い熱安定性を示すアモルファスを作り出すことが可能であると報告されている。さらに，そのような試料中では糖とタンパク間で水素結合が形成されており，熱安定性の高いアモルファスでは水素結合形成度が高いことがわかった。加えて，アモルファスは温度によって異なるアモルファス状態を取り，液体窒素での瞬間凍結よりも－30℃付近でゆっくりアモルファス化させたほうが熱安定性の高いアモルファスが得られることが示されている。

　実際の製剤条件を決める際には，スクリーニングに使用できる試料の量と開発にかけられる時間が限られている。そのため，安定化実績の高く，短時間で乾燥可能で生産性が良く，仕上がり外観の優れた糖が過去の経験から用いられることが多い。新しい情報をスピーディに収集し，加えて従来の経験則を理論的に解釈し処方に役立てることが重要である[29]。

1.6　抗体溶液の安定性評価のための指標としての第2ビリアル係数

　筆者らは，抗体溶液のコロイド安定性の評価のために第2ビリアル係数（B2）が有効であることを報告している[30]。第2ビリアル係数は分子間の相互作用の程度の指標となるパラメータで静的光散乱，超遠心分析，浸透圧測定などから求めることが出来る。B2が負である場合，分子間には引力的な相互作用力が働くため保存中の凝集や高濃度化による粘度上昇の可能性が上昇する。一方，B2が正である場合，分子間には斥力的な力が働くため，分散性が良く保存中の凝集も少なく粘性も低い溶液となる場合が多い。従って，溶媒条件を変化させB2を実測から見積もるとコロイド安定性の評価が可能となることから，抗体医薬の製剤開発研究においてB2を利用すると良い。

文　　献

1) H. Liu et al., J. Pharm. Sci., **7**, 2426-2447 (2008)
2) M. Amano et al., Anal. Chem., **83**, 3857-3864 (2011)
3) S. Wang, et al., J. Chromatogr. A., **1217**, 6496-6502 (2010)

4) PA. Barthelemy, *et al.*, *J Biol Chem.*, **283**, 3639-3654 (2008)
5) K. Tsumoto *et al.*, *Protein Science*, **17**, 261-270 (2008)
6) I. Kumagai *et al.*, *J. Biol. Chem.*, **278**, 24929-24936 (2003)
7) T. Peter *et al.*, *Nature*, **321**, 522-525 (1986)
8) C. Queen *et al.*, *Proc. Natl. acad. Sci. USA*, **86**, 10029-10033 (1989)
9) Juan C. Almagro *et al.*, *Frontiers in Bioscience*, **13**, 1619-1633 (2008)
10) S. Uchiyama *et al.*, *Cancer Science*, **101**, 201-209 (2010)
11) H. Liu *et al.*, *Immunology Lettrs*, **16** (2), 144-153 (2008)
12) E. Garber and SJ. Demarest, *Biochem. Biophys. Res. Commun.*, **355**, 751-757 (2007)
13) K. Dudgeon *et al.*, *Proc. Natl. acad. Sci. USA early edition*, 10879-10884 (2012)
14) D. Christ *et al.*, *Protein Engineering*, **20** (8), 413-416 (2007)
15) N. Chenammsetty, *Proc. Natl. acad. Sci. USA*, **106**, 11937-11942 (2009)
16) N. Chenammsetty *et al.*, *Proteins*, **79**, 888-897 (2010)
17) 高岡雄司，タンパク質の凝集性を予測する，*Mol. Sci.*, **6**, NP0016 (2012)
18) P. Arosio *et al.*, *Biophysical Chemistry*, **168-169**, 19-27 (2012)
19) H. Nishi *et al.*, *Pharm Res.*, **27**, 1348-1360 (2010)
20) H. Nishi *et al.*, *J. Biosci. Bioeng.*, **12** (4), 326-332 (2011)
21) RM. Fesinmeyer *et al.*, *Pharmaceutical Research*, **26** (4), 903-913 (2009)
22) H.-C. Mahler *et al.*, *European Journal of Pharmaceutics and Biopharmaceutics*, **59**, 407-417 (2005)
23) L. Kreilgaard *et al.*, *Journal of Pharmaceutical Sciences*, **87** (12), 1597-1603 (1998)
24) T. Serno *et al.*, *Journal of Pharmaceutical Sciences*, **99** (3), 1193-1206 (2010)
25) D. Ejima *et al.*, *J. Chromatogr. A*, **1094**, 49-55 (2005)
26) T. Arakawa *et al.*, *Biophys. Chem.*, **127**, 1-8 (2005)
27) 伊豆津健一，*Netsu Sokutei*, **36**, 112-120 (2009)
28) 鈴木哲夫，低温生物工学会誌，**47** (1), 38-45 (2001)
29) 江川広明，低温生物工学会誌，**47** (1), 46-51 (2001)
30) S. Saito *et al.*, *Pharm Res.*, **29**, 397-410 (2012)

2 リサイクリング抗体技術を用いた次世代抗IL6受容体抗体の創製とその応用

井川智之[*1], 服部有宏[*2]

2.1 抗IL-6受容体抗体による関節リウマチの治療効果と次世代抗体の必要性

　トシリズマブは，関節リウマチをはじめとする多くの自己免疫疾患に深く関与するサイトカインであるIL-6がIL-6受容体に結合することを阻害することで治療効果を発揮するヒト化されたヒト化抗ヒトIL-6受容体抗体である[1]。トシリズマブは，関節リウマチ，多関節に活動性を有する若年性特発性関節炎および全身型若年性特発性関節炎に対して効果があることが認められ，現在，90カ国以上の国で承認されている。

　関節リウマチに関しては，トシリズマブの国内の第三相臨床試験（SATORI，SAMURAI）および海外の第三相臨床試験（OPTION，TOWARD，AMBITION，RADIATE，LITHE）結果から，中等度から重症の関節リウマチ患者に対し，優れた臨床効果と良好な認容性を示すことが明らかとなっている。その臨床効果は，現在の生物製剤の標準療法である抗TNF療法と比較して少なくとも同等であり，加えて抗TNF療法で効果が認められない患者に対しACR20改善率で50％と高い有効性を示し（RADIATE），MTX naiveの患者に対し単剤でMTXに比べ有意に優れる（AMBITION）という既存の生物製剤にない特徴を有する。

　トシリズマブは抗TNF療法とは異なる新規なMOAおよび既存の生物製剤にない特徴を有するが，トシリズマブの投与は月1回の点滴静注が必要であることから，利便性という点においては，皮下投与が可能な抗TNF抗体と比較して劣ると考えられる。現在，トシリズマブの点滴静注製剤を改良した1週ないし2週に1回の皮下注射製剤が開発中であるが，最近承認された次世代抗TNF抗体は月1回の皮下投与製剤であることから，投与頻度の観点では利便性がさらに優れた次世代抗IL-6受容体抗体が望まれる。

2.2 抗体リサイクル技術のコンセプトと次世代トシリズマブへの応用

　第一世代の抗体分子よりも機能的に優れた次世代抗体分子を創製する従来技術として，抗体の抗原に対する親和性の向上，および，抗体の非特異的な消失の低減による血漿中滞留性の向上，という主に2つの方法が用いられてきた。しかしながら，これらの方法による抗体の機能向上には限界が存在する。すなわち，抗原に対する親和性が極めて強く，非特異的な消失の極めて小さい抗体分子であっても，従来型の抗体分子は抗体1分子が抗原と1度だけしか結合することが出来ないため，抗原の作用を1回しか遮断することができない。一方で，標的とする抗原分子は生体内において連続的に産生されているため，投与した抗体の量を超える量の抗原が産生された時

---

　*1　Tomoyuki Igawa　中外製薬㈱　探索研究部　チームリーダー
　*2　Kunihiro Hattori　中外製薬㈱　探索研究部　部長

点で，従来型の抗体分子は抗原の作用を遮断することが出来なくなる。そのため，産生量が高い抗原の場合，従来技術による抗体分子の投与量および投与頻度の低減に限界が存在する。

この限界を克服する方法が，抗体1分子が繰り返し抗原に結合し，複数回抗原の作用を遮断することを可能にする抗体リサイクル技術である[2]。抗原に対するpH依存的結合を付与することを特徴とする抗体リサイクル技術は，血漿中の中性条件下であるpH7.4において抗体は強く抗原に結合し，エンドソーム内の酸性条件下であるpH6.0において抗体は抗原を速やかに解離させる。

従来型の抗体分子は，膜型抗原に結合し抗原-抗体複合体として細胞内に取り込まれ，その後ライソソームに移行しタンパク質分解を受けて消失する。そのため，膜型抗原に対する抗体は抗原依存的な血漿中からの消失を示し，抗体1分子は抗原に対して1度しか結合することができない（図1(A)）。一方，pH依存的結合抗体は，血漿中で膜型抗原に結合し，抗原-抗体複合体として細胞内に取り込まれると，酸性エンドソーム内で抗体は膜型抗原から解離する。膜型抗原はそのままライソソームに移行し，タンパク質分解を受けて消失するのに対して，解離した抗体はFcRnにより血漿中にリサイクルされる。リサイクルされた抗体は次の膜型抗原に結合することが可能である。すなわち，膜型抗原に対するpH依存的結合抗体は，膜型抗原を介した抗原依存的な消失を低減するとともに，抗体1分子が抗原に対して繰り返し結合することを可能にする（図1(B)）。

同様に，従来型の抗体分子は，可溶型抗原に結合し抗原-抗体複合体として細胞内に取り込まれても，FcRnにより抗原-抗体複合体として血漿中にリサイクルされるため，抗原は抗体に結合した状態で血漿中に長く滞留し，結果として血漿中に抗原が蓄積されていく。抗体はリサイクルされるものの，抗原が結合した状態でリサイクルされるため，次の抗原に結合することができず，抗体1分子は抗原に対して1度しか結合することができない（図2(A)）。一方，pH依存的結合抗体は，血漿中で可溶型抗原に結合し抗原-抗体複合体として細胞内に取り込まれると，酸性エンドソーム内で抗体は可溶型抗原から解離する。可溶型抗原はそのままライソソームに移行し，タンパク質分解を受けて消失するのに対して，解離した抗体はFcRnにより血漿中にリサイクルされる。リサイクルされた抗体は次の可溶型抗原に結合することが可能である。すなわち，

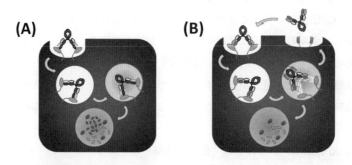

図1　膜型抗原に対する従来型抗体（A）とpH依存的結合抗体（B）の作用

第6章　安定性・体内動態制御

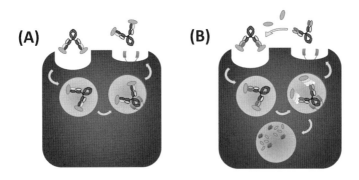

図2　可溶型抗原に対する従来型抗体（A）とpH依存的結合抗体（B）の作用

　可溶型抗原に対するpH依存的結合抗体は，血漿中における抗原の蓄積を抑制するとともに，抗体1分子が抗原に対して繰り返し結合することを可能にする（図2(B)）。
　トシリズマブは膜型および可溶型IL-6受容体の両方に結合することで関節リウマチに対する治療効果を発揮する。そこで抗IL-6受容体抗体に抗体リサイクル技術を適用することで，膜型および可溶型IL-6受容体に繰り返し結合し，IL-6受容体の遮断効果を長期間持続可能な次世代抗IL-6受容体抗体創製の研究が行われた。

2.3　pH依存的にIL-6受容体に結合するpH依存的結合トシリズマブの作製

　抗IL-6受容体抗体に抗体リサイクル技術を適用するにあたり，トシリズマブに対して改変（アミノ酸置換）を加えることにより，IL-6受容体に対するpH依存的結合能を付与する方法が考えられた。血漿中の中性pHとエンドソーム内の酸性pHの違いを利用したpH依存的なタンパク質間相互作用を有する天然タンパク質が知られており，その多くがヒスチジン残基の性質を利用している。これはpK_a6.0-6.5であるヒスチジン残基が，血漿中のpH7.4では中性であるのに対して，エンドソーム内のpH5.5-6.0ではプロトンが付加され正電荷を帯びるという性質を有しているためである。そこで，トシリズマブにヒスチジン残基を導入することで，トシリズマブにIL-6受容体に対するpH依存的結合能を付与することを試みた。
　トシリズマブとIL-6受容体の結合に関わると推測されるアミノ酸残基をヒスチジンに置換した改変抗体を調製し，中性及び酸性条件下でのIL-6受容体との結合を評価することで，抗体とIL-6受容体の結合にpH依存性を付与することが可能なヒスチジン置換部位をスクリーニングした。これらのスクリーニングにより見出された目的のpH依存性を示す複数のヒスチジン改変およびその他の改変箇所を組み合わせることで，IL-6受容体に対して，pH7.4におけるIL-6受容体結合活性を維持しつつ，pH依存的な結合活性を示すpH依存的結合トシリズマブ（PH-TCZ）が得られた。
　トシリズマブ（TCZ）とpH依存的結合トシリズマブ（PH-TCZ）のIL-6受容体に対する結合特性を表面プラズモン共鳴法により評価した。TCZとPH-TCZのpH7.4における結合と解

次世代医薬開発に向けた抗体工学の最前線

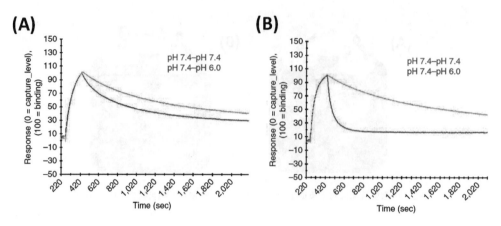

図3　TCZ（A）とPH-TCZ（B）のpH7.4における結合とpH7.4
あるいはpH6.0における解離を示すセンサーグラム

離，および，pH7.4における結合とpH6.0における解離を示したセンサーグラムを図3に示した。TCZはpH7.4において結合後のpH7.4における解離とpH6.0における解離に顕著な違いは認められなかったが，PH-TCZはpH7.4において結合後，pH6.0においては速やかに解離した。pH7.4とpH6.0における解離定数（KD）を解析した結果，pH7.4においてPH-TCZはTCZよりも3倍程度強く結合し，pH7.4とpH6.0におけるKD比（pH依存性）がpH7.4は2倍であったのに対して，PH-TCZは22倍の強いpH依存性を示した。

2.4　トシリズマブ（TCZ）およびpH依存的結合トシリズマブ（PH-TCZ）のノーマルマウスにおける血漿中抗体濃度推移

TCZおよびPH-TCZを1 mg/kgでノーマルマウスに投与し，その血漿中滞留性を評価した。TCZおよびPH-TCZはマウスIL-6受容体に結合しないことから，ノーマルマウスにおける血漿中からの消失はマウスIL-6受容体に依存しない非特異的消失である。ノーマルマウスにおける抗体血漿中濃度推移を図4(A)示した。TCZおよびPH-TCZは同等の血漿中滞留性を示したことから，両者の非特異的消失には差異が無いことが確認された。

2.5　トシリズマブ（TCZ）およびpH依存的結合トシリズマブ（PH-TCZ）の膜型IL-6受容体発現マウスにおける血漿中抗体濃度推移

トシリズマブは膜型IL-6受容体に結合した後に，エンドソーム内に取り込まれてライソソームに移行し分解されることで，膜型IL-6受容体依存的消失を示す。このためトシリズマブ1分子は膜型IL-6受容体に1度しか結合することができない（図1(A)）。

IL-6受容体へのpH依存的結合能の及ぼす膜型IL-6受容体依存的消失への影響を評価するために，TCZおよびPH-TCZを25mg/kgでヒト膜型IL-6受容体を過剰発現するヒトIL-6受容

第6章　安定性・体内動態制御

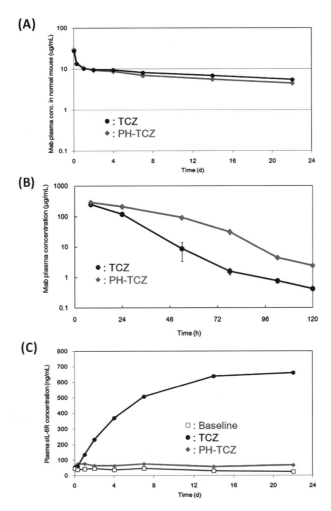

図4　TCZとPH-TCZをノーマルマウスの静脈内に25mg/kgで投与した際の血漿中抗体濃度推移（A），ヒトIL-6受容体トランスジェニックマウス投与時の血漿中抗体濃度推移（B），および，ヒト可溶型IL-6受容体持続注入マウスモデル投与時の血漿中ヒト可溶型IL-6受容体濃度推移（C）

体トランスジェニックマウスに投与し，これらの抗体の血漿中滞留性を評価した．TCZおよびPH-TCZのヒトIL-6受容体トランスジェニックマウスにおける抗体血漿中濃度推移を図4(B)示した．TCZと比較して，PH-TCZは優れた血漿中滞留性を示した．TCZおよびPH-TCZはヒト膜型IL-6受容体を発現していないノーマルマウスにおいては同等の血漿中滞留性を示したことから（図4(A)），IL-6受容体へのpH依存的結合能を付与することにより，膜型IL-6受容体依存的消失を改善できること，および，膜型IL-6受容体に繰り返し結合できることが確認された（図1(B)）．

2.6 トシリズマブ（TCZ）およびpH依存的結合トシリズマブ（PH-TCZ）のヒト可溶型IL-6受容体持続注入マウスモデル投与時における可溶型ヒトIL-6受容体漿中濃度推移

ヒト可溶型IL-6受容体はFcRnに結合しないため高いクリアランスを示すが，FcRnに結合するため低いクリアランスを示す抗体分子がヒト可溶型IL-6受容体に結合すると，ヒト可溶型IL-6受容体のクリアランスは著しく低下する。そのため，トシリズマブを投与するとヒト可溶型IL-6受容体の血漿中濃度が上昇し，トシリズマブ投与期間中は可溶型IL-6受容体が蓄積した状態が維持される。トシリズマブは可溶型IL-6受容体に結合したまま血漿中を滞留するため，トシリズマブ1分子は可溶型IL-6受容体に1度しか結合することができない（図2(A)）。

IL-6受容体へのpH依存的結合能の及ぼす可溶型IL-6受容体の蓄積への影響を評価するために，ヒト可溶型IL-6受容体をインフュージョンポンプにより持続注入し定常状態のヒト可溶型IL-6受容体血漿中濃度を維持したモデルマウスに対して，トシリズマブ（TCZ）およびpH依存的結合トシリズマブ（PH-TCZ）を1mg/kgで投与し，抗体投与後のヒト可溶型IL-6受容体の蓄積を評価した。TCZおよびPH-TCZ投与後のヒト可溶型IL-6受容体血漿中濃度推移を図4(C)示した。ベースライン（抗体非投与時）においてはヒト可溶型IL-6受容体の血漿中濃度は40ng/mLであったが，TCZ投与後に16倍のヒト可溶型IL-6受容体の蓄積が起こり，血漿中濃度は650ng/mLまで上昇した。一方，PH-TCZ投与後には，わずか2倍の蓄積しか起こらず，血漿中濃度は80ng/mLまでの上昇に抑えられることが示された。

TCZおよびPH-TCZは，ノーマルマウスにおいては同等の血漿中滞留性であるにも関わらず（図4(A)），IL-6受容体へのpH依存的結合能を付与することでヒト可溶型IL-6受容体の蓄積を低減できることが確認された。これより，IL-6受容体へのpH依存的結合能を付与することにより，エンドソーム内でヒト可溶型IL-6受容体を解離してヒト可溶型IL-6受容体の蓄積を低減できること，および，可溶型IL-6受容体に繰り返し結合できることが確認された（図2(B)）。

2.7 カニクイザルを用いたpH依存的結合抗IL-6受容体抗体のPK/PD評価（1）

上述の検討結果から，pH依存的トシリズマブは膜型IL-6受容体および可溶型IL-6受容体に対して繰り返し結合することで，膜型IL-6受容体依存的な消失および可溶型IL-6受容体の蓄積を低減できることが確認された。一方，抗体をより少ない投与量で長期間作用させる従来技術として，抗体の抗原に対する親和性の向上，および，抗体の非特異的な消失の低減による血漿中滞留性の向上が知られていることから，抗体リサイクル技術の比較対象として，従来技術を用いてトシリズマブに対してIL-6受容体への親和性を向上させた高親和性（High affinity）トシリズマブ（HA-TCZ）を作製した。トシリズマブのIL-6受容体に対する親和性を100倍向上させたHA-TCZを作製し（pH依存的IL-6受容体結合能は無い），さらにTCZ，PH-TCZおよびHA-TCZに対して，抗体の非特異的な消失（IL-6受容体を介さない抗体の一般的な消失経路）を低減させるために，FcRnへの結合を増強させる改変を導入したFcRn結合増強トシリズマブ（TCZ-FcRn），FcRn結合増強pH依存的結合トシリズマブ（PH-TCZ-FcRn），および，FcRn

第6章 安定性・体内動態制御

結合増強高親和性トシリズマブ（HA-TCZ-FcRn）を作製した。

TCZ，TCZ-FcRn，HA-TCZ-FcRn および PH-TCZ-FcRn をカニクイザルの静脈内に 1 mg/kg で投与し，これらの抗体の血漿中濃度推移とカニクイザル IL-6 刺激による C 反応性タンパク質（CRP）の産生阻害効果（IL-6 受容体遮断効果）を評価した。

血漿中抗体濃度推移を図5(A)に，血漿中 C 反応性タンパク質濃度推移を図5(B)に示した。pH 依存的に IL-6 受容体に結合し，FcRn への結合を増強した抗体である PH-TCZ-FcRn は，TCZ と比較して抗体の血漿中滞留性と C 反応性タンパク質産生阻害の持続性を大幅に向上していることが確認された。一方，抗体の非特異的な消失を低減させたのみの TCZ-FcRn，および，さらに IL-6 受容体への親和性を 100 倍向上させた HA-TCZ-FcRn による持続性の向上はわずかであった。

抗体の非特異的な消失を低減させ，かつ，IL-6 受容体と極めて高い親和性を有する HA-TCZ-FcRn が IL-6 受容体を遮断できる期間は 8 日間であったことから，1 mg/kg で投与した抗体に相当する量の IL-6 受容体が生体内において 8 日間程度で産生されていると考えられる。すなわち標的抗原に対して 1 回しか結合することが出来ない従来型の抗 IL-6 受容体抗体を 1 mg/

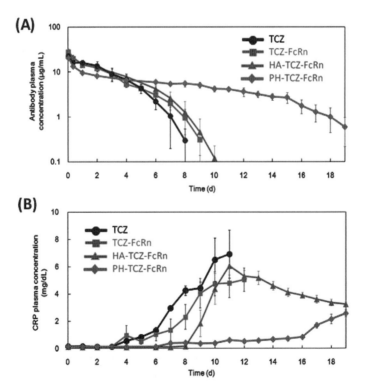

図5　TCZ，TCZ-FcRn，HA-TCZ-FcRn および PH-TCZ-FcRn をカニクイザルの静脈内に 1 mg/kg で投与した際の血漿中抗体濃度推移（A）およびカニクイザル IL6 投与時の血漿中 C 反応性タンパク質濃度推移（B） kg で投与することによって IL-6 受容体の作用を遮断できる期間は最大でも 8 日間程度である。それに対して，抗体リサイクル技術を適用した pH 依存的に IL-6 受容体に結合する PH-TCZ-FcRn は，標的抗原である IL-6 受容体に繰り返し結合することにより，IL-6 受容体の作用を 16 日間程度遮断することが可能である。

2.8 カニクイザルを用いた pH 依存的結合抗 IL-6 受容体抗体の PK/PD 評価（2）

関節リウマチ治療薬の生物製剤である抗 TNF 療法は皮下投与製剤が臨床で用いられている。そこで，トシリズマブ（TCZ）および FcRn 結合増強 pH 依存的結合トシリズマブ（PH-TCZ-FcRn）をカニクイザルの皮下に 2 mg/kg の投与量で投与し，同様の PK/PD 試験を実施した。血漿中抗体濃度推移を図 6(A) に，C 反応性タンパク質濃度推移を図 6(B) に示した。皮下投与時においても，PH-TCZ-FcRn は TCZ と比較して血漿中滞留性が大幅に向上した。また，TCZ は 10 日程度しか C 反応性タンパク質の産生を阻害することができなかったのに対して，PH-TCZ-FcRn は 1 カ月以上 IL-6 受容体を遮断し，C 反応性タンパク質の産生を阻害することができた。

2.9 SA237：抗体リサイクル技術を適用した次世代抗 IL-6 受容体抗体

これらの結果から，PH-TCZ-FcRn のように，pH 依存的に IL-6 受容体に結合する pH 依存的結合抗 IL-6 受容体抗体は，IL-6 受容体に繰り返し結合することで作用を長期間持続させるこ

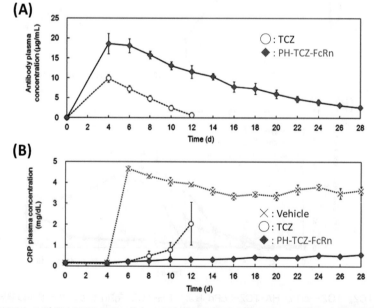

図 6　TCZ および PH-TCZ-FcRn をカニクイザルの皮下に 2 mg/kg で投与した際の血漿中抗体濃度推移（A）およびカニクイザル IL6 投与時の血漿中 C 反応性タンパク質濃度推移（B）

とができることが示された。また，このような長期間の持続性は単純にIL-6受容体への親和性を向上させるだけでは達成できないことが示された。

SA237は抗体リサイクル技術を適用することで創製された新規抗IL-6受容体抗体であり，非臨床試験においてトシリズマブと比較して少ない投与量で長期間IL-6受容体の作用を遮断することが可能であることが示されている。現在，SA237は臨床治験中であり，トシリズマブと比較して優れた作用持続性が発揮されるかを確認中である。

2.10 抗体リサイクル技術を適用した次世代抗体の創製

抗体1分子が繰り返し抗原に結合することを可能にする抗体リサイクル技術は，IL-6受容体のみならず，他の疾患関連抗原に対しても適用することが可能である。すなわち，従来型抗体のように抗原に1回しか結合出来ない抗原では対処しきれないほどの大量の抗原が病態時に産生されている場合，繰り返し抗原に結合することが可能であるリサイクル抗体が特に有用性を発揮する。このような抗原は従来型抗体では標的とすることができなかったため，リサイクル抗体技術を適用することによって初めて標的とすることが可能である。また，従来型抗体では，トシリズマブのように静脈内投与は可能であったが，投与量の観点（皮下投与できる抗体量は一般に150mg程度が限界である）から皮下投与が出来なかった抗原に対して，リサイクル抗体技術を適用することで投与量を低減し，皮下投与可能な抗体医薬を提供することが可能となる。さらに，抗体医薬は，抗体分子を大量に投与しなければ病態時に大量に存在する標的抗原を中和することができないことから，従来のバイオ医薬品であるEPOやG-CSFといった少量の投与で効果を発揮するサイトカイン医薬品と異なり，生産コストが高くなることが知られている。抗体をリサイクルすることによって，投与量の低減につながることから，生産コストを低減できる可能性もある。

さらに，本技術を単独あるいは他の抗体工学技術と組み合わせて適用することより通常の抗体医薬品よりも付加価値の高い様々な次世代抗体医薬品の創製が期待されることからも，SA237の臨床試験の結果が待たれるところである。

文　　献

1) Y. Ohsugi, T. Kishimoto, *Expert Opin. Biol. Ther.*, **8**, 669-681 (2008)
2) T. Igawa et al., *Nat. Biotechnol.*, **28**, 1203-7 (2010)

3 FcRn 結合性を利用した次世代抗体医薬品の体内動態制御

石井明子[*1], 鈴木琢雄[*2], 多田 稔[*3]

3.1 はじめに

FcRn（neonatal Fc receptor）は，血管内皮細胞等に発現する Fc 受容体で，IgG の細胞内輸送を司る。細胞内に取り込まれた IgG は，エンドソーム内で FcRn と結合することにより，タンパク質分解に関わるリソソームへの輸送を免れ，細胞外にリサイクルされる。これにより，約 20 日と極めて長い生体内 IgG の血中半減期が実現している。IgG 骨格を持つ抗体医薬品は，生体内 IgG と同じく FcRn との結合性を有するため，数日～数週間と，他のタンパク質医薬品と比較して長い血中半減期を持つ。一方，Fc 領域を持たない低分子抗体医薬品は，FcRn との結合性を欠き，半減期が数時間程度と短いため，有効血中濃度の維持が実用化のためのハードルの一つとなっている。

近年の創薬研究では，血中半減期の延長による投与量や投与頻度の低減等を目指し，FcRn 結合親和性を改変した IgG 型次世代抗体医薬品の開発が進んでいる。また，FcRn のリガンドである IgG 由来 Fc 領域やアルブミンとの融合，あるいは，IgG やアルブミンに結合するペプチドとの融合により，低分子抗体医薬品に直接あるいは間接的に FcRn 結合性を付与し，血中半減期の延長を図る試みがなされている。本稿では，抗体医薬品の体内動態と FcRn による IgG リサイクル機構の概略，ならびに，FcRn 結合親和性を利用して血中半減期の延長を図った次世代抗体医薬品の開発の現状とその開発・評価における課題について概説する。

3.2 FcRn による抗体医薬品の体内動態制御機構

3.2.1 抗体医薬品の体内動態の特徴および FcRn によるリサイクリングの機構

抗体医薬品は，通常，静脈内，皮下，あるいは筋肉内に投与され，皮下，筋肉内に投与された場合は，リンパ液から全身循環に入る。皮下投与後のバイオアベイラビリティーは，多くの場合 50～70%程度であり，投与数日後に最高血中濃度に達する[1]。生体内での抗体医薬品の分布容積は，血漿容量に近いケースが多く，一般に，組織への分布は多くない[1]。抗体医薬品の消失の主な経路は，抗体医薬品が細胞内に取り込まれた後のタンパク質異化作用（catabolism），すなわち，アミノ酸への分解であるとされている[2,3]。

抗体医薬品の細胞内への取り込みは，細胞外の液性成分が非特異的に取り込まれる飲作用（fluid-phase pinocytosis），または，受容体介在エンドサイトーシスにより起こる。飲作用により細胞内に取り込まれた抗体医薬品は，酸性エンドソーム内で FcRn に結合すると，細胞外に輸送され，細胞表面の中性 pH で FcRn から解離して放出される結果，消失を免れ，リサイクルさ

---

*1 Akiko Ishii-Watabe　国立医薬品食品衛生研究所　生物薬品部　第 2 室　室長
*2 Takuo Suzuki　国立医薬品食品衛生研究所　生物薬品部　第 2 室　主任研究官
*3 Minoru Tada　国立医薬品食品衛生研究所　生物薬品部　第 2 室　主任研究官

第 6 章　安定性・体内動態制御

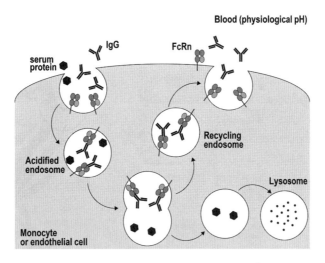

図1　FcRn による IgG のリサイクリング

れる（図1）[4,5]。可溶性抗原に対する抗体医薬品の投与後に，抗体に結合した抗原の血中濃度が上昇する例が報告されており[6,7]，抗体単独の場合と同様に，抗原抗体複合体も FcRn によりリサイクルされる場合があると考えられる。一方，FcRn と結合しなかった抗体医薬品やその他のタンパク質は，エンドソームからリソソームに輸送され，タンパク質分解酵素により分解される（図1）。

　受容体介在エンドサイトーシスによる細胞内への抗体医薬品の取り込みは，細胞表面抗原に抗体医薬品が結合した場合，あるいは，抗原と抗体医薬品の複合体や抗薬物抗体と抗体医薬品の複合体が Fcγ 受容体に結合した場合等に生じる。これらは一般に，抗体医薬品の消失に寄与する経路であると考えられているが，酸性条件下で抗原から解離するように設計された次世代型抗体医薬品に関する最近の知見から[8]，細胞表面抗原に結合して取り込まれた抗体医薬品も，エンドソーム内で抗原から解離することで，FcRn に結合してリサイクリングされる可能性が考えられる。

3.2.2　FcRn の構造および発現部位

　ヒト FcRn は MHC クラス I 分子に類似した構造を持ち，342 アミノ酸残基からなる α 鎖と 99 アミノ酸残基からなる β 鎖（β2m）により構成される（図2）[9]。α 鎖は，α1，α2，α3 の 3 つのドメインからなり，IgG 結合に関与するヒト FcRn 上のアミノ酸残基は，α2 ドメインの Glu115, Glu116, Asp130, Trp131, Leu135 とされている[10]。FcRn には IgG の他にアルブミンも pH 依存的に結合し，IgG と同様に約 20 日と長いアルブミンの血中半減期にも関与している[5,11]。FcRn におけるアルブミン結合部位は His166 であり，IgG 結合部位とは異なっているため，IgG とアルブミンは拮抗することなく FcRn に結合する[11]。

　FcRn は，neonatal という名の通り，げっ歯類の新生児小腸に高発現し，乳汁中の IgG 吸収に

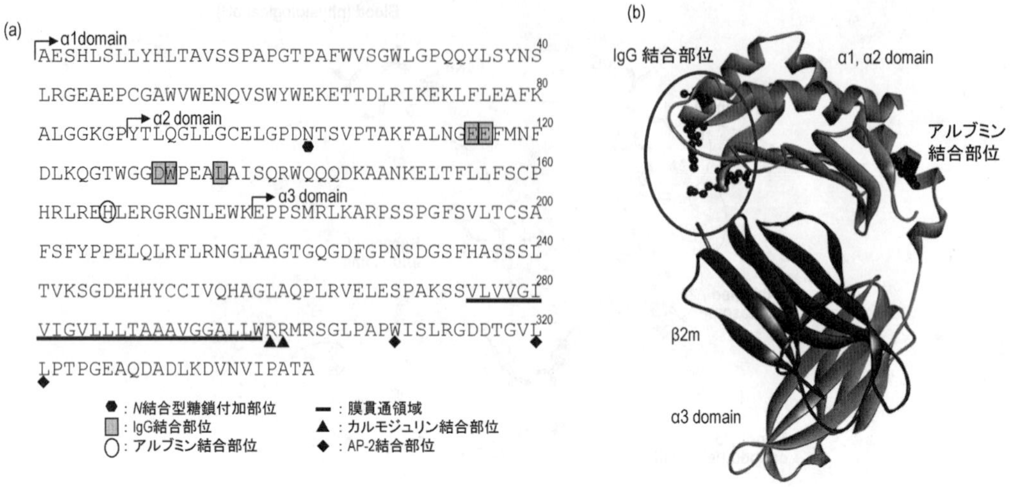

(a)
```
   ┌→α1domain
   AESHLSLLYHLTAVSSPAPGTPAFWVSGWLGPQQYLSYNS⁴⁰
   LRGEAEPCGAWVWENQVSWYWEKETTDLRIKEKLFLEAFK⁸⁰
          ┌→α2 domain
   ALGGKGPYTLQGLLGCELGPDNTSVPTAKFALNGEEFMNF¹²⁰
   DLKQTGWGGDWPEALAISQRWQQQDKAANKELTFLLFSCP¹⁶⁰
               ┌→α3 domain
   HRLREHLERGRGNLEWKEPPSMRLKARPSSPGFSVLTCSA²⁰⁰
   FSFYPPELQLRFLRNGLAAGTGQGDFGPNSDGSFHASSSL²⁴⁰
   TVKSGDEHHYCCIVQHAGLAQPLRVELESPAKSSVLVVGI²⁸⁰
   VIGVLLLTAAAVGGALLWRRMRSGLPAPWISLRGDDTGVL³²⁰
   LPTPGEAQDADLKDVNVIPATA
```

● : N結合型糖鎖付加部位　　　　　― : 膜貫通領域
□ : IgG結合部位　　　　　　　　▲ : カルモジュリン結合部位
○ : アルブミン結合部位　　　　　◆ : AP-2結合部位

(b) IgG結合部位　α1, α2 domain　アルブミン結合部位　β2m　α3 domain

図2　ヒトFcRn（α鎖）のアミノ酸配列（a）および細胞外領域の立体構造（b）
（文献9より一部改変）

関わる受容体として同定されたタンパク質である。その後の研究により成体においても種々の組織に発現し[12]、小腸での抗原抗体複合体の輸送、腎糸球体基底膜からのIgG除去、IgGの胎盤通過等、生体局所におけるIgGの輸送に関わっていることが明らかにされている[5]。IgGの血中濃度維持には、血管内皮細胞及び血球系細胞に発現しているFcRnが関与していることが、組織特異的ノックアウトマウスを用いた実験等により示されている[13, 14]。

3.3　FcRnとの結合性を利用した次世代抗体医薬品の開発動向

3.3.1　Fc領域アミノ酸改変によるIgG型抗体の血中半減期延長

　IgG型の抗体医薬品では、他のタンパク質医薬品と比較して血中半減期が長いものの、血中半減期をさらに延長することにより、投与量や投与頻度の低減、投与量低減による皮下投与製剤の開発が可能になると考えられるため、Fc領域のアミノ酸配列を置換したFcRn結合親和性改変体の開発が試みられている。IgG型の抗体医薬品の中には、血中半減期が2～5日程度と、生体内IgGと比較して短いものもあり[15]、そのような抗体医薬品では、血中半減期の延長が特に有用と考えられる。

　ヒトIgG1において、FcRnとの結合に関与するアミノ酸残基は、Ile253, His310, His433, His435, Tyr436とされており、これらはIgGの高次構造上、CH2領域とCH3領域の間に位置する[5, 16]（図3）。IgGのリサイクリングには、結合のpH依存性が重要であり、IgGとFcRnは酸性条件下（pH6.0～6.5）で結合し、中性条件下（pH7.4）では解離する[16]。Hisの等電点が中性付近であるため、FcRnとの結合部位に位置するHis残基が酸性条件下では正電荷を持ち、中性では電荷を持たないことが、pH依存性の結合に寄与していると考えられている[16]。

　IgGにおいて、FcRnとの結合に必須な部位の近傍のアミノ酸残基を置換することにより、

第 6 章　安定性・体内動態制御

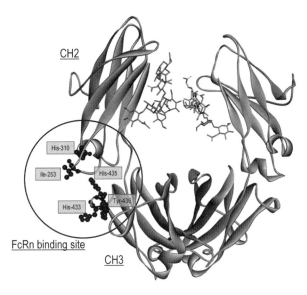

図 3　IgG1 Fc 領域における FcRn 結合部位

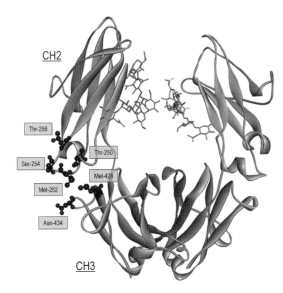

図 4　FcRn 結合親和性向上のために改変される Fc 領域の主要なアミノ酸残基

FcRn 結合親和性が変わることが知られており，代表的なアミノ酸残基として，Thr250, Met252, Ser254, Thr256, Pro257, Gln311, Asp376, Met428, Asn434 がある[12]（図 4）。Fc 領域のアミノ酸置換により FcRn 結合親和性を改変した抗体として，現在までに，表 1 のような改変抗体が報告されている。臨床試験に至っている例は限られているが，抗 VEGF 抗体，あるいは，抗 EGFR 抗体に M428L/N434S 変異を導入した LS 改変体のように，動物実験では，血中半

105

表1 これまでに報告されている FcRn 結合親和性改変抗体

mutations	abbreviation	antigen	IgG subclass	species used in the experiments	fold increase in binding to FcRn at pH6.0	fold increase in serum half-life	reference
M252Y S254T T256E	YTE	RSV	IgG1	human	10	–	Dall'Acqua WF et al. JBC 281, 23514, 2006
		RSV	IgG1	cynomolgus	10	3〜4	
		RSV	IgG1	human	11.2	–	Dall'Acqua WF et al. J Immunol 169, 5171, 2002
				mouse	9.9	no difference	
		VEGF	IgG1	human	7.2	–	Zalevsky J et al. Nat Biotech 28, 157, 2010
				cynomolgus		2.5	
				hFcRn-Tg mouse		3.7〜3.9	
		RSV	IgG1	human		MEDI-557 臨床試験実施	Cingoz O. mAb 1, 439, 2009
M428L N434S	LS (Xtend®)	VEGF	IgG1	human	11.3	3.2	Zalevsky J et al. Nat Biotech 28, 157, 2010
				cynomolgus		4.1〜4.3	
				hFcRn-Tg mouse		3.1	
		EGFR	IgG1	cynomolgus		4.8	
T250Q M428L	QL	HBV	IgG1	human	29 (*)	–	Hinton PR et al. J Immunol 176, 346, 2006
				rhesus	37 (*)	2.5	
		HBV	IgG2	human	28 (*)	–	Hinton PR et al. J. Biol. Chem. 279, 6213, 2004
				rhesus	27 (*)	1.9	
		TNFα	IgG1	cynomolgus	40	0.9	Datta-Mannan A et al. JBC 282, 1709, 2007
				mouse	513		
M428L		HBV	IgG2	human	7 (*)	–	Hinton PR et al. J. Biol. Chem. 279, 6213, 2004
				rhesus	8 (*)	1.8	
		TNFα	IgG1	human	16.9	–	Deng R. et al. Drug Metab Dispos 38, 600, 2010
				cynomolgus	23.1	AUC 1.4倍	
				mouse	1.8	0.6	
N434H		VEGF	IgG1	cynomolgus	5.3	1.6	Yeung YA et al. Cancer Res 70, 3269, 2010
		CD4	IgG1	human		MTRX1011A 臨床試験実施	Zheng Y et al. Clin Pharmacol Therapeutics 89, 283, 2011
		HER2	IgG1	human	1.6 (*)	–	Petkova SB et al. Int Immunol 18, 1759, 2006
				hFcRn-Tg mouse		1.6〜2.2	
		BSR	IgG1	mouse	4	–	Yeung YA et al. J Immunol 182, 7663, 2009
				cynomolgus	4	1.6〜2.3	
				human	4		
N434A		TNFα	IgG1	human	7.7	–	Deng R. et al. Drug Metab Dispos 38, 600, 2010
				cynomolgus		AUC 1.27倍	
				mouse	1.3	1.03	

(つづく)

第6章 安定性・体内動態制御

(つづき)

mutations	abbreviation	antigen	IgG subclass	species used in the experiments	fold increase in binding to FcRn at pH6.0	fold increase in serum half-life	reference
N434W		BSR	IgG1	human cynomolgus	80 80	– 1.6	Yeung YA et al. *J Immunol* 182, 7663, 2009
N434S		VEGF	IgG1	human cynomolgus	– 2.9	– 2.8	Zalevsky J et al. *Nat Biotech* 28, 157, 2010
T307Q N434A	QA	VEGF	IgG1	cynomolgus	10	2.2	Yeung YA et al. *Cancer Res* 70, 3269, 2010
T307Q N434S	QS	VEGF	IgG1	cynomolgus	12.3	2	Yeung YA et al. *Cancer Res* 70, 3269, 2010
T307Q E380A N434A	QAA	VEGF	IgG1	cynomolgus	15.7	1.9	Yeung YA et al. *Cancer Res* 70, 3269, 2010
V308P N434A	PA	VEGF	IgG1	cynomolgus	36	1.8	Yeung YA et al. *Cancer Res* 70, 3269, 2010
T307A E380A N434A	AAA	HER2	IgG1	human hFcRn-Tg mouse	3.3 (*)	– 1.5-2.5	Petkova SB et al. *Int Immunol* 18, 1759, 2006
V259I V308F	IF	VEGF	IgG1	human cynomolgus hFcRn-Tg mouse	5.8	– 1.7 2.6~3.3	Zalevsky J et al. *Nat Biotech* 28, 157, 2010
V259I V308F M428L	IFL	VEGF	IgG1	human cynomolgus hFcRn-Tg mouse	20	– 2.6 3.8~4.8	Zalevsky J et al. *Nat Biotech* 28, 157, 2010
I253A		HER2	IgG1	human hFcRn-Tg mouse	no binding	– 0.2~0.6	Petkova SB et al. *Int Immunol* 18, 1759, 2006
P257I N434H	IH	TNFα	IgG1	human cynomolgus mouse	16 52 197	– 0.7 0.03	Datta-Mannan A et al. *Drug Metab Dispos* 35, 86, 2007
D376V N434H	VH	TNFα	IgG1	human cynomolgus mouse	15 52 17	– 0.8 0.1	Datta-Mannan A et al. *Drug Metab Dispos* 35, 86, 2007
P257I Q311I	II	TNFα	IgG1	human cynomolgus mouse	19 80 25	– – 0.1	Datta-Mannan A et al. *Drug Metab Dispos* 35, 86, 2007

(*) フローサイトメトリーによる結合量測定

減期を延長した改変体での治療効果の向上が示されている例もある[17]。

これまでの報告から,抗体医薬品の血中半減期とFcRn結合親和性には相関があるが[18],FcRn結合親和性の改変により抗体の血中半減期を延長するには,結合のpH依存性が維持されていることが重要と考えられる。表1の改変体のうち,IH(P257I/N434H)改変体,VH(D376V/N434H)改変体,II(P257I/Q311I)改変体等では,pH6.0でのFcRn結合親和性が野生型に比べて大幅に上昇しているが,pH7.4での結合親和性も上昇しており,in vivoでの血中半減期は野生型より短くなっている[19]。中性条件下でIgGがFcRn結合能を有すると,細胞表面に輸送された後にFcRnから解離することができず,放出されないためと考えられる。

IgGとFcRnの結合性には,種差があることが知られており,同じ改変体でも,ヒトのFcRnと動物のFcRnに対しては,結合親和性やそのpH依存性が異なる。評価対象となる改変体について,in vivo実験に用いる種のFcRnとの結合親和性およびpH依存性を調べておくことが,動物実験の結果のヒトへの外挿性を考える上で重要と言える。以下に,代表的な3種類の改変体の特徴を述べる。

(1) YTE(M252Y/S254T/T256E)改変体

Dall'Acquaらは,IgGがFcRnと接触する領域にランダムに変異を導入し,YTE改変体が,FcRnとの親和性を上昇させることを見出した[20]。ヒト化抗RSウイルス抗体にYTE変異を導入した場合,抗原に対する結合性は変わらず,pH6.0においてヒトFcRn,およびカニクイザルFcRnに対する結合親和性が約10倍上昇した。また,この改変体をカニクイザルに30 mg/kgで静脈内投与したところ,血中半減期は野生型抗体の4倍程度に延長され,21.2日であった[21]。一方,YTE改変体は,マウスFcRnに対しては中性でも親和性が高くなっており,マウスに投与した場合は,血中半減期の延長が認められなかった。結晶構造解析結果から,YTE改変体の高次構造は,野生型と類似しており,FcRnとの間で水素結合を形成しやすくなるために親和性が上昇したことが示唆されている[22]。

YTE改変体では,FcγRIに対する親和性は変わらないものの,FcγRIIa,FcγRIIb,FcγRIIIaに対する親和性がそれぞれ1/3,1/2,1/3に低下し,ADCC活性が1/100以下に低下することが報告されている[21]。ただし,YTE改変体にADCC活性を上昇させることが知られているS239D/A330L/I332E変異を追加導入することで,FcRnとの親和性を上昇させたまま,野生型の10倍以上にADCC活性を上昇させることができる[21]。

(2) LS(M428L/N434S)改変体

LS改変体は,Zalevskyらにより報告され,Xtend™と名付けられている。結腸直腸癌,肺癌,乳癌などの治療に用いられているヒト化抗VEGF抗体ベバシズマブにM428L/N434S変異を導入したXtend™-VEGFは,pH6.0においてヒトFcRnに対する親和性が11倍になり,カニクイザルFcRnに対する親和性も同様に上昇した。Xtend™-VEGFを4 mg/kgでカニクイザルに静脈内投与したところ,血中半減期は31.1日であり,ベバシズマブの血中半減期9.7日の3.2倍に延長された[17]。

第6章 安定性・体内動態制御

また,結腸直腸癌などの治療に用いられているキメラ型抗EGFR抗体セツキシマブを元にした改変体においても,同様の効果が得られている。抗EGFR抗体であるセツキシマブをヒト化し,M428L/N434Sの変異を入れたXtend™-EGFRでは,EGFRに対する親和性は変化せずに,FcRnに対する親和性が上昇した。Xtend™-EGFRをカニクイザルに7.5 mg/kgで静脈内投与したところ,血中半減期は4.7日であり,セツキシマブの血中半減期1.5日の3.1倍に延長された[17]。抗EGFR抗体は,抗原依存性の消失経路の寄与により血中半減期が短いと考えられるが,そのような場合もXtend™技術が有用であることが示されている。

ヒトFcRnトランスジェニックマウス(mFcRn$^{-/-}$,hFcRn$^+$)においても,LS改変体の血中半減期は野生型と比較して延長しており,ベバシズマブの血中半減期が3日であるのに対して,Xtend™-VEGFの血中半減期は12日であった。また,セツキシマブの血中半減期が2.9日,セツキシマブをヒト化した抗体では2日であるのに対して,Xtend™-EGFRの血中半減期は13.9日であった。ヒトFcRnトランスジェニックマウスにヒト腫瘍細胞を移植したモデル実験において,Xtend™-VEGFおよびXtend™-EGFRの抗腫瘍効果は,それぞれ野生型より優れていることも示されている[17]。

(3) QL(T250Q/M428L)改変体

Hintonらは,IgG上でFcRnとの接触面に位置し,結合のpH依存性に影響しないと考えられたThr250,Leu314,Met428のアミノ酸置換を行い,T250QとM428Lの置換がFcRnとFcの親和性を上昇させることを見出した[23]。T250とM428はIgG1~4の全てのサブクラスに共通するアミノ酸であり,IgG2タイプの抗HBV抗体にQL変異を導入すると,pH6.0においてヒトFcRnとアカゲザルFcRnに対する親和性がそれぞれ28倍と27倍に上昇することを示した。また,この改変体をアカゲザルに1 mg/kgで静脈内投与したところ血中半減期は27.1日であり,野生型の1.9倍に延長されたことが報告されている[23]。IgG1タイプの抗HBV抗体にQL変異を導入した場合も同様であり,pH6.0におけるヒトFcRnとアカゲザルFcRnに対する親和性はそれぞれ29倍と37倍に上昇し,アカゲザルに1 mg/kgで静脈内投与すると血中半減期は34.9日となり,非改変体の約2.5倍に延長された[24]。

一方で,QL変異を導入した抗TNFの抗体では,カニクイザルFcRnに対する親和性がpH6.0で40倍程度上昇したにもかかわらず,カニクイザルに0.75 mg/kgで静脈内投与した場合に血中半減期の延長が認められていないことから[19],QL変異により血中半減期の延長が可能な抗体の種類は,限られている可能性がある。血中半減期延長のためには,抗体とFcRnの親和性だけでなく,抗体とFcRnの結合速度や解離速度,抗体の体内動態に関わるその他の因子の関与等についても考慮する必要があるだろう。

3.3.2 FcRn結合性の付与による低分子抗体の血中半減期延長

IgG型の抗体医薬品とは対照的に,Fc領域を持たない低分子抗体の血中半減期は数時間程度と短い[25]。FcRnとの結合性を欠くことに加え,分子量が28,000程度と小さいsingle chain Fv(scFv)などでは,糸球体ろ過を受ける大きさであることも半減期が短いことに寄与していると

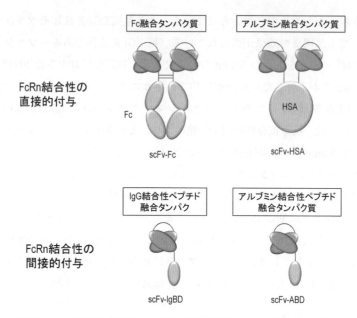

図5　FcRn 結合性を利用して血中半減期延長を図った低分子抗体の例

考えられる[25]。

FcRn との結合性を付与することにより抗体医薬品の血中半減期延長を図る方法として，低分子抗体を IgG 由来 Fc やアルブミンとの融合タンパク質とする方法や，低分子抗体に IgG やアルブミンとの結合性を持つペプチドとの融合タンパク質とする方法が開発されている。前者は直接，後者は間接的に，低分子抗体に FcRn 結合性を付与するものである（図5）。

(1) 直接的 FcRn 結合性付与

IgG 由来 Fc 領域，あるいは，アルブミンが FcRn に結合する性質を利用し，遺伝子組換えにより，低分子抗体をこれらのタンパク質との融合タンパク質とする方法が開発されており，血中半減期延長に成功した例が報告されている。

① 低分子抗体-Fc 融合タンパク質

遺伝子組換えにより，低分子抗体を IgG 由来 Fc 領域との融合タンパク質とすることで，FcRn 結合性を付与し，血中半減期の延長を図った例として，抗 carcinoembryonic antigen（CEA）抗体 scFv と Fc 領域の融合タンパク質[26]，抗 HER2 抗体 scFv と Fc 領域の融合タンパク質[26]，抗 EGFR 抗体 scFv と抗 CD3 抗体 scFv および Fc 領域からなるバイスペシフィック Fc 融合タンパク質[27]等が報告されている。HER2 発現腫瘍移植マウスに，抗 HER2 抗体 scFv あるいは scFv-Fc を投与した実験では，scFv の半減期が 3.5 時間であったのに対して，scFv-Fc の半減期は 95 時間であったことが示されており，Fc との融合タンパク質とすることで，低分子抗体の血中半減期延長が可能であると考えられる[28]。

Fc 融合タンパク質とすることにより，Protein A アフィニティークロマトグラフィーを用い

第6章 安定性・体内動態制御

た精製が可能になることや，抗原結合部位が複数になり，抗原との多価結合，およびFcγ受容体との結合が必要なADCC活性を誘導できる可能性がある，といった利点もあると考えられる。

② 低分子抗体-アルブミン融合タンパク質

上記と同様に，遺伝子組換えにより，低分子抗体をアルブミンとの融合タンパク質とすることにより，FcRn結合性を付与し，血中半減期の延長を図った例として，抗CEA抗体と抗CD3抗体およびアルブミンの融合タンパク質[29]，抗CEA抗体 diabody アルブミンドメインIII融合タンパク質[30]等が報告されている。

抗CEA抗体-抗CD3抗体-アルブミン融合タンパク質に関しては，scFv，single chain diabody (scDb)，tandem scFv (taFv) について検討されており，scFvでは，アルブミンとの融合によりマウスでの血中半減期が4時間から47時間に，scDbでは16時間から43時間に，taFvは26時間から40時間に，それぞれ延長されている。また，抗CEA抗体 diabody では，アルブミンドメインIIIとの融合により，マウスでの血中半減期が2.9時間から56.7時間に延長されており[30]，アルブミンやアルブミンの一部のドメインとの融合タンパク質とすることも，低分子抗体の血中半減期延長に有用であると考えられる。

(2) 間接的FcRn結合性付与

FcRnのリガンドであるIgGあるいはアルブミンとの結合性を持つペプチド配列を付与することにより，低分子抗体の構造を大きく変えることなく血中半減期を延長する方法も開発され，血中半減期延長に成功した例が報告されている。これらの場合，Fc領域やアルブミンとの融合タンパク質とする場合と比べ，分子量が大きくならないため，大腸菌や酵母といった，一般的に製造コストが低い生産宿主を用いて，組換えタンパク質を製造できる可能性が高くなると考えられる。

① 低分子抗体-IgG結合性ペプチド融合タンパク質

IgG結合配列として，IgG結合性を持つタンパク質であるProtein A，Protein G，Protein L由来のペプチド配列を低分子抗体に付与する方法が開発されている[31,32]。

抗CEA抗体／抗CD3抗体 scDb と IgG結合性ペプチドの融合タンパク質では，マウスを用いた実験により，血中半減期（β相）がscDbでは1.3時間であるのに対して，scDbとIgG結合性ペプチドの融合タンパク質では，ペプチドの配列に応じて，2.4～23.3時間に延長されたことが示されている[31]。また，抗CEA抗体 scFv と IgG結合性ペプチドの融合タンパク質では，マウスを用いた実験により，血中半減期がscFvでは0.6時間であるのに対して，scFvとIgG結合性ペプチドの融合タンパク質では，ペプチドの配列に応じて，1.1～20.8時間となっている[31]。

IgG上のProtein A及びProtein G結合部位は，FcRn結合部位に近いことが知られている。IgG結合性ペプチドとして，Protein AやProtein Gの由来のペプチドを用いる場合，ペプチド配列のIgGへの結合が，IgGのFcRnへの結合を阻害しないことが重要であり，検討された各種のペプチドの中では，Protein Gに由来し，Fab領域に結合するペプチド配列（SpG-C3）で，

最も長い血中半減期が得られることが報告されている[31]。

② 低分子抗体-アルブミン結合性ペプチド融合タンパク質

アルブミン結合性のペプチド（ABD：albumin binding domain）を低分子抗体に付与することにより，血中半減期を図る方法も開発されている。ABDとして，Protein Gのアルブミン結合部位をもとにしたライブラリースクリーニング[33~36]により得られたもの，ナイーブペプチドライブラリーからスクリーニング[37,38]したもの等が報告されている。

抗CEA抗体／抗CD3抗体scDbとProtein G由来ABDからなる融合タンパク質をマウスに投与した実験では，scDbの血中半減期（β相）が5.6時間であるのに対して，scDb-ABDでは27.6時間，scDb-albuminでは25.0時間であり，ABDによりアルブミン融合タンパク質と同程度にまで，血中半減期が延長されたことが示されている[33]。

FcRnを介したリサイクリング機構を利用するためのABDの条件として，①アルブミンのABDおよびFcRn結合性が共存できるよう，アルブミン上のABD結合サイトとFcRn結合サイトが重なっていないこと，②ABDとの結合によりアルブミンがFcRn結合性を失わないこと，③アルブミンとFcRnの結合のpH依存性が保たれること，が必要である[36]。

3.4 FcRn結合親和性改変：血中半減期延長以外の有用性

3.4.1 FcRn結合親和性改変による皮下投与後バイオアベイラビリティーの向上

FcRn親和性改変の皮下投与後バイオアベイラビリティーへの影響については，これまで明らかにされていなかったが，2012年にDengらにより，以下のように報告されている[39]。野生型Fcを持つ抗体では，皮下投与後のバイオアベイラビリティーが76.3％であったのに対して，FcRn結合性が検出限界以下であるI253A/H435A改変体では41.8％に低下しており，FcRnとの結合が皮下投与後のバイオアベイラビリティーにも影響することが示された。また，pH6.0でのFcRn親和性が野生型より高く，pH7.4での親和性が野生型と同等に維持されたN434H改変体では，バイオアベイラビリティーが94.7％と高くなっており，FcRn結合親和性の改変により，皮下投与後のバイオアベイラビリティーを改善できる可能性が示されている。皮下投与後の吸収過程におけるFcRnの役割としては，皮下での異化作用からの保護であろうと考察されている。

近年は，患者の負担軽減のため，静脈投与製剤よりも皮下投与製剤が好まれる傾向がある。皮下では投与できる液量に限りがあるため，高濃度製剤の製造技術や投与量の低減の検討が重要となっているが，FcRn結合特性の改善は，血中半減期の延長に加えて，皮下投与後のバイオアベイラビリティー改善による投与量低減に貢献できる可能性が考えられる。

3.4.2 FcRn結合親和性改変の腫瘍局所での利用効率への影響

QA（T307Q/N434A）改変体では，ヒトFcRnおよびサルFcRnへの結合親和性が向上し，サルでは血中半減期延長が野生型の約2倍に延長するが，マウスでの血中半減期は野生型と同程度である。しかし，ヒトFcRn発現腫瘍移植マウスを用いた実験で，抗VEGF抗体の野生型とQA改変体の抗腫瘍効果を比較したところ，QA改変体の方が抗腫瘍効果が高いことが示された[40]。

第6章　安定性・体内動態制御

この機構に関して詳細は明らかではないが，ヒト FcRn を発現している腫瘍局所での抗体の集積や利用効率に関連している可能性が考察されている[40]。

3.4.3　血中半減期短縮によるイメージング用抗体の作製

標的分子特異性の高い抗体は，バイオイメージングのツールとしても有用であるが，放射性同位元素を用いたイメージングの場合，血中半減期が長いことは，被爆の観点から好ましくない。また，血中半減期が長いと，標的への特異的集積画像を得るまでに時間がかかり，画像も不鮮明になる。既承認の放射性標識抗体イブリツモマブチウキセタンは，マウス抗体であるが，マウス IgG がヒト FcRn に結合しない性質を利用し，短半減期の抗体として用いられている。一般的な治療用抗体とは対照的に，イメージングに用いられる抗体では，FcRn 結合親和性の改変による短半減期化が検討され，その有用性が示されている[30, 41]。

3.5　FcRn 結合性を利用した次世代抗体医薬品の開発・評価における課題

FcRn 結合性を利用した種々の改変が，血中半減期の延長など，抗体の特性の改良に有用であることについては，本稿で紹介したような知見が蓄積している。FcRn は，IgG のリサイクリングのみならず，生体局所での IgG 輸送も担っているため，生体内分布等，FcRn 結合親和性の改変の血中半減期以外の体内動態への影響については，今後，さらに検討が必要と思われる。

また，IgG 型の抗体医薬品においては，YTE 改変体のように，アミノ酸置換により，FcRn 結合性以外にも影響が生じるケースも少なくないと想定される。改変型抗体の評価においては，ヒト FcRn との結合親和性や結合の pH 依存性といった目的の特性を持つことを確認すると共に，抗原，Fcγ 受容体，補体との結合性等について，野生型と比較しながら，各種の生物活性を明らかにすることが，その後の非臨床・臨床試験を進める上で有用と考えられる。アミノ酸置換により，翻訳後修飾やタンパク質の安定性も影響を受けると思われるので，構造や物理的化学的性質を含めた特性解析と安定性評価も重要であり，改変体の選択の際には，血中半減期のみならず，タンパク質の特性も十分に評価しながら，開発を進めることが必要と考えられる。

低分子抗体では，大腸菌や酵母を用いた組換えタンパク質発現が可能と考えられ，低コスト生産ができると期待される。しかし，動物細胞での発現系とプロテイン A アフィニティークロマトグラフィーによる精製というプラットフォーム化された方法を用いることのできる IgG 型抗体医薬品と比較して，組換えタンパク質発現，高次構造の再構築，精製方法を個別に確立する必要があるという点は，開発過程における大きな課題であると思われる。有効性・安全性が確保されることが最優先であることは言うまでもないが，タンパク質精製のためのタグを付加した低分子抗体が開発されている例もあり，製造工程への適合性を含めて，構造をデザインしていくことが有用と思われる。

3.6　おわりに

FcRn 親和性の改変については，血中半減期の延長に留まらず，皮下投与後のバイオアベイラ

ビリティー改善や，局所での利用率改善による治療効果向上につながる可能性が示唆されている。これらは，抗体医薬品の投与量や投与頻度の削減，皮下投与製剤の開発を可能性とし，薬剤費の負担軽減や，患者の利便性向上にもつながるものと期待できる。高機能化された革新的な次世代抗体医薬品が，早期に我が国から創出されることが望まれる。

文　　献

1) R. J. Keizer *et al*., *Clin. Pharmacokinet*, **49**, 493-507 (2010)
2) C. R. Gibson *et al*., Monoclonal antibody pharmacokinetics and pharmacodynamics. Therapeutic monoclonal antibodies: From bench to clinic: John Wiely & Sons, Inc., 439-60 (2009)
3) W. Wang *et al*., *Clin. Pharmacol. Ther*., **84**, 548-58 (2008)
4) W. I. Lencer *et al*., *Trends in Cell Biology*, **15**, 5-9 (2005)
5) D. C. Roopenian *et al*., *Nat. reviews*, **7**, 715-25 (2007)
6) R. G. Hamilton *et al*., *J. Immunol. Methods*, **303**, 81-91 (2005)
7) Z. Y. Lu *et al*., *Blood*, **86**, 3123-31 (1995)
8) T. Igawa *et al*., *Nat. Biotech*., **28**, 1203-7 (2010)
9) A. Ishii-Watabe *et al*., *Nihon Yakurigaku Zasshi*, **136**, 280-4 (2010)
10) J. T. Andersen *et al*., *Drug Metab. Pharmacokinet*., **24**, 318-32 (2009)
11) C. L. Anderson *et al*., *Trends in Immunol*., **27**, 343-8 (2006)
12) T. T. Kuo *et al*., *MAbs*, **3**, 422-30 (2011)
13) S. Akilesh *et al*., *J. Immunol*., **179**, 4580-8 (2007)
14) H. P. Montoyo *et al*., Proc. Natl. Acad. of Sci. USA, **106**, 2788-93 (2009)
15) E. D. Lobo *et al*., *J. Pharm. Sci*., **93**, 2645-68 (2004)
16) E. S. Ward *et al*., *Adva. in Immunol*., **103**, 77-115 (2009)
17) J. Zalevsky *et al*., *Nat. Biotech*., **28**, 157-9 (2010)
18) T. Suzuki *et al*., *J. Immunol*., **184**, 1968-76 (2010)
19) A. Datta-Mannan *et al*., *Drug Metab. Dispos*, **35**, 86-94 (2007)
20) W. F. Dall'Acqua *et al*., *J. Immunol*., **169**, 5171-80 (2002)
21) W. F. Dall'Acqua *et al*., *J. Biol. Chem*., **281**, 23514-24 (2006)
22) V. Oganesyan *et al*., *Mol. Immunol*., **46**, 1750-5 (2009)
23) P. R. Hinton *et al*., *J. Biol. Chem*., **279**, 6213-6 (2004)
24) P. R. Hinton *et al*., *J. Immunol*., **176**, 346-56 (2006)
25) P. Holliger *et al*., *Nat. Biotech*., **23**, 1126-36 (2005)
26) J. T. Andersen *et al*., *J. Biol. Chem*., **287**, 22927-37 (2012)
27) R. Asano *et al*., *J. Biol. Chem*., **282**, 27659-65 (2007)
28) D. B. Powers *et al*., *J. Immunol. Methods*, **251**, 123-35 (2001)

29) D. Muller *et al.*, *J. Biol. Chem.*, **282**, 12650-60 (2007)
30) V. E. Kenanova *et al.*, *Protein Eng. Des. Sel.*, **23**, 789-98 (2010)
31) M. Hutt *et al.*, *J. Biol. Chem.*, **287**, 4462-9 (2012)
32) F. Unverdorben *et al.*, *Protein Eng. Des. Sel.*, **25**, 81-8 (2012)
33) R. Stork *et al.*, *Protein Eng. Des. Sel.*, **20**, 569-76 (2007)
34) R. Stork *et al.*, *J. Biol. Chem.*, **284**, 25612-9 (2009)
35) J. Hopp *et al.*, *Protein Eng. Des. Sel.*, **23**, 827-34 (2010)
36) J. T. Andersen *et al.*, *J. Biol. Chem.*, **286**, 5234-41 (2011)
37) M. S. Dennis *et al.*, *J. Biol. Chem.*, **277**, 35035-43 (2002)
38) A. Nguyen *et al.*, *Protein Eng. Des. Sel.*, **19**, 291-7 (2006)
39) R. Deng *et al.*, *MAbs*, **4**, 101-9 (2012)
40) Y. A. Yeung *et al.*, *Cancer Res.*, **70**, 3269-77 (2010)
41) M. D. Girgis *et al.*, *EJNMMI Res.*, **1**, 24 (2011)

第7章 低分子抗体

1 タンパク質工学を駆使した低分子抗体の高機能化

浅野竜太郎[*1]，熊谷　泉[*2]

1.1 はじめに

　低分子抗体は古くは微生物，特に大腸菌を用いた安価な製造を期待して研究が進められたが，現在では，それぞれ単ドメインで機能する，ラクダ科由来のVHH抗体や抗体様スキャフォールドなどと同様に，ハンドリングのし易さ，即ち任意の結合性タンパク質の選択，改変の容易さが期待するところとなっている。これらは通常結合価数が一価であるために，抗体の重要な機能のひとつである多価効果が得られないほか，体内半減期も短いため，検出のプローブや診断薬としては利用できても，治療薬としては特別な例を除いて単独では大きな効果は期待できない。このため高機能化は必要不可欠なプロセスであるといえるが，現状では標準的な手法の確立には至っておらず，用途・用法に応じた様々な観点からの研究が進められている。本節では，タンパク質工学を駆使した低分子抗体の高機能化を我々の研究グループの取り組みと併せて紹介する。

1.2 低分子抗体

　図1に低分子抗体の主な基本形態を記載するが，抗体の特徴である高い特異性と親和性は，先端のVHおよびVLドメインから成る可変領域断片（Fv）が担っており，取り出しても十分に親抗体の結合特性を保持していることが多いことが種々の低分子抗体の作製を可能としている。一方，前述のVHH抗体や，詳細は割愛するが人工的にもラクダ化などにより，単ドメイン化させたdomain抗体（dAb）を調製することが可能であり[1]，dAbならではの高機能性形態も報告

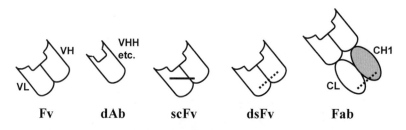

図1　低分子抗体
点線はドメイン間のジスルフィド結合を表す。

---

*1　Ryutaro Asano　東北大学　大学院工学研究科　バイオ工学専攻　准教授
*2　Izumi Kumagai　東北大学　大学院工学研究科　バイオ工学専攻　教授

第7章 低分子抗体

されているが,既存の完全抗体を出発点とする場合はFvを構成単位とする方が開発が容易である。FvのVH-VL間の相互作用は比較的弱く,解離が懸念されるため人工のポリペプチドリンカーで連結させた一本鎖Fv (scFv) や, VH-VL界面の残基をシステインに置換することで調製される,ジスルフィド結合安定化Fv (dsFv) が考案されたが,安定性という点では, CH1-CL間のジスルフィド結合により二量体化しているFabが優れている。ファージに提示させる形態としてもしばしば用いられ,また大腸菌を用いた大量調製も可能であり,実際に米食品医薬品局 (FDA) で認可されている3種の低分子抗体医薬はすべてFabに基づいたものである。低分子抗体の高機能化に向けては,基本形態を基に変異導入や修飾,分子設計,さらにはこれらの組み合わせが行われているが,タンパク質工学の寄与するところが大きいといえる。

1.3 低分子抗体の高機能化
1.3.1 変異導入

抗体はイムノグロブリンフォールドと呼ばれる,一対の分子内ジスルフィド結合で安定化された強固なβバレル構造のドメインで構成され,通常関与する保存されたシステイン以外は存在しないが,稀に,特に多様性に富む相補性決定領域 (CDR) には含まれる時があり,分子内ジスルフィド結合とのかけ違いによる収量の低下が問題となる。このような場合, dsFvとは逆にシステインを他の残基に置換したり,さらには細胞内の還元条件下でも安定に存在する,いわゆる細胞内抗体 (intrabody) を作製するために,進化工学的手法により,分子内ジスルフィド結合に関与しているシステインを他の残基に置換した例もある[2]。ジスルフィド結合以外に着目した例としては,生殖配列等に基づき,保存されている残基や安定性の向上が見込まれるアミノ酸への置換が挙げられるが[3],ドメイン全体にerror-prone PCRにより無作為変異導入後,親和性や安定性の向上のみならずプロテアーゼ耐性の獲得など,目的に応じたスクリーニングもしばしば行われている[4]。親和性の向上に特化した場合は, CDR領域に焦点を絞ることが多いが,それでも完全に無作為な変異導入では,ファージ提示法で扱えるライブラリ規模を大幅に越えてしまう。このような場合は,構造情報に基づく変異導入箇所の選定が有効で,直接抗原と相互作用している残基,あるいは抗原との複合体の構造情報がない場合は,相互作用に関与しうる溶媒表面に露出している残基等に限局することで,規模を下げることができる。実際に我々の研究グループもヒト型化により低下した親和性を,最終的にはCDR中の一箇所の変異で,優位に回復させることに成功している。

1.3.2 修飾

近年,抗体の治療効果を向上させるために薬物を化学的に結合させた抗体-薬物複合体に期待が寄せられているが,低分子抗体に限れば,ポリエチレングリコール修飾 (PEG化) など体内動態の改善が主目的となることが多い。それ自体低免疫原性のポリマーであるが, PEG化は免疫原性や毒性の低減,溶解度の向上,プロテアーゼ耐性の獲得などももたらす他,重合度や修飾数を変えることで,体内動態をある程度自由に制御することができる。バイオ医薬品の中には,

PEG化インターフェロンなど既にいくつか認可されているが，PEG化は煩雑なため製造が高価であり，機能，特に抗体においては親和性の低下や，さらには生分解性ではないため繰り返し投与の結果，蓄積や抗PEG抗体の産生が問題となりうる。このため代替ポリマーとして，PEGの利点を担保しつつ，生分解性のポリマーであるポリシアル酸やヒドロキシエチルスターチを用いた修飾も検討されている。またタンパク質の修飾には，システインのチオール基やリジンのアミノ基が利用されるが，前者は上述の通り，新たなシステインの導入による分子内ジスルフィド結合とのかけ違いが，後者はN末端の修飾や通常タンパク質表面には複数のリジンが存在しているため，修飾の不均一性がしばしば問題となる。リジンを活性に影響を及ぼさない他のアミノ酸に置換した例もあるが汎用的ではないため，近年ではアミノ酸ポリマーの遺伝子工学的な融合も試みられている。抗体断片にグリシンとセリンから成る200残基のアミノ酸ポリマーや，プロリンとアラニン，セリンから成る安定なランダムコイル構造のポリマーなどを融合させることでPEG様の効果を得られるようである。宿主として酵母などの真核細胞を視野に入れれば，糖修飾も選択肢のひとつであり，N型の糖鎖付加配列（Asn-Xaa-Ser/Thr）をタグとして融合させたり，変異導入することで糖修飾による体内半減期の延長が期待できる[5]。

1.3.3 分子設計

図2に一例を示すが，抗体の高機能化に向けた分子設計としては，何らかの機能性タンパク質との融合や，二重特異性抗体を主とする多特異性抗体の作製がまず挙げられる。特異的な抗腫瘍

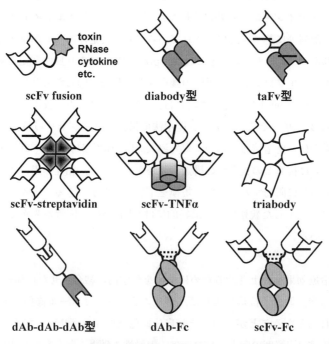

図2 低分子抗体の高機能化に向けた分子設計
～型は二重特異性抗体を表す。

第7章 低分子抗体

効果を狙った，抗がん関連抗原抗体と毒素との融合（immunotoxin）[6]，がん細胞内RNAの特異的な消化を狙ったintrabodyとRNaseとの融合（immunoRNase）[7]，さらには腫瘍組織近傍でのリンパ球の活性化を狙った，抗腫瘍性のサイトカインとの融合（immunocytokine）など[8]，枚挙にいとまがない。詳細は第8章1節をご参照頂きたいが，異なる2種の抗原に結合するように人工設計された二重特異性抗体も，様々な医療応用が考えられ，低分子型としては，可変領域のみから構成されるdiabody型や2種のscFvを縦列に連結したtaFv型などが挙げられる[9]。

抗体の多量体化は，分子量の増加に伴う体内半減期の延長と併せて，多価化による親和性の向上がもたらす機能の向上も期待できる。ロイシンジッパーやストレプトアビジンなどの多量体化ペプチドやタンパク質を利用することで容易に調製できるが，例えばヒト由来の腫瘍壊死因子（TNFα）の様な多量体で機能する抗腫瘍性のサイトカインを用いれば，高い治療効果，抗体の多価化による高親和性，低免疫原性を兼ね備えた魅力的なimmunocytokineが調製される[10]。scFvのリンカー長等を改変することでも二量体（diabody）や三量体（triabody）を調製することが可能で，我々はヒト上皮増殖因子受容体（EGFR）を標的としたscFvの，多量体化に応じたがん細胞の成長抑制効果と体内動態の向上を確認している。単純に縦列に連結することでも多量体化は可能であり，scFvの連結や，特にdAbを用いることで，ドメイン単位で価数の増加や多特異性化と併せて，体内半減期を制御することができる。

ヒトFc領域の融合は，高分子量化に加えて，胎児性Fc受容体（FcRn）との結合による体内半減期の延長も期待できる他，プロテインAを用いたアフィニティー精製も可能となるため，免疫原性が懸念される精製用のペプチドタグを付加させる必要がない。抗体医薬の主な作用機序のひとつである抗体依存性細胞傷害（ADCC）活性や補体依存性細胞傷害（CDC）作用はFc領域が担っているため，これらのエフェクター機能の付加や，Fc領域がホモ二量体であることから融合分子も通常2分子となるため多価化も達成される。例えばdAb-FcやscFv-Fcは，機能的にはIgGと一見同等であるが，より低分子量であるために固形腫瘍等への高い浸透性が期待される他，1つの発現ベクターで調製可能であるため遺伝子工学的改変が容易である[11]。我々も低分子二重特異性抗体にFc領域を融合することで，様々な機能の積算により，極めて強力な抗腫瘍効果を発揮することを実証している[12]。

一方，体内動態の改善のみを必要とする場合は，血清中に多量に存在するヒト血清アルブミン（HSA）が利用されることもある。Fcと同様にFcRnに親和性を有するため，HSAあるいはHSA結合性ドメインを融合することでの体内半減期の延長が報告されている[5]。

1.4 巻き戻し法を用いた低分子抗体の調製

動物細胞発現系を用いたグラムオーダーでの生産も報告されている現在では，微生物を用いた製造が一概に安価とはいえないが，遺伝子工学的改変が容易，即ち発現ベクターの作製から比較的短期間で機能評価が可能であることは大きな利点であるといえる。一方で大腸菌を用いて組換えタンパク質を調製した際，しばしば封入体と呼ばれる不溶性の沈殿が形成されるが，低分子抗

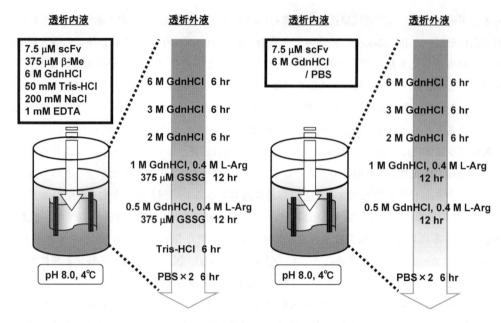

図3　段階透析法による巻き戻し
酸化還元工程有（左），無（右）

体であっても例外ではない。この場合，巻き戻しという操作が必要となるが，従来は変性剤で可溶化後に，変性剤不含の緩衝液に対し滴下あるいは透析する，いわゆる希釈法が主に用いられてきた。我々の研究グループは，抗ニワトリ卵白リゾチーム scFv をモデルに段階透析法を用いた効率的な巻き戻し法を開発，報告してきた。概要を図3左に示すが，封入体として大量発現させた scFv を β-メルカプトエタノール（β-Me）およびグアニジン塩酸塩（GdnHCl）を用いて還元変性させ，透析により段階的に変性剤を除去することで巻き戻しを促し，天然の構造を形成し始める時期に，ジスルフィド結合の形成を促進する酸化型グルタチオン（GSSG）と凝集を抑制する L-アルギニン（L-Arg）を添加する方法である[13]。一方で，シグナルペプチドを付加して分泌発現を狙ったものの，結果として菌体内不溶性画分に局在した組換えタンパク質は，封入体とは素性が異なるとされる。これらはペリプラズム画分へは輸送され，適切にフォールドはされたものの，何らかの要因で留まったとされ，破砕後，膜成分と共沈するため菌体内膜画分とも呼ばれる。これらのジスルフィド結合は正しく架橋されていると予想されるため図3右に示す，酸化還元工程のない比較的簡略化した巻き戻し法が用いられる[14]。

1.5　巻き戻し法を用いた低分子がん治療抗体の開発

巻き戻し法を用いた低分子抗体の開発，中でもヘテロ二量体タンパク質の調製に応用した我々の取り組みを2つ紹介したい。IL12 は，p35 と p40 と呼ばれるドメインが分子間ジスルフィド結合で会合した抗腫瘍性のサイトカインである。腫瘍近傍リンパ球の局所的な活性化を目指し

第7章　低分子抗体

て，IL12とがん胎児性抗原（CEA）を標的とする抗体のFvとの融合を行ったが，この際，発現させるタンパク質の分子量を極力小さくするために，p35にはVHを，p40にはVLのみをそれぞれ融合させた（図4左）。不溶性画分から精製後，等mol混合し図3左に示す巻き戻し法に従って，また適切な分子間ジスルフィド結合を促すためGSSGを添加する際に，その10倍量の還元型グルタチオン(GSH)も添加した。結果，分子間ジスルフィド結合で会合したimmunocytokine IL12-Fvの調製に成功し，IL12単独に対する効果の向上も観察された[15]。大腸菌で極力発現し易いサイズに切り分け，人工的あるいは自発的に多量体化を促す設計は，低分子抗体のみならず大腸菌を用いた組換えタンパク質の調製におけるひとつの方向性であるといえる。

　もう1つの例として，我々が長年取り組んでいるdiabody型二重特異性抗体を紹介したい。詳細はやはり第8章1節をご参照頂きたいが，diabodyを構成する各々のヘテロscFv断片を等mol混合した後，図3右に示す巻き戻し法を用いて調製した。動物細胞を用いて可溶性分子として調製したdiabodyと遜色がみられなかったことから[16]，少なくとも活性を評価する上では問題はなく，共発現ベクターを用いる場合に比べて，両鎖の量論的な混合が可能な他，個別に調製することは時に最適化工程を簡便にできる。ヒト型化によって低下したdiabodyの活性回復を目指した例では，両鎖に2箇所ずつの変異導入候補を設定したが，すべての組み合わせの変異体を評価するためには，野生型も含めると4×4＝16種類の共発現ベクターの作製と，これらを用い

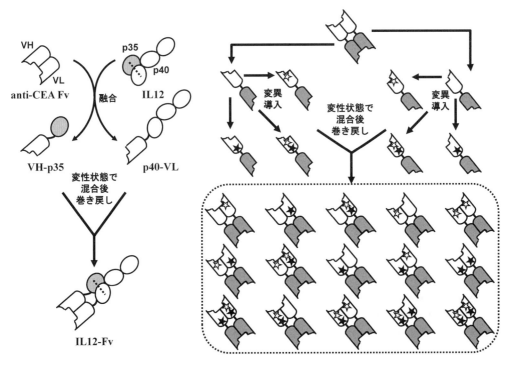

図4　巻き戻し法を用いた低分子がん治療抗体の開発
FvとIL12との融合（左）とdiabody型二重特異性抗体の最適化（右）

た培養，精製が必要となる。一方で，各々の鎖の単発現ベクターを用いた場合，4+4=8種類の発現ベクターを用いて調製後，巻き戻しの際にそれぞれを組み合わせることで16種類のdiabodyを調製することができる（図4右）[17]。変異導入候補がさらに増えれば，より威力を発揮する手法といえる。抗体医薬の製造法として巻き戻し法を用いるには，さらなる検討が必要であるが，開発段階においては時に有用である。

1.6 おわりに

　FDAで認可されている3つの低分子抗体医薬の中で，遺伝子組換え技術を用いているものは2例のみであり，どちらも大腸菌を用いて調製している。2006年に認可されたラニビズマブは，血管内皮増殖因子（VEGF）に特異性を有するヒト型化抗体であり，視力低下等の症状をもたらす加齢黄斑変性症を適応疾患とし，眼球内に投与される。Fab，即ち低分子化により網膜透過性が向上し，半減期が短いために有害事象を起こす可能性が低いという利点があり，一方で結合価数が一価であることによる親和性の低下は，変異導入により向上させている[18]。Certolizumab pegolは，2008年に認可されたTNFαに特異性を有するヒト型化抗体であり，PEG化することで長い体内半減期を達成している。ADCC活性やCDC作用は阻害や中和効果を作用機序とする抗体医薬においては必要がなく，また液性因子を標的とする場合は多価効果も必要ではない。両者は低分子抗体のタンパク質工学を駆使した"変異導入"と"修飾"の理想的な例であるが，やはり特にがん治療に向けての高い薬効という点では"分子設計"に期待がもたれるところである。上述のように低分子治療抗体の高機能化を目指した結果は，必ずしも低分子という枠には収まっていないが，一方で発現系の違いによるコストの差は縮まっており，むしろ前例のない形態の医薬化に向けた製造プロセスの構築や，新たな抗原や薬効に対するバリデーションの困難さが妨げになっているように感じられる。医薬品シーズの開発には寄与できても，製薬化プロセスにアカデミアが貢献できることは限られており，リスクを恐れない製薬企業の積極的な参画を是非とも期待したいところである。

文　　献

1) L. J. Holt *et al.*, *Trends Biotechnol.*, **21**, 484 (2003)
2) K. Proba *et al.*, *J. Mol. Biol.*, **275**, 245 (1998)
3) A. Honegger, *Handb. Exp. Pharmacol.*, 47 (2008)
4) S. S. Sidhu *et al.*, *Nat. Chem. Biol.*, **2**, 682 (2006)
5) R. E. Kontermann, *BioDrugs*, **23**, 93 (2009)
6) Y. Reiter *et al.*, *Trends Biotechnol.*, **16**, 513 (1998)
7) C. De Lorenzo *et al.*, *Cancer Res.*, **64**, 4870 (2004)

8) R. Ronca *et al.*, *Immunobiology*, **214**, 800 (2009)
9) N. Fischer *et al.*, *Pathobiology*, **74**, 3 (2007)
10) A. M. Cuesta *et al.*, *Trends Biotechnol.*, **28**, 355 (2010)
11) C. Enever *et al.*, *Curr. Opin. Biotechnol.*, **20**, 405 (2009)
12) R. Asano *et al.*, *J. Biol. Chem.*, **286**, 1812 (2011)
13) K. Tsumoto *et al.*, *J. Immunol. Methods*, **219**, 119 (1998)
14) R. Verma *et al.*, *J. Immunol. Methods*, **216**, 165 (1998)
15) K. Makabe *et al.*, *Biochem. Biophys. Res. Commun.*, **328**, 98 (2005)
16) R. Asano *et al.*, *Protein Eng. Des. Sel.*, **21**, 597 (2008)
17) R. Asano *et al.*, *FEBS J.*, **279**, 223 (2012)
18) N. Ferrara *et al.*, *Retina*, **26**, 859 (2006)

2 ラクダ科動物由来天然起源シングルドメイン抗体 (VHH抗体) の開発

宮﨑誠生[*1], 伊東祐二[*2], 萩原義久[*3]

2.1 はじめに

ラクダやアルパカなどのラクダ科動物には，通常のIgG抗体とは異なる特殊な構造の抗体が存在する。その特殊な抗体は，重鎖抗体 (Heavy-chain antibody：HCAb) と呼ばれ，通常のIgG抗体の軽鎖とCH1ドメインが存在せず重鎖のみで構成されている。この重鎖抗体の可変領域は，VHH抗体 (Variable domain of heavy chain of heavy-chain antibody) やナノボディと呼ばれる天然起源のシングルドメイン抗体として利用可能であり (図1)，ベルギーのAblynx社では抗体医薬の開発が進められている。2012年2月の *Nature Biotechnology* のNEWSによれば，現在，血栓症に対する抗vWF抗体 (ALX-0081)，関節リウマチに対する抗TNF-α抗体

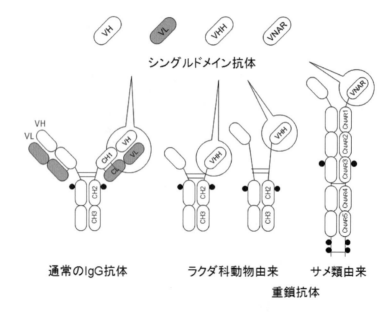

図1　様々な由来のシングルドメイン抗体模式図

シングルドメイン抗体は，通常のIgG抗体の場合，抗体可変領域のどちらか一方の領域で，重鎖抗体を有するラクダ科動物及びサメ類の場合，抗体可変領域である。ラクダ科動物由来の重鎖抗体には，軽鎖とCH1ドメインが存在せず，ヒンジ部分が長い抗体と短い抗体の2種類存在する。
サメ類の抗体は，5つのドメインで定常領域が構成されている。
黒線 (─) は，ジスルフィド結合を，黒丸 (●) は，糖鎖修飾部位を示している。

[*1] Nobuo Miyazaki　アーク・リソース㈱　事業推進室　室長；鹿児島大学　大学院理工学研究科

[*2] Yuji Ito　鹿児島大学　大学院理工学研究科　生命化学専攻 (理学系)　教授

[*3] Yoshihisa Hagihara　㈱産業技術総合研究所　健康工学研究部門　ストレスシグナル研究グループ　研究グループ長

第7章 低分子抗体

(ATN-103) 及び抗 IL-6R 抗体 (ALX-0061) が第 II 相試験に進んでおり, 世界の注目を集めている[1]。

2.2 様々なシングルドメイン抗体

シングルドメイン抗体は, 1989年に E. Sally Ward らが Nature で提唱した抗体で, リゾチーム特異的なマウス IgG モノクローナル抗体を VH ドメイン化した場合でも, 20nM の高アフィニティーの結合活性を維持している事が証明されている[2]。しかしながら, 通常の IgG 抗体は, 重鎖と軽鎖の可変部位を利用して抗原と結合するため, シングルドメイン化してしまうと特異性や結合活性が低下してしまう場合が考えられ, 注意が必要である。一方で 1993 年にラクダ科動物血清中で[3], 1995 年にはコモリザメ血清中でも重鎖抗体が存在している事が報告された[4]。重鎖抗体は, 重鎖の可変部位のみで抗原と結合しており, シングルドメイン化した場合でも, 抗体の性質には, ほとんど影響を受けないと考えられる。さらに, ラクダ科動物血清中では, 約 50～75% 存在しているとの報告もあり[3], 重鎖抗体は血清中に稀に存在する抗体というわけでは無いため, ラクダ科動物の免疫系においても重要な役割を担っていると考えられる。つまり, シングルドメイン抗体の作製には, 重鎖抗体を有する動物を利用する事が効率的である。

2.3 実験動物としてのラクダ科動物

現在, ラクダ科動物は, 全世界で6種類確認されている。南米に生息するラマ, アルパカ, ビクーニャ, グアナコ, アジア・アフリカに生息するヒトコブラクダ, フタコブラクダである。このうちビクーニャとグアナコは野生種であり, その他の4種類は家畜種であるため, 実験動物としては, この4種類が使用されている。しかしながら, ヒトコブラクダ, フタコブラクダは, 体長約2m, 体重約500kg と, 非常に大型の動物であるため, ラマやアルパカが VHH 抗体の研究に多く使用されている。また, サメ類についても一般的に飼育が難しいと言われている。このような理由から, 筆者らは, アルパカを実験動物として選択し, アルパカ VHH 抗体の開発を進めている。

2.4 VHH 抗体の優れた特徴

VHH 抗体は, シングルドメイン抗体である事で, 様々な優れた特徴を有している。

1つ目の特徴は, CDR3 領域が通常の IgG 抗体と比べ長いという点である。一般的な IgG 抗体は, VH と VL の6箇所の CDR 領域により抗原結合領域を形成する。しかし, 天然に存在する重鎖抗体由来の VHH 抗体の場合, 3箇所の CDR 領域で抗原と結合する。3箇所の CDR 領域で抗体の多様性を確保するために CDR3 領域の長さが重要となる。リゾチームに対する VHH 抗体とマウスモノクローナル抗体の CDR3 アミノ酸配列解析からも CDR3 領域のアミノ酸残基数の違いが明らかである[5]。リゾチームに対するマウスモノクローナル抗体の CDR3 領域のアミノ酸が7残基であったのに対し, VHH 抗体は, 24残基と3倍以上も長い。CDR3 領域の配列の長短

の違いは、リゾチームと抗体複合体の立体構造解析にも表れている[6]。VHH 抗体が、長い CDR3 によって凸面のパラトープを形成しており、リゾチームの凹面のエピトープへ結合しているのに対し、マウスモノクローナル抗体由来の Fab フラグメントは、平らなエピトープで結合している[7]。一般的に、基質結合部位は、酵素表面の凹面に存在しているため、VHH 抗体は、凹面に結合しやすく中和抗体として機能する抗体の割合が、通常の IgG 抗体に比べ高いと推測される。

2つ目の特徴は、生産の容易さである。分子量が約 15kDa と低分子の抗体であるため、大腸菌や酵母で容易に発現させる事が可能である。通常の IgG 抗体の可変領域をリンカーで繋いだ一本鎖抗体（Single chain variable fragment；scFv）や Fab フラグメントも大腸菌や酵母で発現が可能だが、VHH 抗体は、VH ドメインと VL ドメイン間の相互作用を形成する必要が無いため、一般的に他のフラグメント抗体に比べ発現効率が良く、生産性が高いと考えられる。

3つ目の特徴は、立体構造の可逆性の高さである。VHH 抗体は、様々な変性状態下（グアニジン塩酸塩、尿素などの変性剤溶液中、高温、高圧）から天然の構造へ巻き戻りやすい性質を備えている[8]。特に注目したいのが熱安定性の高さである。VHH 抗体は、90℃という高温で熱処理した場合でも、室温に戻す事により熱処理前と同程度の抗原結合活性を示す[9]。一方、通常の IgG 抗体は、70℃以上で熱処理を行うと失活し、抗原結合活性が回復することは無い。熱処理に対する VHH 抗体の構造安定性の測定から、熱力学安定性については、VHH 抗体も通常の IgG 抗体と同程度であることが示されている[10, 11]。つまり、VHH 抗体の熱安定性は、熱により立体構造が壊れにくい性質というよりは、熱変性状態から天然状態へ戻りやすい性質によるものであろうと解釈できる。

4つ目の特徴は、タンパク質工学的な抗体改変の容易さである。VHH 抗体は、シングルドメイン抗体であるため、他のタンパク質やペプチドと融合する事により容易に様々な用途に適した抗体へ改良する事が可能である（図2）。

例えば、(a) 放射性同位体である 99mTc を標識した EGFR 特異的 VHH 抗体を使用する事で、EGFR を発現している腫瘍の in vivo イメージングに利用する[12]。(b) GFP を融合させた VHH 抗体を、細胞上の標的抗原の追跡用の蛍光プローブとして利用する[13]。(c) リゾチームに対する同一クローンの VHH 抗体をタンデムに繋ぎ2価にする事により、リゾチームに対する結合親和性がおよそ5倍向上する[14]。(d) TNF-α 特異的な VHH 抗体をタンデムに繋げ、さらに血清アルブミン特異的な VHH 抗体を繋げる事により、マウス体内での血中半減期が 54 分から 2.2 日に向上する[15]。(e) ヒトやマウスの Fc ドメインを融合させて、重鎖抗体に戻し使用する、(f) 常在細菌であるラクトバチルスの膜タンパク上へ乳幼児下痢症の原因ウイルスであるロタウイルス特異的 VHH 抗体を融合させることによりロタウイルスを除去する薬剤として利用する[16]。(g) VHH 抗体の高い安定性とフォールディング能力を利用し細胞内で働く抗体として利用する。つまり、VHH 発現ベクターからリーダー配列を除くことにより、細胞質内に VHH 抗体を発現させ、細胞内の酵素活性調節を行う[17]。

このように VHH 抗体の蛋白質工学の容易さを活用した使用用途は多岐にわたる。

第7章　低分子抗体

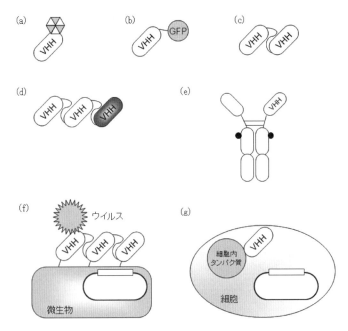

図2　様々な用途でのVHH抗体模式図
(a) 放射線同位体，蛍光色素，ビオチン，磁気ビーズ等と結合させたVHH抗体，(b) GFPなどの，他のタンパク質と融合させたVHH抗体，(c) ドメイン融合により2価化したVHH抗体，(d) ドメイン融合により3価化したVHH抗体，(e) Fcを融合させたVHH抗体，(f) 微生物の外膜タンパク質へ融合させたVHH抗体，(g) 細胞内で発現させたVHH抗体

2.5　VHH抗体取得の試み

VHH抗体は，既に様々な分野において抗体取得が行われており，免疫や感染症の分野で，研究，診断及び治療用抗体としての研究も進んでいる（表1）[18]。

現在，筆者らは，様々な抗原について抗体取得を試みており，その1例を紹介する。

標的抗原としてHER2を用いて，HER2に対するアルパカVHH抗体の取得を試みた。HER2は，細胞表面に存在する糖タンパク質でヒト上皮増殖因子受容体ファミリーに属する増殖因子受容体である。また，乳癌の腫瘍マーカーでありHER2に対する抗体医薬であるハーセプチン（トラスツズマブ）は非常に有名である。

免疫をしていないアルパカの末梢血リンパ球から作製した，ナイーブアルパカVHH抗体ファージライブラリを用いて，HER2に対してバイオパンニングを行った。バイオパンニングが2ラウンド終了した時点で増幅ファージの結合活性を確認したところ，驚くべき事にわずか1ラウンドで目的の結合活性を持つファージクローンの濃縮に成功した（図3A）。また，クローン化後の抗体ファージの特異性についても，極めて高い特異性を有していることが分かった（図3B）。筆者らの考えでは，VHH抗体のCDR3領域が長いアミノ酸配列構成されているため，抗原のエピトープに結合しやすく，比較的容易に抗原特異的VHH抗体の濃縮が行えるのではな

次世代医薬開発に向けた抗体工学の最前線

表1 免疫,感染症における VHH 抗体取得事例

		標的抗原	アプリケーション	VHH 抗体由来
免疫	膜タンパク質	CD16	NK 細胞活性化	ラマ(免疫)
		CEA	ガン免疫療法	ラマ(免疫)
	分泌タンパク質	TNF-α	サイトカイン中和	ラマ(免疫),アルパカ(免疫)
		PSA	ガン診断	フタコブラクダ(免疫)
		血清アルブミン	血中半減期上昇	ラマ(免疫)
	細胞内タンパク質	Bax	アポトーシス阻害	ラマ(非免疫)
		HIF-1α	低酸素応答	ラマ(非免疫)
感染症	毒素	LPS	エンドトキシン除去	ラマ(非免疫)
		マイコトキシン	毒素検出	ラマ(免疫)
	ウイルス	HIV env	ウイルス中和	ラマ(免疫)
		ロタウイルス	ラクトバチルスによるウイルス吸収	ラマ(免疫)
	微生物	ミュータンス菌	齲歯減少	ラマ(免疫)
		β-ラクタマーゼ	抗菌活性増強	ラマ(免疫)
	寄生虫	トリパノソーマ	インフェクトーム解析	フタコブラクダ(免疫)

文献 17)より 1 部抜粋

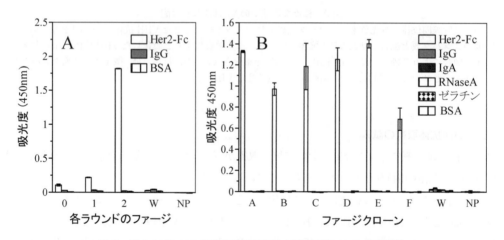

図3 バイオパンニング後の抗原特異的 VHH 抗体ファージの単離
(A) HER2-Fc を固相化したプラスティックプレートに対し,2 回のパンニングにより濃縮したファージの ELISA による結合活性,(B) 2 回目のパンニング後にクローン化した VHH 抗体ファージ(A-F)の結合特異性(ただし,W は野生型ファージを,NP はファージを加えていない系を示す)。

いかと推察している。今後は,取得されたクローンの性状解析を進めるとともに,さらに各種抗原に対する抗体取得を試みて行く予定である。

2.6 おわりに

ラクダ科動物で重鎖抗体が発見されてからおよそ 20 年が経過した。はじめに述べたように,

第7章 低分子抗体

VHH抗体は，抗体医薬として上市を目指し，臨床試験が進んでいる事から，世界中で今後ますますVHH抗体に対しての関心が高まると予想される。しかしながら，国内でVHH抗体の研究が進んでいるとは言い難く，免疫用のラクダ科動物の飼育を行っている施設は，ほとんど存在しない。そこで，筆者らは，産学官連携のもと，VHH抗体作製用にアルパカを導入し，産業応用に向けたアルパカVHH抗体の研究開発を進めている。将来的には，国内のVHH抗体作製，供給のインフラを整えたいと考えている。

文　　献

1) G. Sinha, *Nature Biotechnology*, **30**, 124 (2012)
2) E. Sally Ward et al., *Nature*, **341**, 544 (1989)
3) C. Hamers-Casterman et al., *Nature*, **363**, 446 (1993)
4) A. S. Greenberg et al., *Nature*, **374**, 168 (1994)
5) T. T. Wu et al., *Proteins*, **16**, 1 (1993)
6) A. Desmyter et al., *Nat. Struct Biol.*, **9**, 803 (1996)
7) B. C. Braden et al., *J. Mol. Biol.*, **243**, 767 (1994)
8) M. Dumoulin et al., *Protein Science*, **11**, 500 (2002)
9) R. H. J. ver der Linden et al., *Biochimica et Biophysica Acta*, **1431**, 37 (1999)
10) Y. Hagihara et al., *Biochim. Biophys. Acta*, **282**, 36489 (2007)
11) Y. Hagihara et al., *J. Biol. Chem.*, **280**, 24752 (2005)
12) L. Huang et al., *Mol. Imaging Biol.*, **10**, 167 (2008)
13) U. Rothbauer et al., *Nature Methods*, **3**, 887 (2006)
14) K. E. Conrath et al., *J. Biol. Chem.*, **276**, 7346 (2001)
15) K. Coppieters et al., *Arthritis Rheum*, **54**, 1856 (2006)
16) N. Pant et al., *J. Infect Dis.*, **194**, 1580 (2006)
17) S. A. Jobling et al., *Nature Biotechnology*, **21**, 77 (2003)
18) J. Wesolowski et al., *Med. Microbiol. Immunol.*, **198**, 157 (2009)

3 新規分子骨格を用いた分子標的分子のデザイン
― 新規なスキャフォールドの利用 ―

橋口周平[*1]，杉村和久[*2]

3.1 はじめに

次世代の抗体医薬，医療イメージング分子素子として，抗体に代わる蛋白分子を骨格（scaffold）に，抗原特異性を賦与した抗体様分子に関する研究が進展している。

現実には，新規骨格を持つ分子の発現性，生産性，安定性，製造コストとの関連が重要な問題となるが，私どもの経験から次のことを指摘しておきたい。

新規分子骨格を利用したファージライブラリーを構築する場合，①抗体に匹敵する結合配列を何カ所，そのコンフォメーションを保持して組み込めるか，②その場合，ランダム配列の上流と下流の接続部分のオリゴペプチド配列の正確さが重要で，塩基の付加や欠失はフレームのズレとなりライブラリーの質に大きい影響を与える。そのためコドン単位でDNA合成することが求められる。③また，新規分子骨格分子がファージのアセンブリに影響を及ぼすことはないのか，その分子骨格が正しいコンフォメーションでファージ上に提示しているのか，またそのようなファージがライブラリーのどの程度の割合を占めるのかがライブラリーの大きさや質に関係する。このために，Plückthun Aら[1,2)]，あるいはBradburyl RMら[3)]が検討したような，ファージミドベクター上の発現タンパク分子のシグナル配列の選択に関する検討も重要となる。

本章では，新規な分子骨格の利用の観点から，最新の情報を紹介したい。

3.2 アフィボディー（Affibody）

ブドウ球菌由来のプロテインAはイムノグロブリンG（IgG）と結合する蛋白分子であるが，IgGと結合領域を構成するBドメインは，システイン残基を含まない58アミノ酸残基で構成され，3本のヘリックスが束状になった3ヘリックスバンドル構造を有している。このドメイン単独で安定なバンドル構造をもつように改変された分子骨格（Zドメイン）に，目的分子への結合特異性を付加したものをアフィボディと呼んでいる（図1A）。アフィボディは，このZドメインのヘリックス1および2の溶媒接触面のアミノ酸にランダムな配列を導入したファージディスプレイライブラリーから，標的分子に特異的なクローンを選別する手法で作製される。1997年にNygren PAらによって報告[4)]されて以降，マイクロモーラー（μM）からナノモーラー（nM）の濃度域で結合する様々な抗原特異性（インシュリン，フィブリノーゲン，トランスフェリン，TNF-alpha，HER2，EGFRなど）のアフィボディが作製されている[5)]。フォールディングに要する時間が短いのでペプチド合成することが可能であり，放射性同位元素標識のためのキレート部位の導入など，容易に化学的修飾することができる。乳癌患者を対象とした臨床試験において

[*1] Shuhei Hashiguchi 鹿児島大学 大学院理工学研究科 助教
[*2] Kazuhisa Sugimura 鹿児島大学 大学院理工学研究科 教授

第 7 章　低分子抗体

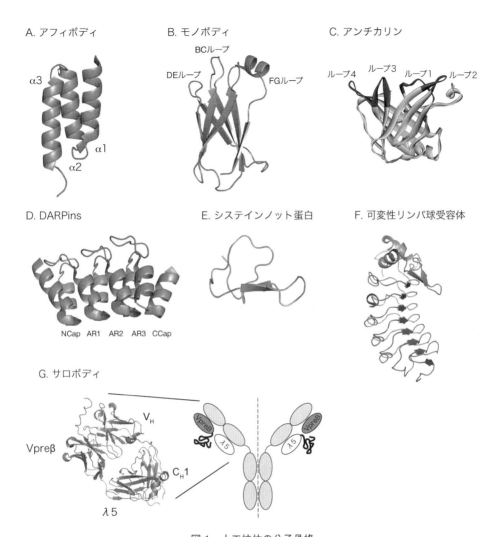

図 1　人工抗体の分子骨格

A：アフィボディの立体構造（PDB ID 3MZW）。ヘリックス 1（α1）とヘリックス 2（α2）が標的分子との結合領域となる。

B：フィブロネクチン 10Fn3 ドメインを分子骨格として作製されたモノボディの立体構造（PDB ID 3MZW）。逆平行 β 構造のサンドイッチ構造と，BC，DE，FG という名称の 3 本のループ構造が，イムノグロブリンの V 領域の構造と類似している。

C：アンチカリンの立体構造（PDB ID 1KXO）。アンチカリンの分子骨格となるリポカリンファミリーの分子では，8 本の逆平行 β 鎖が並んだ筒状のタンパク質構造（バレル構造）が高度に保存されている。β 鎖の間には 4 本のループ構造（黒色）が形成されリガンドポケットとして機能する。

D：アンキリン反復（AR）を分子骨格とした人工抗体（DARPins）の立体構造（PDB ID 2JAB）。デザインされた AR 蛋白が積み重なった構造を持つ。

E：システインノッティング蛋白であるヒト AgRP（PDB ID 1MRO）の構造。

F：可変性リンパ球受容体。H-トリサッカライド特異的 VLR の立体構造（PDB ID 3E6J）

G：プレ B 細胞受容体（pre-B cell receptor：preBCR）の V 領域の立体構造（PDB ID 2H32）と Surrobody の模式図。VpreB，λ5 が，それぞれ H 鎖の VH ドメイン，CH1 ドメインと会合する。VpreB1 もしくは λ5 に IL-2 を融合させたサロボディでは，抗原特異性を維持したまま，IL-2 の機能が付与される。

は，^{68}Ga および ^{111}In で標識された Her2 特異的アフィボディ（ABY-002）を用いて，投与後2〜3時間後に良好なイメージング画像の取得に成功している[6]。^{18}F や ^{99m}TC などの各種をラベル化するための技術開発や，体内動態を改変するためのエンジニアリングも実施されている[6,7]。

3.3 フィブロネクチンの一部を分子骨格とした人工抗体

ヒトフィブロネクチンのタイプ3ドメイン（FN3ドメイン）を分子骨格として作製された人工抗体はモノボディ（Monobody），アドネクチン（AdNectin）などの名称で知られており，1998年に Koide らによって報告[8,9]され現在も継続的に研究されている。FN3ドメインは94個のアミノ酸残基から構成され，システイン残基は有しない。イムノグロブリンのV領域と似た構造を有しており，7本のβストランドが6つのループ構造で連結された構造を持つ（図1B）。このループのうち，3つのループとシート構造にランダムな配列を導入する方法で作製したライブラリから，標的分子に特異的なFN3抗体を選別する方法で作製される[10]。ファージディスプレイ法，mRNAディスプレイ法および酵母細胞表面ディスプレイ法との組み合わせで，ナノモーラー（nM）の濃度域で結合する様々なFN3ドメイン抗体が作製されている[11]。また。酵母のtwo-hybridシステムを適用した報告では，リガンドとの結合により構造変化したエストロゲン受容体αを識別するモノボディも報告[12]されており，細胞質内の標的分子のターゲティングにも有効であることが示唆される。FN3ドメインは，熱力学的にも安定で，可溶性が高く，様々なプロテアーゼに対しても抵抗性を示す。バクテリア発現系においては，正しく折り畳まれた単量体のFN3の大量発現（>50 mg/l）が可能である。最近では2重特異性のモノボディの開発も試みられている。抗体医薬への展開に関しては，肝臓でのクリアランスを避けるために，N末端側に導入したシステイン残基を介してPEG化したヒトVEGF受容体2（VEGFR-2）に特異的AdNectin（CT-322）が現在，多形性神経膠芽腫を対象とした第2相臨床試験に入っている[13]。

3.4 アンチカリン

リポカリンファミリーに属する分子を分子骨格に持つ人工抗体はアンチカリンと呼ばれSkerra A らによって報告されている[14,15]。リポカリンファミリー分子は，脊椎動物から昆虫，植物，バクテリアにまで広く存在する分子で，抗体と同様に分子認識分子としての機能が備わっているが，抗体遺伝子のように体細胞突然変異を伴わないので多様性はない。160〜180アミノ酸残基からなる一本のポリペプチド鎖で，8つのβストランドで構成されるバレル構造を有しており，4本のループが一方向に突き出ている（図1C）。イムノグロブリンの抗原結合部位と似た構造であり，ループの鎖長は分子毎に異なる。これまでにオオモンシロチョウ由来のリポカリンであるビリン結合蛋白のほか，好中球ゲラチナーゼ結合リポカリンやヒトアポリポ蛋白質Dを分子骨格として，4本のループを構成するアミノ酸配列に変異導入したファージディスプレイライブラリーが作製され，フルオロセイン，ジゴキシゲニンといった小分子，CTLA-4，VEGFなどの蛋白分子に特異的なアンチカンが単離されている。最近では，大腸菌表面ディスプレイ法を

適用してセルソーターを用いたスクリーニングを行った報告がある[16]。PEG 修飾された VEGF 特異的アンチカリン（PRS-050）は，固形腫瘍患者を対象とした第 1 相臨床試験が 2011 年末に完了している[17]。

3.5　アンキリン反復を改変した人工抗体（DARPins）

アンキリン反復（ankyrin repeat：AR）は，33 個のアミノ酸で形成される β ターン，2 つの逆平行 α ヘリックスとそれを連結するループ構造を有するユニットであり，このユニットが積み重なった繰り返し構造を有する（図1D）。AR は酵母の細胞周期制御に関わる分子として酵母で同定され，その後，細胞内外で機能する多くのタンパク質に保存された構造であり，タンパク質間相互作用を媒介することが明らかとなった[18]。先述の FN3 と同じくシステイン残基を含まず，熱力学的にも安定な分子であり，バクテリアでの大量調製が可能である。イムノグロブリンの構造とは異なるが，AR に抗原特異性を付加した人工抗体（Designed Ankyrin Repeat Proteins：DARPins）は Pluckthun A らによって 2004 年に報告された[19]。DARPins は，200 以上の AR の中で保存率の低い配列の中で分子表面に露出しているアミノ酸配列をランダムな配列に置換した AR ライブラリーから目的蛋白に結合するクローンを選別し，順次，AR ユニットを追加することで作製される。ヒト EGF 受容体2や Her2 特異的 DARpins などの報告があり，最近では，細胞内のシグナリング阻害剤を開発する試みが報告されている[20]。詳細な総説があるので参照されたい[21]。

3.6　システインノットタンパク質（Cysteine knot miniproteins）

ノッティンタンパク質（knottins）とも呼ばれるシステインノットタンパク質は，通常，鎖長が 30 アミノ酸残基程度のポリペプチド鎖で，3 本の逆並行 β ストランドがループで結合された構造を形成する（図1E）。分子内に 3 つのジスルフィド結合があり，ループの鎖長および配列は分子毎に異なる[22]。pH 変化に対しても強く耐熱性があり，血清や腸管にあるプロテアーゼに対しても分解を受けにくい。また，システインノットタンパク質に分類される分子の中には小腸粘膜を透過できるものがあり，経口投与できる scaffold として利用できる可能性が示唆される。これまでに，N 末端側の 23 残基が削られたシステインノットタンパク質（EeTi-II）を scaffold として，β ターンを構成する 10 個のアミノ酸の配列をランダムな配列で置換したファージライブラリーからは，マラリア抗原である AMA-1，HIV ウィルス蛋白の Nef に特異性を有するものが単離されている[23]。イモガイ毒由来のノッティンタンパク質である ω-コノペプチド MVIIa は，強力なカルシウムイオンチャンネル阻害剤であり，鎮痛剤ジコノタイド（Ziconotide）としてアメリカ合衆国の連邦食品医薬品局（FDA）により医薬品として承認されており，ノッティンタンパク質由来の改変体や人工抗体も医薬品になりうる可能性がある。

3.7 可変性リンパ球受容体（variable lymphocyte receptor：VLR）

　生命に備わっている分子標的分子として，イムノグロブリンが専属の分子であったが，近年，ヤツメウナギ，ヌタウナギなどの無顎類の獲得免疫システムにおける抗原受容体となる可変性リンパ球受容体（variable lymphocyte receptor：VLR）が発見された[24]。VLRは，イムノグロブリンの構造とは異なり，ロイシン残基に富んだリピート（leucine-rich repeat：LRR）が繰り返し積み重なった馬蹄形の構造を有しており，内部に並行型βシート構造を保持している（図1F）。興味深いことに高等動物の自然免疫システムで用いられているToll様受容体（toll-like receptor：TLR）もVLRに特徴的なLRR構造を有している。Cooper MDらは，炭疽菌胞子の糖タンパク質であるBclAに特異的なVLRのクローニングを行い，得られた特異的クローンのアミノ酸配列の相同性解析により，βシート構造のくぼんだ領域が抗原認識部位として機能することを示した[25]。その後，Wilson IAらにより，同領域とC末端モジュールの可変ループ領域により抗原を認識することが明らかとなった[26]。Pancer Zらは，酵母表面ディスプレイ技術を用いて，免疫されたヤツメウナギのリンパ球由来のVLRライブラリーを作製し，抗原特異的VLRを単離している[27]。一方，大腸菌での発現とファージ上への提示が可能なVLRの改変体がごく最近作製された[28]。LRRのN末端にあるαヘリックス構造のキャップ（N-terminal helical capping）がLRRのフォールディングに関係することが報告[29]されているが，Kim Hらは，VLRの各モジュールのN-terminal helical cappingを再構築し，バクテリアで可溶性タンパク質分子としての大量生産（50〜80mg/L）が容易で，熱力学的にも安定な構造のVLR抗体scaffold（Repebody）を作製した[28]。さらに，VLRとリゾチーム複合体の結晶構造に基づいて変異導入するサイトを決定し，変異導入したrepebodyのファージディスプレイライブラリーから抗原特異的Repebodyの単離に成功している[28]。単離されたRepebodyとリガンドとの共結晶の構造解析の結果，変異導入後もその馬蹄形は維持されており，変異導入した領域と結合していることが示されている[28]。さらに，2つのリピートモジュールの6箇所に変異導入したライブラリーからは，インターロイキン6に特異的Repebodyも単離されている[28]。

3.8 サロボディ（Surrobodies）

　B細胞のイムノグロブリン遺伝子は，分化の過程の中で，まずH鎖遺伝子の再構成が完了した後，L鎖遺伝子の組み換えが行われて完成する。L鎖のない未分化B細胞では，再構成に成功したH鎖遺伝子から翻訳されたμH鎖蛋白は，サロゲートL鎖（surrogate light chains：SLC）と呼ばれる，個別の遺伝子でコードされたVpreB1およびλ5と疎水性相互作用により会合し，プレB細胞受容体（pre-B cell receptor：preBCR）を形成する（図1G）。VpreB1およびλ5は，それぞれイムノグロブリンのVL IgドメインおよびCLドメインと相同性があるが，VpreB1のC末側の21アミノ酸残基，λ5のN末側の50アミノ酸残基は外側に伸長している点で異なる。2008年にLerner RAらは，プレB細胞受容体に抗原特異性を付加した抗体をサロボディという名称で報告している[30]。Lernerらは，H鎖とSLCのファージディスプレイ系を確立し，H5N1

第 7 章　低分子抗体

インフルエンザウィルス感染から回復した患者の骨髄細胞を用いて作製したファージライブラリーから，H5N1 特異的サロボディを作製している。preB1 および λ5 に変異導入することで，さらなる改変が可能になると考えられる。Lerner RA らはさらに，H5N1 特異的サロボディの VpreB1 の C 末側もしくは λ5 の N 末側にインターロイキン 2（Interleukin 2：IL-2）を融合させたサロボディを作製し，H5N1 特異性と IL-2 の活性を有する機能性抗体の作製に成功している[31]。サロボディはヒト由来の分子であるので，完全ヒト多機能抗体として利用できる可能性があり，今後の展開が期待される。

3.9　特定のペプチド構造を移植した新規分子の作製（Epitope backbone grafting design）

前述の手法では，抗体に代わる分子骨格に変異導入することで人工的な蛋白を作製していたが，抗体の抗原認識部位，酵素の活性部位など不連続なモチーフ構造を移植して新規の蛋白分子を作製する手法が，2011 年に Schief WR らにより報告されている[32,33]。目的とするモチーフの構造位置情報を利用して，PDB データベースから候補となる scaffold 蛋白を選別し，それぞれの構造を維持した状態でつなぐためのセグメント領域のアミノ酸配列の候補を計算により割り出した後，小規模なライブラリーから目的の分子を選別する手法である。Schief らは，HIV ウィルスの gp120 特異的中和抗体（b12）が認識する gp120 上の非連続エピトープを移植した，nM オーダーの濃度域で b12 抗体と結合する，構造的にも安定な新規分子の設計に成功している[32]。

3.10　おわりに

人工抗体開発に関する研究の最近の進歩は目覚ましく，これまでに述べてきた人工抗体以外にも，テトラネクチン[34]，ユビキチン[35]，アビジン[36]，DNA 結合蛋白である Sso7d[37]，ヒトγクリスタリン[38]，チチン蛋白の Z1 ドメイン[39]を scaffold とした人工抗体なども報告されている。人工抗体以外にも，アルブミン結合蛋白に抗原特異性を付加した分子[40]，血管新生阻害剤として開発した VEGF 改変体にインテグリン結合モチーフを導入して治療効果の改善を試みる研究[41]など，目的に特化したエンジニアリングを実施されている。また，3 量体の scaffold を用いてアゴニスト分子をデザインする研究もあり，今後も様々な人工抗体が生みだされてくることが予想される。

文　　献

1) D. Steiner *et al.*, *J. Mol. Biol.*, **382**, 1211 (2008)
2) D. Steiner *et al.*, *Nat. Biotechnol.*, **24**, 823 (2006)
3) N. Velappan *et al.*, *Nucleic Acids Res.*, **38**, e22 (2010)

4) K. Nord *et al.*, *Nat. Biotechnol.*, **15**, 772 (1997)
5) J. Feldwisch *et al.*, *J. Mol. Biol.*, **398**, 232 (2010)
6) J. Löfblom *et al.*, *FEBS Letters*, **584**, 2670 (2010)
7) M. Altai *et al.*, *Amino Acids*, **42**, 1975 (2012)
8) S. Koide *et al.*, *Meth. Enzymol.*, **503**, 135 (2012)
9) A. Koide *et al.*, *J. Mol. Biol.*, **284**, 1141 (1998)
10) A. Koide *et al.*, *J. Mol. Biol.*, **415**, 393 (2012)
11) D. Lipovsek *et al.*, *Protein Eng. Des. Sel.*, **24**, 3 (2011)
12) A. Koide *et al.*, *Proc. Natl. Acad. Sci. U.S.A.*, **99**, 1253 (2002)
13) J. Löfblom *et al.*, *Curr. Opin. Biotechnol.*, **22**, 843 (2011)
14) M. Gebauer *et al.*, *Meth. Enzymol.*, **503**, 157 (2012)
15) A. Skerra *et al.*, *FEBS J.*, **275**, 2677 (2008)
16) U. Binder *et al.*, *J. Mol. Biol.*, **400**, 783 (2010)
17) http://www.pieris-ag.com/
18) S. G. Sedgwick *et al.*, *Trends Biochem. Sci.*, **24**, 311 (1999)
19) H. Binz *et al.*, *Nat. Biotechnol.*, **22**, 575 (2004)
20) P. Parizek *et al.*, *ACS Chem. Biol.*, doi:10.1021/cb3001167 (2012)
21) Y. Boersma *et al.*, *Curr. Opin. Biotechnol.*, **22**, 849 (2011)
22) H. Kolmar *et al.*, *Curr. Opin. Pharmacol.*, **9**, 608 (2009)
23) C. Souriau *et al.*, *Biochemistry*, **44**, 7143 (2005)
24) Z. Pancer *et al.*, *Nature*, **430**, 174 (2004)
25) B. R. Herrin *et al.*, *Proc. Natl. Acad. Sci. U.S.A.*, **105**, 2040 (2008)
26) B. W. Han *et al.*, *Science*, **321**, 1834 (2008)
27) S. Tasumi *et al.*, *Proc. Natl. Acad. Sci. U.S.A.*, **106**, 12891 (2009)
28) S.-C. Lee *et al.*, *Proc. Natl. Acad. Sci. U.S.A.*, **109**, 3299 (2012)
29) N. Courtemanche *et al.*, *Structure*, **16**, 705 (2008)
30) L. Xu *et al.*, *Proc. Natl. Acad. Sci. U.S.A.*, **105**, 10756 (2008)
31) L. Xu *et al.*, *J. Mol. Biol.*, **397**, 352 (2010)
32) M. L. Azoitei *et al.*, *Science*, **334**, 373 (2011)
33) M. L. Azoitei *et al.*, *J. Mol. Biol.*, **415**, 175 (2012)
34) P. Byla *et al.*, *J. Biol. Chem.*, **285**, 12096 (2010)
35) A. Hoffmann *et al.*, *PLoS ONE*, **7**, e31298 (2012)
36) T. A. Riihimäki *et al.*, *BMC Biotechnol.*, **11**, 64 (2011)
37) N. Gera *et al.*, *J. Mol. Biol.*, **409**, 601 (2011)
38) H. Ebersbach *et al.*, *J. Mol. Biol.*, **372**, 172 (2007)
39) M. Bruning *et al.*, *Protein Eng. Des. Sel.*, **25**, 205 (2012)
40) J. Nilvebrant *et al.*, *PLoS ONE*, **6**, e25791 (2011)
41) N. Papo *et al.*, *Proc. Natl. Acad. Sci. U.S.A.*, **108**, 14067 (2011)

第8章　その他新機能抗体

1　二重特異性がん治療抗体の開発

浅野竜太郎[*1]，熊谷　泉[*2]

1.1　はじめに

　特異性が同じ抗原結合部位を通常2つ有するというのが，抗体の大きな特徴のひとつであるが，その一方を他の特異性を有する抗体と入れ換えることで得られるのが二重特異性抗体である。2つの特異性は，異なる2分子間の架橋が可能となるため様々な応用が考えられ，我々の研究グループでは無機材料とタンパク質間の架橋などにも利用してきたが[1]，歴史的には医用，特に効果的ながん治療薬としての開発に大きな期待が寄せられてきた。薬物送達システム（DDS）を目的とする場合は，一方にがん細胞表面上の抗原に特異的な抗体，もう一方に薬剤や放射性物質，あるいは細胞傷害活性を有する毒素や酵素，さらにはそれらの遺伝子を組み込んだウイルスベクターに特異性を有する抗体などがそれぞれ用いられる。がん細胞上の異なる2つの受容体を同時に阻害することによる成長抑制効果の増強も報告されているが，がん細胞とT細胞などのリンパ球を標的とし，両細胞間の強制的な架橋により特異的な抗腫瘍効果を誘導する二重特異性抗体が最も広く開発が進められているといえる。1980年代には既に臨床研究が行われたが，マウス抗体であったことと製造法にそれぞれ起因する副作用とコスト高が問題となった。このため低免疫原性化と微生物を用いた安価な製造を目的に低分子型の二重特異性抗体の開発が進められたが，遺伝子組換え技術の発展に伴い，ヒト由来の抗体断片が容易に扱えるようになり，また発現系の違いによる製造コスト差が縮まったことから，高分子型の，より高機能な二重特異性抗体の開発も積極的に行われるようになった[2]。本節では二重特異性抗体の概要と，がん治療薬としての応用を目指した我々の取り組みを紹介する。

1.2　二重特異性抗体の作製

　1960年代初頭には，既に二重特異性抗体の人工的な作製に関する可能性が示されていたが，任意の2つの特異性を有する抗体の調製となると，1970年代のハイブリドーマ技術の確立以降となる。まずハイブリドーマ同士の融合であるクワドローマ法が考案されたが，由来の異なる重鎖（HC）と軽鎖（LC）間の会合も生じるため，10種類の組み合わせから，例えばそれぞれの標的抗原を固定化させたカラムを用いた2回のアフィニティー精製が必要であった。1980年代になって，化学合成による調製法が報告された。極力マウス由来の配列を除去するため，まずペプ

[*1]　Ryutaro Asano　東北大学　大学院工学研究科　バイオ工学専攻　准教授
[*2]　Izumi Kumagai　東北大学　大学院工学研究科　バイオ工学専攻　教授

シン消化により2種類の抗体のF(ab')$_2$を作製し，ヒンジ領域のジスルフィド結合を還元後，同種での再会合を防ぐように化学的に処理した後に混合することで均一な二重特異性抗体を作製することができる[3]。この合成法の確立により臨床研究も進められ，第Ⅲ相試験に進んだ例もあったが，Fc領域は除去しているものの，やはりマウス抗体であることによる副作用や[2]，また現在でも抗体医薬自体，動物細胞を用いた製造に起因する薬価の高さが大きな問題となっているが，2種の抗体から，煩雑かつ低収量の合成による二重特異性抗体の調製は，医薬化の大きな妨げとなった。近年になって，天然に存在する二重特異性抗体に関する報告がなされた。以前から，IgG4抗体の中には，標的抗原に対して二価性の結合を示さない分子が存在することが示唆されていたが，IgG4のヒンジ領域は解離-再会合が起こりやすく，他の特異性をもったIgG4抗体の存在下では生体内でも，交換反応により二重特異性抗体が生じることが実験的に示された[4]。現在は解離を防ぐような変異導入の研究などが行われているが，詳細は後述するが要望が高いIgG型の二重特異性抗体の開発に，今後この特性が利用される可能性もある。

1.3 低分子型二重特異性抗体

二重特異性抗体は，単に構成する遺伝子断片をすべて宿主に導入しただけでは，クワドローマ同様，均一には調製されない。低分子型の開発は低免疫原性や微生物を用いた製造に加えて，固形腫瘍への高い浸透性や単一の分子種の調製を可能とする設計が容易であることも期待されて進められてきた。図1に低分子型二重特異性抗体の一例を示すが，1990年代に，可変領域のみで構成されるdiabody型，一本鎖化したsingle-chain diabody (scDb) 型，さらには2種のscFv

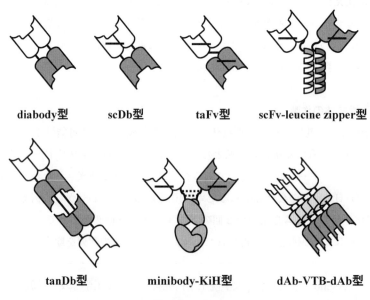

図1 低分子型二重特異性抗体

第8章 その他新機能抗体

を縦列に連結した tandem scFv（taFv）型二重特異性抗体が相次いで報告された。多量体化ペプチドも古くから利用されており，scFv にヘテロ会合性のロイシンジッパーを融合させた例などがある。前述の様々な利点の一方で，低分子型は体内半減期の短さがしばしば問題となる。高分子量化に向けては scDb を二量体化させた tandem diabody（tanDb）や，CH3 領域のヘテロな会合を可能とする knobs-into-holes（KiH）変異の利用，Fab と scFv の融合などが報告されている[5]。近年盛んに研究が進められている単ドメインで機能する domain 抗体（dAb）や種々の抗体様スキャフォールドを用いれば，2種類のこれらを一本鎖化するだけで二重特異性抗体が作製でき，また縦列に積み上げていくことで，価数の増加や多特異性化と併せて，体内半減期も延長させることができる[6]。実際に，ベロ毒素B（VTB）のN末端五量体化ドメインの両端に異なるdAbを融合させることで，各々の抗原に対して5価，計10価の二重特異性抗体を作製した例もある[7]。分子量の向上以外の体内動態の改善に向けた試みとしては，詳細は第7章1節をご参照頂きたいが，ポリエチレングリコール修飾やヒト血清アルブミン結合性タンパク質（ABD）との融合，変異導入による糖鎖付加などが挙げられるが，scDb 型の例では，それぞれ動態の改善はみられるものの，PEG化やABDとの融合に比べて糖鎖付加は効果が弱いようである[8]。

1.4 IgG様二重特異性抗体

ヒト由来のFc領域を有するIgG様の二重特異性抗体は，架橋効果に加えて，詳細はやはり第7章1節をご参照頂きたいが，エフェクター機能をはじめとする様々なFc領域由来の特性が付加されるため，三重特異性抗体と称されることもある。均一な調製に向けては，まず上述のKiH変異が利用されたが，HCとLC間の会合は制御出来ないため，4種類の分子が調製されてしまう。そこで，それぞれ2種のHCに対する共通のLCが，ファージ提示法により選択された。KiH変異と組み合わせることで，得られる分子種が1種となったが[9]，一方で二重特異性抗体の多くは，結合価数が各々の抗原に対しては1価であるため，低親和性であることも問題のひとつであった。低分子型二重特異性抗体へのFc領域の融合は，体内半減期の増加に加えて，エフェクター機能の付加はもとより，結合価数が倍になることによる高機能化が見込まれ，例えば diabody，scDb，taFv にそれぞれ Fc を融合したものが報告されており，後述するが実際に我々もこれらの顕著な活性の向上を確認している[10,11]。その他，図2にその一部を示すが，実に多彩な形態が創出されており，中には必要遺伝子数が1つだけのものもあり，調製や改変がより容易となる[12]。しかしながら，これらはドメイン間の立体障害の問題，あるいはそれぞれを繋ぎ止める人工のポリペプチドリンカーやIgGとは大きく異なる形態が，臨床においては予期しない抗原性や体内動態を示す可能性があり，また何よりIgGでは優にグラムオーダーでの調製が成されている現在でも，非天然型の抗体では思うような収量は得られていない。このため均一なIgG様二重特異性抗体の調製に向けた検討は，近年でも引き続き進められており，Schaeferらは，一方のFabのCH1とCLを入れ換え，KiH変異と組み合わせることで，均一な調製に成功している[13]。CH3領域のヘテロな会合に関しても，モデリングに基づく変異導入や，IgGとIgAの

次世代医薬開発に向けた抗体工学の最前線

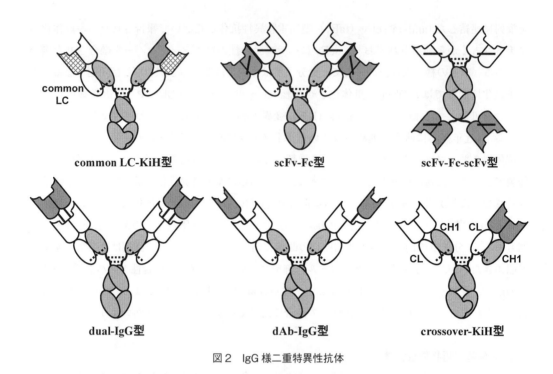

図2　IgG様二重特異性抗体

CH3配列を組み合わせることで，KiH変異に比べて，より安定性が高く厳密なヘテロ二量体化を達成している[14]。

1.5　高機能性 diabody 型二重特異性抗体の開発

我々の研究グループも，新規がん治療抗体の開発を目的に，がん細胞とリンパ球を標的とした二重特異性抗体，特にその形態として diabody 型に着目し，大腸菌発現系を用いて研究を進めてきた。まず Mx3 と名付けた，がん関連抗原であるムチンコアタンパク質のひとつ MUC1 と T 細胞上の CD3 を標的とした diabody を作製した結果（図 3a），濃度に依存したがん細胞の傷害活性が観察された。続いて，機能性分子との融合による高機能化を目指して，T 細胞の強力な賦活能を有する変異型スーパー抗原 mSEA を融合させた mSEA-Mx3 を作製したところ（図 3b），期待通りの抗腫瘍効果の増強が達成されたが，黄色ブドウ球菌由来の mSEA は治療薬としては，その免疫原性が懸念される。一方，並行して種々の抗がん関連抗原抗体と抗リンパ球表面抗原抗体を組み合わせた diabody を作製した結果，Ex3 と名付けたヒト上皮増殖因子受容体（EGFR）と CD3 を標的とした分子（図 3c）に，最も強力な抗腫瘍効果がみられ，diabody 単独で mSEA-Mx3 を凌ぐ効果を示した（図 3 右）[15]。高機能な二重特異性抗体の創製においては，標的とする抗原や使用する抗体の選択，さらにはこれらの組み合わせが重要であるといえる。Ex3 は極力ヒト由来の配列に近づけるためのヒト型化にも成功し，担がんマウスを用いた治療実験でも十分な効果がみられるなど，次世代抗体医薬として期待がもたれる分子である[16]。大腸菌を用いた調製

第8章 その他新機能抗体

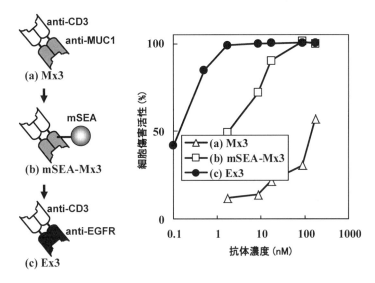

図3 作製した diabody の模式図（左）と細胞傷害性試験の結果（右）

が可能であることは，現在では製造コスト面で必ずしも有利であるとはいえないが，より効果的な分子の創製には様々な組み合わせを考慮する必要があるとすると，遺伝子工学的な改変が容易である点，即ち発現ベクターの作製から比較的短期間で機能評価が可能であることは，低分子型の大きな利点といえる。

1.6 diabody 型二重特異性抗体の高機能化

Ex3 自体臨床での効果を確認したい分子ではあるが，我々は様々な観点からのさらなる高機能化も進めた（図4）。ヒト Fc 領域との融合は前述したように様々な効果が期待されるが，実際に Ex3 に Fc を融合させたところ，期待通り末梢血リンパ球の増殖効果の付加や，Ex3 が2分子となったことによる親和性の向上，およびがん細胞の傷害活性の増強がみられた[10]。いくつかの低分子型二重特異性抗体の形態を上述したが，汎用的には diabody 型と taFv 型が用いられているといえる。前者の方が構造安定性が高く大腸菌でも比較的調製し易いとされるが，後者の構造的な自由度の高さが，より強い活性をもたらすことがあることを我々も最近報告しており，Fc を融合させた分子も作製することで，さらなる高機能化にも成功した[11]。一方，Ex3 のゲル濾過を行うと，目的の diabody 画分よりも高分子量側に少量ではあるが明確な溶出ピークが現れるが，我々はこの画分の分子種がより強力な細胞傷害活性を有していることを見出した。そこで動的光散乱法および静的光散乱法により，粒子径と分子量をそれぞれ測定した結果，Ex3 の二量体，即ちヘテロ四量体分子であることが示唆され，さらに等温滴定型熱量測定により，結合の化学量論比を算出した結果，各々の抗原に対して，1対2での結合がみられたため，やはり結合価数が合計四価の，また取りうる構造として scFv が四量体化した tetrabody 様構造を有していることが

次世代医薬開発に向けた抗体工学の最前線

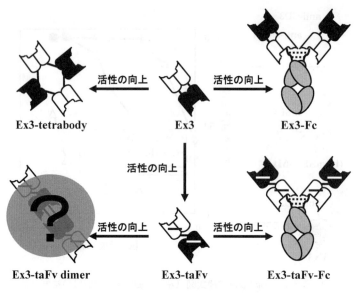

図4　Ex3 の構造改変による高機能化

予想された[17]。詳細な構造はまだ不明だが，Ex3-taFv にも高活性の二量体化分子が存在することを明らかにしている[11]。前述の tanDb の様に低分子型二重特異性抗体の多量体化は，価数や親和性に加えて，半減期の増加も期待されるため，これらの多量体化分子を均一に調製することができれば，魅力的な抗体医薬シーズのひとつとなる。

1.7　おわりに

　二重特異性抗体が米国食品医薬品局（FDA）に認可された例はないが，着実な進展はみられている。低分子型では B 細胞表面抗原 CD19 と CD3 を標的とし，CD3 を介した強力な T 細胞の賦活化を特徴とする Micromet 社の taFv 型の Blinatumomab が先行している。taFv 型は低分子型であるものの，大腸菌を用いた調製は困難とされ，実際 Blinatumomab も動物細胞を用いて製造されているが，B 細胞性非ホジキンリンパ腫に対する臨床研究の結果は，リツキシマブに対し有効濃度が5桁も低いというものであり，十分に既存の抗体医薬に対する低コスト化が見込まれる[18]。生産性の高さが期待される IgG 型の開発を目指す一方で，極めて高い薬効がもたらす投与量の軽減による低コスト化もひとつの方向性であるといえる。IgG 様型では，上皮細胞接着分子（EpCAM）と CD3 を標的とした，マウスとラット由来のハイブリドーマを融合させたクワドローマにより調製される TRION Pharma 社の Catumaxomab が先行している。前述の通り，通常クワドローマからの精製は困難であるが，マウス由来の HC(LC) とラット由来の LC(HC) は互いに会合せず，さらにラット由来の IgG はプロテイン A にほとんど結合しないという特性を利用することで，比較的簡便な精製が可能となる。ヒトでの免疫原性が懸念されたが，臨床では大きな副作用はみられず，がん性腹水の大幅な改善と平均生存期間の延長を示すなど効果も良好

第8章 その他新機能抗体

であり，2009年には欧州で認可されている[19]。二重特異性抗体の歴史は古いが，非天然型の組換え抗体自体，FDAで認可された例はないことを鑑みると，開発が難しいとの考えもあるが，まだまだ革新的ながん治療薬となる可能性をもった分子であるといえる。事実，明確に二重特異性抗体に興味を示す大手製薬企業も現れており，今後大きな潮流となり，がん患者に福音をもたらすことを期待したい。

文　　献

1) H. Watanabe *et al.*, *Langmuir*, **27**, 9656 (2011)
2) Y. Cao *et al.*, *Adv. Drug Del. Rev.*, **55**, 171 (2003)
3) T. Nitta *et al.*, *Lancet*, **335**, 368 (1990)
4) M. Van Der Neut Kolfschoten *et al.*, *Science*, **317**, 1554 (2007)
5) C. Kellner *et al.*, *Cancer Lett.*, **303**, 128 (2011)
6) C. Enever *et al.*, *Curr. Opin. Biotechnol.*, **20**, 405 (2009)
7) J. B. Zhang *et al.*, *J. Immunol. Methods*, **318**, 88 (2007)
8) R. Stork *et al.*, *J. Biol. Chem.*, **284**, 25612 (2009)
9) J. S. Marvin *et al.*, *Acta Pharmacol. Sin.*, **26**, 649 (2005)
10) R. Asano *et al.*, *J. Immunother.*, **31**, 752 (2008)
11) R. Asano *et al.*, *J. Biol. Chem.*, **286**, 1812 (2011)
12) R. E. Kontermann, *Curr. Opin. Mol. Ther.*, **12**, 176 (2010)
13) W. Schaefer *et al.*, *Proc. Natl. Acad. Sci. U. S. A.*, **108**, 11187 (2011)
14) J. H. Davis *et al.*, *Protein Eng. Des. Sel.*, **23**, 195 (2010)
15) H. Hayashi *et al.*, *Cancer Immunol. Immunother.*, **53**, 497 (2004)
16) R. Asano *et al.*, *Clin. Cancer Res.*, **12**, 4036 (2006)
17) R. Asano *et al.*, *J. Biol. Chem.*, **285**, 20844 (2010)
18) R. Bargou *et al.*, *Science*, **321**, 974 (2008)
19) D. Seimetz *et al.*, *Cancer Treat. Rev.*, **36**, 458 (2010)

2 糖鎖制御による抗体医薬品の差別化

加藤明文[*1], 矢木宏和[*2], 加藤晃一[*3], 飯田 茂[*4], 中村和靖[*5]

2.1 はじめに

　世界で認可されている抗体医薬はすでに30種類を超えており，その高い抗原結合活性と抗原特異性に基づいた分子標的治療薬としての地位を確立している。遺伝子組換え抗体医薬は，乳癌，大腸癌，血液癌等の様々な悪性腫瘍の治療において，生存率の改善といった高い治療効果を発揮し大きな成功を収めている。事実，抗体医薬の世界での市場規模は2004年に1兆円の大台を超え，2014年には5兆円を超すと予測されている。大型新薬不足に悩む大手医薬メーカーはこぞって抗体医薬の開発を手がけるバイオテック企業の買収に乗り出し，多数の抗体医薬の臨床開発がさらに加速されつつある。しかし，抗体医薬は魔法の薬剤ではない。治療効果の発揮には大量投与が必要なこと，抗体療法に対する耐性が出現することなどから，より効果の高い次世代抗体医薬の開発が求められている。本稿では，糖鎖制御により抗体依存性細胞傷害活性（Antibody-Dependent Cellular Cytotoxicity；ADCC）を大幅に高めることを可能にした活性増強技術である，ポテリジェント（POTELLIGENT®）技術を紹介したい。

2.2 抗体医薬の薬効発現に重要なADCC

　抗体医薬には，抗体依存性細胞傷害活性（antibody-dependent cellular cytotoxicity；ADCC）や補体依存性細胞傷害活性（complement-dependent cytotoxicity；CDC）といった抗体特有のエフェクター活性が備わっている。多くの抗体医薬の臨床成績が明らかになるにつれ，特に癌に対する抗体医薬の主要な抗腫瘍メカニズムの一つがADCCであることが明らかにされた。ADCCは，可変領域を介して標的細胞に結合した抗体の定常領域（Fc領域）が，エフェクター細胞に発現するFcγ受容体に結合することで発揮される。特に，ナチュラルキラー（Natural Killer；NK）細胞に発現するFcγ受容体Ⅲa（FcγRⅢa）と結合し，NK細胞から標的細胞に細胞傷害性因子が放出されることがADCCの発現に重要と考えられている。実際に，非ホジキンリンパ腫や乳癌患者のFcγ受容体の多型解析から，抗CD20ヒト化抗体rituximabおよび抗Her2ヒト化抗体trastuzumabのいずれにおいても，抗体医薬品と高い親和性を持って結合するFcγRⅢaアロタイプを有する患者さんの予後は，低親和性FcγRⅢaアロタイプを有する患者さんよりも有意に良好であることが報告されている[1~3]。これは，高親和性FcγRⅢaアロタイ

---

*1　Akifumi Kato　協和発酵キリン㈱　バイオ医薬研究所　研究員
*2　Hirokazu Yagi　名古屋市立大学　大学院薬学研究科　助教
*3　Koichi Kato　名古屋市立大学　大学院薬学研究科　教授
*4　Shigeru Iida　協和発酵キリン㈱　バイオ医薬研究所　主任研究員
*5　Kazuyasu Nakamura　協和発酵キリン㈱　バイオ医薬研究所　グループ長

第8章 その他新機能抗体

プを有する患者さんでは，抗体医薬品とFcγRⅢaが強く結合することで，標的である癌細胞に対してより強力なADCCが惹起されるためだと考えられている。このような現象は，rituximabによる全身性エリスマトーデス（Systemic Lupus Erythematosus；SLE）や抗TNF-αヒト化抗体infliximabによるクローン病患者さんの治療においても観察されており[4,5]，ADCCが癌だけでなく他の疾患に対する抗体医薬の薬効に大きな影響を与える重要な機能であることを示している。

2.3 POTELLIGENT® 技術とは

抗体医薬の臨床効果の発現にADCCが重要であるという認識が広まるにつれ，抗体医薬のADCCを増強させようとする試みが注目されるようになった。ADCCを増強させるためには，エフェクター細胞上に発現するFcγRⅢaへの親和性を高めることが重要となる。そのような技術はすでに幾つか報告されているが，抗体Fc領域に人工的なアミノ酸変異を導入する方法と，Fc領域に結合する糖鎖の構造を最適な天然構造に均一化する方法の2つに大別される。これら技術は，抗体医薬開発を手がけるバイオテック企業によって開発された。前者としては，Genentech，Xencor，Macrogenicsのアミノ酸改変技術が[6〜8]，後者としては協和発酵キリン㈱の糖鎖制御技術[9]が，代表的な例として挙げられる。FcγRⅢaへの親和性を高めるメカニズムについては，アミノ酸改変技術と糖鎖制御技術とでエンタルピー支配的かエントロピー支配的かという違いが観察されているが[10]，これら技術によるADCCの増強効果は飽和レベルに達しており，同程度であることが報告されている[11]。以下に，本邦で開発され，先行して臨床応用も行われている糖鎖制御による活性増強技術，POTELLIGENT® 技術について概説する。

抗体糖鎖の詳細な構造がADCCに及ぼす影響については長い間不明であったが，抗体Fc領

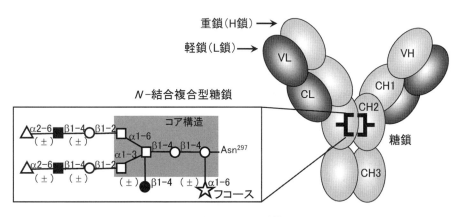

図1 抗体医薬の糖鎖構造

抗体Fc領域のCH2ドメインには一対のN-結合複合型糖鎖が付加されている。
N-アセチルグルコサミン（○），マンノース（□），バイセクティングN-アセチルグルコサミン（●），
フコース（☆），ガラクトース（■），シアル酸（△），網掛け部分は糖鎖コア構造を示す。

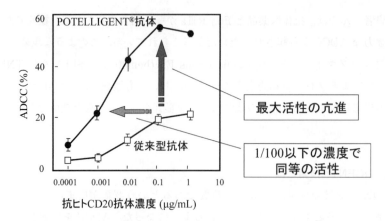

図2 抗体糖鎖のフコース量の低減によるADCCの増強
抗体医薬の標的細胞に対するADCCは，Fc領域に付加された抗体糖鎖のフコースを低減させることで劇的に上昇する。POTELLIGENT® 技術によりFc糖鎖のフコース量を低減した抗ヒトCD20抗体（●），あるいは従来型抗ヒトCD20抗体（□）のADCCを測定すると，フコース量の低減により大幅な活性の上昇が観察される。

域に結合する N-グリコシド結合複合型糖鎖還元末端の N-アセチルグルコサミンへのフコースの付加修飾が，ADCCに最も大きな影響を与えることが明らかとなった（図1）[12]。

抗体Fc糖鎖に結合するフコース量を低下させると，エフェクター細胞上に発現するFcγRⅢaに対する親和性が高まることでADCCが劇的に向上し，同じADCCを得るために必要な抗体量（濃度）が1/100以下となる（図2）[13〜17]。この際，抗原結合活性やCDCには変化は観察されない。

最近，構造生物学的な解析により，フコース非修飾抗体がFcγRⅢaへ高い親和性を有する理由が明らかにされた（図3）[18]。フコース非修飾抗体と，細胞外領域のみからなる可溶型FcγRⅢa（sFcγRⅢa）の複合体のX線結晶構造解析が行われた結果，興味深いことに，両者の結合はタンパク質間同士の相互作用のみならず，糖鎖とタンパク質の間の相互作用，さらに糖鎖同士の相互作用により媒介されていることが判明した。しかし，抗体Fc糖鎖がフコース修飾されると立体障害を生じ，複合体は不安定化してしまう。さらに，フコース近傍に位置する抗体重鎖定常領域のチロシン残基（Tyr296）が受容体との複合体形成において安定化に寄与しているが，NMRを用いた解析により，抗体Fc糖鎖のフコースは，Tyr296と抗体分子内で相互作用することでその動きを制限していることが示された。このことからもFcとsFcγRⅢaとの相互作用に対してフコースが抑制的に働いているものと考察される。

以上を合わせて考えると，抗体Fc糖鎖のフコースは，FcγRⅢaとの結合において立体障害となり分子間相互作用を妨げるとともに，アミノ酸残基の運動性を制御することで，抗体分子とFcγRⅢaとの親和性を低下させることが示された。抗体Fc糖鎖におけるフコース修飾の有無という微細な構造の差異が，抗体分子とFcγⅢa受容体との相互作用にこれほど大きな影響を与えることは非常に興味深い。

第8章　その他新機能抗体

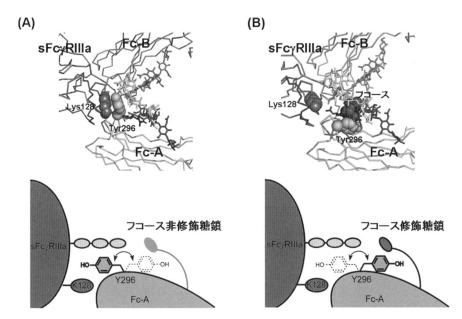

図3　抗体Fc糖鎖フコースのFcγRⅢaとFcとの相互作用における役割
抗体Fc糖鎖のフコースは，抗体Fc糖鎖とFcγRⅢaの糖鎖（N162）との相互作用において立体障害になるとともに，複合体安定化に寄与しているTyr296（Y296）と抗体分子内で相互作用することでその動きを拘束することで，FcとsFcγRⅢaとの結合に対してフコースが抑制的に働いているものと考察される（文献18より一部改変して引用）。

2.4　POTELLIGENT® 技術のメリット

　これまでの解析の結果，フコース非修飾抗体は，天然型糖鎖構造を有する抗体分子の中で最強のADCCを発揮することが判明している[12,16]。すなわち，フコース非修飾抗体は低い用量で高いADCCを発揮することができるため，標的抗原の発現レベルが低い癌細胞に対しても高い殺細胞活性を示すことができる[13]。このことから，従来の抗体医薬を用いた治療では除去しきれなかった癌細胞のより効率的な消滅や，その発現量の低さから抗体医薬の標的とはなり得なかった抗原への抗体医薬の適応拡大といった効果が期待されている。また，フコース非修飾抗体は，現在認可されている既存の抗体医薬に対して低い親和性しか示さないFcγRⅢaアロタイプの患者のエフェクター細胞においても，高いADCCを惹起することができる[14]。従って，従来の抗体医薬を用いても治療効果が得られにくかった患者への適応が期待される。このようなフコース非修飾抗体の高いエフェクター活性惹起作用は，化学療法を受けている乳癌患者の末梢血エフェクター細胞を用いても確認されている[17]。さらに，血中に多量に存在するIgGは，抗体医薬の薬効発現を阻害することが知られているが，フコース非修飾抗体は高いFcγRⅢa結合活性を有しているため，この血中IgGの阻害効果を回避することができる（図4）[19]。また，フコース修飾のないN-グリコシド結合複合型糖鎖が付加されたIgGはヒトの血液中にも存在する天然型構造であるが，アミノ酸改変抗体は天然型ではないため，その免疫原性（抗原性）に対する懸念が存在

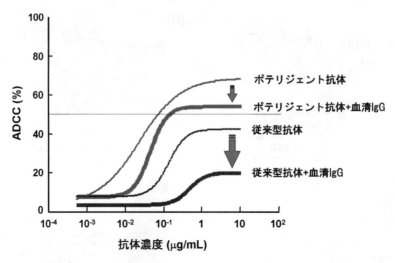

図4 ADCCに対する血清中IgGの影響
POTELLIGENT®抗体は血清中IgGによるADCC阻害を受け難い。

する。

これらのことから，フコース非修飾抗体を抗体医薬の活性増強技術として応用することは，安全かつ有効な方法の一つとして臨床応用が開始されている。

2.5 抗体医薬品における糖鎖制御の重要性

このように，抗体医薬のADCCは，Fc領域の糖鎖からフコースを減少させることで大幅に高めることが可能である。市販の抗体医薬を詳細に分析してみると，一部にフコースが結合していない糖鎖を有する抗体分子が含まれるものの，その大部分はフコースが結合した糖鎖を持つ抗体分子から構成されていることが分かる[20]。このようなフコースが結合した抗体分子とフコースが結合していない抗体分子の混合物からなる抗体医薬において，フコースが結合した抗体分子がフコースが結合していない抗体分子の薬理活性に及ぼす影響について調べてみると，フコースが結合している抗体分子は標的細胞上の抗原を奪い合うことで，フコースが結合していない抗体分子が発揮する高いADCCを阻害してしまうことが明らかにされている[16, 19]。つまり，抗体医薬のADCCに基づく抗腫瘍活性を最大化するには，フコース非修飾抗体分子の割合を可能な限り高め，且つそれを恒常的に製造可能にする糖鎖制御技術の開発が欠かせない。そこで，フコース修飾の責任酵素である$\alpha 1,6$フコース転移酵素FUT8をノックアウトしたCHO細胞株（POTELLIGENT®細胞）が樹立された[9]。この細胞株を用いると，フコースが結合した抗体分子は生産されず，フコースが結合していない抗体分子のみを生産できるようになった。医薬品製造への応用へ向けた検討が継続されており，FUT8のノックアウトは，この細胞株の増殖性，生産性，スケールアップに影響を及ぼさないことが確認されている。

第8章　その他新機能抗体

2.6　POTELLIGENT® 抗体の臨床開発

　これまでに，POTELLIGENT® 技術が応用された抗ヒト IL-5 受容体 α 鎖ヒト化抗体（benralizumab；協和発酵キリン開発番号 KHK4563，MedImmune 開発番号 MEDI-563）の第 I 相試験[21]，および抗ヒト CCR4 ヒト化抗体（mogamulizumab；協和発酵キリン開発番号 KW-0761）の第 I 相ならびに第 II 相臨床試験の結果が報告されている[22,23]。benralizumab では，0.03mg/kg の単回静注投与で安全性に特に問題は認められず，標的細胞である血中好酸球の持続的かつ可逆的な減少が認められた[21]。また mogamulizumab では，1.0mg/kg の用量での1週間間隔で8回の投与によって，成人T細胞白血病（Adult T cell Leukemia-Lymphoma；ATL）細胞の長期にわたる消失が確認された。mogamulizumab は再発又は難治性の CCR4 陽性の ATL に対する治療薬として 2012 年 3 月に日本で承認を受け，POTELLIGENT® 技術を応用した抗体医薬としては，世界で初めて医薬品製造販売承認を取得した医薬品となった。

2.7　おわりに

　日本で開発に成功した抗体糖鎖のフコース制御技術，POTELLIGENT® 技術は現在，内外の製薬企業にも導出され，次世代抗体医薬として医療の現場に新たな価値を提供するため，臨床応用が検討されている。われわれは，フコース非修飾抗体を利用したより良い医療が実現されることを願いつつ，より多くの抗体医薬開発に応用可能なさらなる改良の可能性を追求していきたいと考えている。

文　　献

1) S. Dall' Ozzo et al., *Cancer Res.*, **64**, 4664 (2004)
2) G. Cartron et al., *Blood.*, **99**, 754 (2002)
3) A. Musolino et al., *J. Clin. Oncol.*, **26**, 1789 (2008)
4) J. H. Anolik et al., *Arthritis Rheum.*, **48**, 455 (2003)
5) E. Louis et al., *Aliment. Pharmacol. Ther.*, **19**, 511 (2004)
6) R. L. Shields et al., *J. Biol. chem.*, **276**, 6591 (2001)
7) G. A. Lazar et al., *Proc. Natl. Acad. Sci. USA.*, **103**, 4005 (2006)
8) J. B. Stavenhagen et al., *Cancer Res.*, **67**, 8882 (2007)
9) N. Yamane-Ohnuki et al., *Biotechnol. Bioeng.*, **87**, 614 (2004)
10) A. Okazaki et al., *J. Mol. Biol.*, **336**, 1239 (2007)
11) K. Masuda et al., *Mol. Innunol.*, **44**, 3122 (2007)
12) T. Shinkawa et al., *J. Biol. Chem.*, **278**, 3466 (2003)
13) R. Niwa et al., *Clin. Cancer Res.*, **11**, 2327 (2005)
14) R. Niwa et al., *Clin. Cancer Res.*, **10**, 6428 (2004)

15) R. Niwa *et al.*, *Cancer Res.*, **64**, 2127 (2004)
16) Y. Kanda *et al.*, *Glycobiology.*, **17**, 104 (2007)
17) E. Suzuki *et al.*, *Clin. Cancer Res.*, **13**, 1875 (2007)
18) T. Mizushima *et al.*, *Genes Cells.*, **16**, 1071 (2011)
19) S. Iida *et al.*, *Clin. Cancer. Res.*, **12**, 2879 (2006)
20) M. A. Schenerman *et al.*, *Biologicals.*, **27**, 203 (1999)
21) W. W. Busse *et al.*, *J. Allergy Clin. Immunol.*, **125**, 1237 (2010)
22) K. Yamamoto *et al.*, *J. Clin. Oncol.*, **28**, 1591 (2010)
23) T. Ishida *et al.*, *J. Clin. Oncol.*, **30**, 837 (2012)

3 タンデム Fc 型改変によるエフェクター機能の向上

金子　要[*1]，増保安彦[*2]

3.1 はじめに

抗体の Fab 部分には抗原結合活性があり，Fc 部分にはエフェクター活性がある。例外的に，Fab 部分に抗原結合以外の活性も報告されているが[1]。Fc が担う主なエフェクター機能として，抗体依存性細胞介在性細胞傷害（ADCC），補体依存性細胞傷害（CDC），貪食促進などの活性が挙げられる（図1）。例えば，非ホジキンリンパ腫の治療薬として用いられている抗 CD20 キメラ抗体（IgG1）である rituximab（Rituxan®）は，ADCC および CDC によってがん細胞に傷害を与え，治療効果をもたらす。また，細菌感染症においては，細菌に抗体が結合し，Fcγ 受容体を発現している好中球やマクロファージによって細菌が貪食される。あるいは，Fc 部分によって補体が活性化されて，溶菌が起こったり，補体受容体を介した貪食が起こる。このように，抗体は抗原に結合するだけでなく，エフェクター機能を介して，我々の身体をがんや感染症から防御している。

がん細胞，病原微生物あるいは病気の原因となる生体内活性物質に対する抗体は，がん，感染

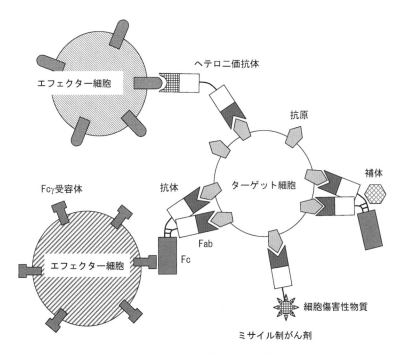

図1　抗体のいろいろなエフェクター機能および人工のエフェクター機能

---

*1　Kaname Kaneko　Meiji Seika ファルマ㈱　バイオサイエンス研究所
*2　Yasuhiko Masuho　東京理科大学　薬学部　嘱託教授

症，炎症と免疫疾患の治療薬としてきわめて有望なタンパク質である。しかしながら，抗体医薬の治療効果はまだ不十分である。例えば，がん治療には数百 mg もの抗体が投与されるものもある。それほど大きな投与量にもかかわらず，がんに対する治療効果は満足できるとは言いがたい。これを解決するために，Fab 部分の改良あるいは Fc 部分の改良が精力的に続けられてきた。

Fab 部分の改良としては，まず治療に適した抗原を同定することが重要である。例えば，乳がんの治療には，ErbB2 に対するヒト化抗体（IgG1）である trastuzumab（Herceptin®）が用いられているが，果たして ErbB2 以外の抗原でもっと優れた治療効果が得られないか。あるいは，trastuzumab が認識するエピトープ以外でもっと優れた抗体医薬が得られないか。抗原に対する親和性はどうあるべきか。こうしたことが研究されている。

一方，Fc 部分の改良は，実に多岐にわたっている[2]。糖鎖を変化させた抗体[3]，Fc 部分のアミノ酸変異抗体[4]，IgG アイソタイプを変換させた抗体などが試みられている。さらに，図1の模式図にあるように，天然の抗体では起こりえない，細胞傷害性 T 細胞とターゲット細胞を結びつけるようなヘテロ二価抗体，制がん剤や放射性同位元素を結合したミサイル制がん剤などの研究も進められてきた。

天然の抗体は，進化の過程でベストの構造と機能が選択されていると考えられる。しかし，抗体を疾患治療に用いようとしたときに，必ずしもベストとは言い切れないようだ。人知を尽くして改変することによって，天然の抗体を越える抗体医薬が生まれそうである。

本稿では，Fc 部分をタンデムに連結した改変体，特に TNF-α 受容体と Fc の融合体を取り上げ，炎症性疾患の治療薬としての可能性を述べたい。

3.2 タンデム Fc 型改変抗体

抗体は，抗原とエフェクター細胞またはエフェクター分子とを結びつけることによってエフェクター機能を発現する。抗体の抗原結合親和性は，解離乗数 Kd 値が 10^{-8}〜10^{-10}M と強いが，Fc と低親和性 Fcγ 受容体との親和性は，Kd 値が 10^{-6}〜10^{-7}M と弱い。抗原抗体複合体を形成して初めて，Fc と Fcγ 受容体が多価結合し，親和性が強固になる。したがって，ADCC や貪食などでは，エフェクター細胞膜上に存在する Fcγ 受容体と Fc との結合親和性を強化すれば，抗体のエフェクター機能が向上すると考えられる。

我々は，図2A に示すように，Fc 部分がタンデムに連結された改変抗体を作製した[5]。CD20 に対するマウス・モノクローナル抗体 1F5 とヒト IgG1 とをキメラ化した。ヒンジ部を含む Fc 部分を天然の1個から2個，さらに3個と増やした。Fc 間の連結には，グリシン4個とセリン1個から成るリンカーが0，1，2または3個導入されている。こうした改変体の cDNA を発現ベクターに挿入し，無血清培地下 CHO 細胞で発現させた。固相化 protein A によるアフィニティー精製とゲルろ過 HPLC によって目的の改変抗体を精製した。

まず，CD20 抗原との親和性を確認した。バーキットリンパ腫 Ramos 細胞への結合性を flow cytometry で測定すると，タンデム Fc 化によって天然型に比べて 1/3〜1/4 ほどに減弱した。

第 8 章　その他新機能抗体

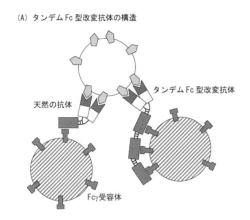
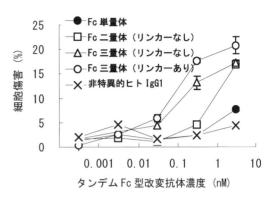

図 2　タンデム Fc 型改変抗体

　次に，タンデム Fc 型改変抗体と低親和性 Fcγ 受容体の結合親和性を測定した．低親和性 Fcγ 受容体には，FcγRIIA，FcγRIIB，FcγRIIIA，FcγRIIIB が存在する．FcγRIIA，FcγRIIB，FcγRIIIA に対する親和性は，Fc 三量体（リンカーあり）＞Fc 三量体（リンカーなし）＞Fc 二量体（リンカーなし）＞Fc 単量体の順であった．期待どおりである．

　そこで，ヒト末梢血単核球をエフェクター細胞とし，Ramos 細胞をターゲット細胞として，ADCC 活性を測定した．エフェクター細胞：ターゲット細胞の比率は 25：1 とした．図 2B に示すように，ADCC 活性は，Fc 三量体（リンカーあり）＞Fc 三量体（リンカーなし）＞Fc 二量体（リンカーなし）＞Fc 単量体（天然型抗体）の順であった．これは Fcγ 受容体への結合親和性と同じである．また，Fc 三量体（リンカーあり）は，天然型抗体のほぼ 1/100 量で同じ程度の細胞傷害性を与えることが分かった．

　Fcγ 受容体に対する親和性を増強する方法は，いくつか異なる試みがある．例えば，Fc 部分に存在する糖鎖のフコースを完全に除去すると，FcγRIIIA に対する親和性が強くなり，結果として，ADCC 活性が増強されると報告されている[3]．また，Fc 部分のアミノ酸を変異させることによって同様のエフェクター活性増強が起こる[4]．これらの改変体と比較して，タンデム Fc 型改変抗体は，FcγRIIIA のみならず，FcγRIIA と FcγRIIB への親和性も増強する点に特徴があるだろう．実際，FcγRII を介したがん細胞貪食促進活性もタンデム Fc 化改変によって増強された．

3.3　TNF-α 活性阻害の創薬

　腫瘍壊死因子（tumor necrosis factor-α，TNF-α）は，腫瘍細胞をアポトーシスさせるサイトカインとして見つかったが，後年，TNF-α はきわめて強い炎症性サイトカインであり，関節リウマチなどの炎症性疾患の重要な病原性因子であることが分かった[6]．したがって，TNF-α の生物活性を阻害することによって炎症性疾患を治療しようとする研究が進められてきた．炎症

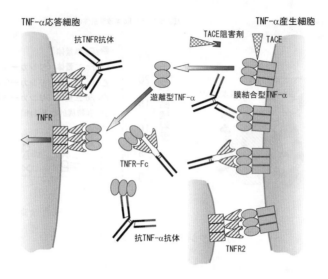

図3　TNF-αに関連した創薬

性刺激によって，TNF-αは膜結合型タンパク質として発現し，TNF-α変換酵素（TACE）によって切断されて，遊離型TNF-αとなる．遊離型TNF-αは応答細胞のTNF-α受容体に結合して，主にNF-κBを介して，炎症性応答を惹起する（図3）．

この炎症性シグナルを抑制する抗炎症剤として，TNF-αに結合するIgG1型キメラ抗体のinfliximab（Remicade®），ファージディスプレイ法によって作製されたヒトIgG1型抗体のadalimumab（Humira®），ヒト化Fab-PEG certolizumab pegol（Cimzia®）などが開発され，関節リウマチなどの炎症性疾患の治療に用いられている．また，受容体TNFR2の細胞外ドメインとヒトIgG1のFcとを融合させたetanercept（Enbrel®）も同様に関節リウマチに有効である．

ターゲット分子としては，TNF-αとTNFRに限定されない．CD20に対するrituximab, IL-6受容体に対する抗体tocilizumab（Actemra®），IL-1アンタゴニストのankinra（Kineret®），TACEを阻害する化合物なども挙げられる．

3.4　TNFR2-Fc-Fcの構造

TNF-αは主にマクロファージから産生される．産生されたTNF-αは膜結合型で存在し，TNF-α変換酵素（TACE）によって切断されて，遊離型TNF-αとなり，炎症を惹起する．膜結合型TNF-αも応答細胞の受容体TNFR2と結合し，炎症に関与する[6]．抗TNF-α抗体やetanerceptなどは，TNF-α産生細胞上の膜結合型TNF-αにも結合して，エフェクター作用をもたらすに違いない．病原性分子であるTNF-αの産生細胞そのものを傷害することによって，抗炎症作用がより効果的になるかもしれない．そこで，タンデムFc型改変抗体の結果に基づいて，TNFR2に2個のFcをタンデムに連結したTNFR2-Fc-Fcを遺伝子組み換え法によって作製した[7]．

第8章 その他新機能抗体

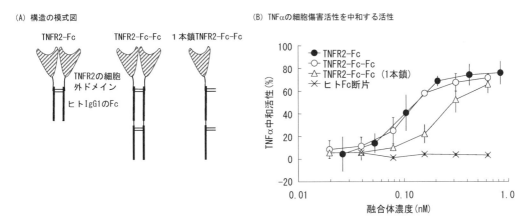

図4 TNFR2-Fc-Fc の構造と TNF-α 結合性

　作製した融合体をゲル濾過 HPLC と非還元条件での SDS-PAGE で解析した結果，TNFR2-Fc-Fc には，分子量約 200kDa の分子とともに，80kDa の分子が存在した．図4A に示すように，ペプチド鎖がジスルフィド結合と非共有結合で結合した2本鎖型の TNFR2-Fc-Fc とともに，1本鎖型の分子が生成していた．

　これらの融合体が生物活性を持った形で生成していることを示すために，固相化 TNF-α に対する結合性を酵素抗体法（ELISA）で測定した結果，いずれの融合体も結合活性を有していた．そこで，TNF-α の生物活性を抑制（中和）できるか否かを測定した．TNF-α は細胞傷害活性を持つ．マウス繊維芽細胞 L929 は特に感受性が高い．TNF-α の L929 細胞傷害活性を指標に，これら融合体の中和活性を測定した．その結果，2本鎖型 TNFR2-Fc-Fc と TNFR2-Fc は同等の中和活性を示し，1本鎖の TNFR2-Fc-Fc はそれらの約 1/2 の活性だった（図4B）．

3.5 TNFR2-Fc-Fc のエフェクター活性

　エフェクター機能に関与する Fcγ 受容体（FcγRs）との親和性を明らかにした．FcγRs の細胞外ドメインは遺伝子組み換え法によって作製した．これを固相化して，ELISA による結合親和性を評価した．図5A には，遺伝子多型バリン 158 型の FcγRIIIA との親和性を，図5B には，フェニルアラニン 158 型の FcγRIIIA との親和性を示す．いずれの受容体においても，TNFR2-Fc-Fc は，著しく強い親和性を示し，1本鎖 TNFR2-Fc-Fc は TNFR2-Fc と同程度の親和性であった．他の受容体，FcγRIA，FcγRIIA，FcγRIIB においても，同様の結果であった．

　TNFR2-Fc-Fc の ADCC 活性を評価した．膜結合型 TNF-α を発現している細胞に対する ADCC の概念図を図6A に示す．実験系では，ターゲット細胞は，TACE で切断されない変異型 TNF-α を発現させた CHO-DG44 細胞を，エフェクター細胞としては，ヒト NK 細胞株 KHYG-1 に FcγRIIIA を発現させた細胞を用いた．エフェクター細胞/ターゲット細胞の比を 25/1 とし

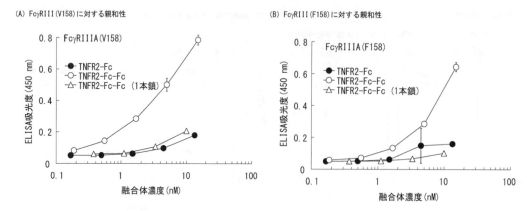

図5　TNFR-Fc-Fc と FcγRs との結合親和性

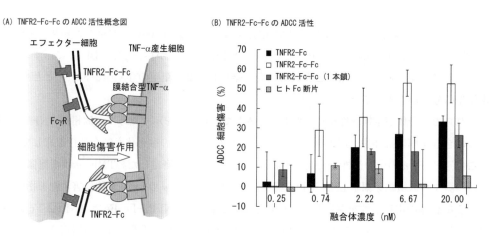

図6　TNFR2-Fc-Fc の ADCC 活性

て，4時間反応させた。融合体は，あらかじめターゲット細胞と 37℃ で 30 分間反応させておいた。その結果，2本鎖型 TNFR2-Fc-Fc は明らかに，TNFR2-Fc よりも強力な ADCC 活性を示した（図6B）。1本鎖 TNFR2-Fc-Fc は，TNFR2-Fc と同程度の活性であった[7]。

　CDC 活性をヒト補体存在下に測定したところ，2本鎖 TNFR2-Fc-Fc＞1本鎖 TNFR2-Fc-Fc＝TNFR2-Fc という序列は変わらなかった。しかし，2本鎖 TNFR2-Fc-Fc と TNFR2-Fc の活性比は約3倍だった。以上の結果から，2本鎖 TNFR2-Fc-Fc は，膜結合型 TNF-α を発現しているターゲット細胞に対して，etanercept よりも強い細胞傷害活性を発揮するものと期待される。

3.6　おわりに

　2価の抗原結合活性と1価のエフェクター活性から成る抗体の Y の字型は機能の面からも実

第8章 その他新機能抗体

に理に適っている。しかし，上記のようにタンデム Fc 型にすることによって FcγRs との結合が上昇し，ADCC 活性や貪食促進活性が増強されることが期待される。また，補体の活性化も抗腫瘍効果や感染防御の面で重要であろう。

この春，ケモカイン受容体 CCR4 に対するヒト化抗体 mogamulizumab（POTELIGEO®）が CCR4 陽性の成人 T 細胞白血病リンパ腫の治療薬として承認されたそうだ。この抗体は，Fc 部分に存在する糖鎖のフコースを欠損させて ADCC を強化させた抗体である[3]。今後，こうした改変抗体が治療薬として重要な位置を占めてくるようになるだろう。

ここで言及したタンデム Fc 型改変抗体も，抗 CD20 抗体に限定されるものではないし，TNFR2-Fc-Fc の発想も決して TNFR2 に限定されるものではなく，いろいろな Fc 融合体に応用できるはずである。しかし，我々の研究は *in vitro* での実験結果であり，疾患動物での薬効評価あるいは臨床試験は白紙である。果たして，*in vitro* のような増強された薬効が得られるかどうか，副作用が生じないかどうか，体内半減期はどうか，未解決な課題が多く残されている。POTELIGEO® の開発成功は，改変抗体に明るい見通しを与えてくれるものである。

文　献

1) S. Planque *et al.*, *J. Biol. Chem.*, **279**, 14024 (2004)
2) P. J. Carter, *Nat. Rev. Immunol.*, **6**, 343 (2006)
3) T. Shinkawa *et al.*, *J. Biol. Chem.*, **278**, 3466 (2003)
4) G. A. Lazar *et al.*, *Proc. Natl. Acad. Sci. U.S.A.*, **103**, 4005 (2006)
5) H. Nagashima *et al.*, *Mol. Immunol.*, **45**, 2752 (2008)
6) M. K. McCoy and M. G. Tansey, *J. Neuroinflammation*, **5**, 1742 (2008)
7) H. Nagashima *et al.*, *J. Biochem.*, **149**, 337 (2011)

4 アミノ酸置換による抗体エフェクター活性の増強

石黒敬弘*

4.1 はじめに

　1990年代に発売された非ホジキンリンパ腫適用の抗CD20キメラ抗体Rituximabや乳がん適用の抗HER2ヒト化抗体Trastuzumabを代表とする抗体医薬は，その高い薬効と安全性のため，瞬く間に多くの患者に利用されるようになった。その後これらの抗体医薬の作用機序の研究が進み，CDC（Complement-dependent cytotoxicity），ADCC（Antibody-dependent cellular cytotoxicity），ADCP（Antibody-dependent cellular phagocytosis）という抗体が元来持っている生理機能が抗体医薬の作用機序として重要であることが認識されるようになった。マウスに免疫することで作製させるマウス型抗体を，キメラ型化あるいはヒト型化してヒトにおける免疫源性を低減するという革新的技術が確立されて以降，遺伝子工学を用いた抗体改変技術は抗体の様々な性質を医薬品として最適化することを目的に盛んに研究が行なわれてきた。初期の頃のアミノ酸置換の多くは，抗体投与により誘導されるサイトカインリリースや，抗原を発現している正常組織に対する傷害作用といった副作用を回避するために，抗体のFc領域の各Fcγ受容体に対する結合性を低下させるものが主流であったが，近年では抗体が病原菌や癌を殺傷する能力を高めることを目的とした技術が数多く報告されてきており，その技術を適用した抗体医薬の臨床試験も開始されている。本稿では特に抗体分子のアミノ酸置換によるエフェクター活性増強技術を中心に，その研究と臨床応用の現状，そして将来展望を概観する。

4.2 抗体のエフェクター機能

　生体内の抗体が元来持っている機能として，ホストの免疫細胞を介するADCCやADCP，補体を介するCDCがよく知られている。ADCCは主にナチュラルキラー細胞が抗体を介して癌などの標的細胞を傷害する作用である。ナチュラルキラー細胞は，細胞表面にFcγ受容体Ⅲaを発現し，標的細胞に結合している抗体のFc領域がFcγ受容体Ⅲaに結合することが引き金となって活性化され，パーフォリンやグランザイムといった物質を放出して標的細胞を傷害する。しかしこのADCCは抗体医薬による抗腫瘍効果の作用機序のひとつとして古くから考えられてきたものの，ADCCが臨床上どれほど重要であるかは長年明らかとなっていなかった。近年になり，臨床上有効な抗体医薬であるRituximabやTrastuzumabのマウスモデルにおける抗腫瘍効果の作用機序解析[1]や，Trastuzumabの術前投与によるトランスレーショナルリサーチ解析[2]から，ADCCがこれらの抗体医薬の作用機序として重要であることが示唆され，一般にも認識されるようになってきた。さらには患者のFcγ受容体Ⅲaの多型が，臨床における抗腫瘍効果の発現に影響を与えるという研究結果が複数報告されたことにより，ADCCはさらに脚光を浴びることとなった。ヒトのFcγ受容体Ⅲaには158番目のアミノ酸がバリンであるタイプとフェ

---

　*　Takahiro Ishiguro　中外製薬㈱　創薬薬理研究第二部

第8章 その他新機能抗体

ニルアラニンであるタイプの遺伝子多型が存在し，バリンタイプのFcγ受容体Ⅲaはフェニルアラニンタイプと比較してヒトIgG1抗体のFc領域と強く結合できるため，ナチュラルキラー細胞はより強く活性化され，強いADCCが誘導される。これまでに前述のRituximabおよびTrastuzumab，そして大腸がん適用の抗EGFRキメラ抗体であるCetuximabにおいて，Fcγ受容体Ⅲaの多型と臨床における治療効果が相関するという結果が報告されており[3~5]，このことはこれらの抗体医薬においてADCCが重要な役割を担っていることを直接的に示していると同時に，抗体のFc領域とFcγ受容体Ⅲaの結合力を高めることにより，より強い抗腫瘍効果が期待できることを示している。この抗体のFc領域とFcγ受容体Ⅲaの結合力を高めることが，後述するADCC活性増強技術の基本コンセプトとなっている。

ADCPはマクロファージや好中球といった食作用をもつエフェクター細胞が，抗体を介して標的細胞を貪食する作用のことである。癌や各臓器の死細胞，外部からの病原体などに結合している抗体のFc領域をマクロファージや好中球の細胞表面上に発現しているFcγ受容体が認識し，食作用が開始される。この作用の存在を示す証拠の多くは単球から*ex vivo*で分化させたマクロファージや末梢血中の好中球をエフェクター細胞として用いた*in vitro*のADCPアッセイによるものであるが，マウスモデルにおけるマクロファージや好中球のエフェクター細胞としての重要性も報告されている[6~8]。しかしながら，その臨床上の意義は現時点ではADCCほどは明確となっていない。Richardsらの報告によると，*in vitro*におけるADCPに重要なFcγ受容体としてFcγ受容体Ⅱaが挙げられており[9]，またFcγ受容体Ⅱaにも抗体のFc領域との結合性に影響を与える遺伝子多型が存在するが，その多型と臨床における治療効果が相関するという報告は多くなく，今後さらなる研究成果の蓄積が必要である。

CDCは補体第1成分（C1q）が抗体のFc領域に結合することから開始される一連の補体カスケードの活性化反応を介した標的細胞の傷害作用である。補体カスケードが活性化されると膜侵襲複合体（MAC, membrane attack complex）が形成され，標的細胞は穴をあけられて傷害される。正常細胞は補体の傷害作用から免れるために補体制御因子を発現していることから，CDCの元来の機能としては，体外から侵入してきた細菌などの微生物に対する防御機構と考えられる。しかし，抗CD20抗体のB細胞性非ホジキンリンパ腫に対する抗腫瘍効果の作用機序としてはこのCDCが重要である可能性が報告されている。CD20はB細胞性非ホジキンリンパ腫のみならず正常B細胞のマーカーとしても有名であるが，後述するCDC活性増強技術を適用した抗CD20抗体をカニクイザルに投与したところ，CDCを増強していない抗体よりもB細胞除去効果が高いことが明らかとなった[10]。またRituximabと比較して高いCDC活性を有する抗CD20抗体Ofatumumabは，慢性リンパ性白血病の臨床試験において高い治療効果を示し，既に抗体医薬として上市されていることや[11]，Rituximabによる治療においては，抗体投与後に血中の補体成分の急速な消費が認められることなどの証拠から[12]，CDCが臨床上重要な抗体医薬の作用機序のひとつである可能性が高く，CDCを増強することでより強い抗腫瘍効果が誘導されることが期待できる。

4.3 アミノ酸改変による ADCC, ADCP の増強技術

抗体の Fc 領域と Fcγ 受容体の結合力を高めることで ADCC や ADCP を増強する方法としては，Fc 領域のアミノ酸配列を改変する技術と，抗体の糖鎖構造を制御する技術の 2 つの方法が報告されているが，本稿ではアミノ酸改変による活性増強についてのみ概説する（糖鎖構造の制御による活性増強については第 8 章 2 節参照）。ヒトの免疫細胞上に発現している主な Fcγ 受容体は，エフェクター細胞の活性化を促進する Fcγ 受容体 I，Fcγ 受容体 II a，Fcγ 受容体 III a と，活性化を抑制する Fcγ 受容体 II b が挙げられる。これらの Fcγ 受容体のひとつまたは複数に対して，抗体の Fc 領域の結合性を変化させることによって，ADCC や ADCP の活性を増強することができる。2001 年，Shields らは，アラニンスキャニング法によりヒト IgG1 抗体の Fc 領域の様々なアミノ酸の改変体を作成し，Fcγ 受容体 I，Fcγ 受容体 II a，Fcγ 受容体 II b，Fcγ 受容体 III a および FcRn に対する結合力の特徴によって改変体を分類した。ナチュラルキラー細胞をエフェクター細胞として用いた ADCC アッセイの結果，Fcγ 受容体 III a との結合力を上昇させた改変体において ADCC の上昇が認められた[13]。その後 2006 年には Lazar らにより，in silico による抗体デザインのアルゴリズムとハイスループットスクリーニングを組み合わせた大局的なアミノ酸置換解析が報告され，わずかひとつから 3 つのアミノ酸置換によって Fcγ 受容体への結合性を顕著に上げることに成功した[14]。例えば S239D/I322E の 2 アミノ酸改変体は，Fcγ 受容体 III a への結合力を少なくとも 30 倍以上増強させ，ヒト PBMC をエフェクター細胞とした ADCC アッセイおよびヒト単球から分化させたマクロファージをエフェクター細胞とした ADCP アッセイにおいて，改変を加えていない wildtype の抗体と比較して最大活性の増強効果を示した。また Rituximab に同様のアミノ酸置換を加えた改変体をカニクイザルに投与したところ，元の Rituximab よりも B 細胞除去効果が高いことが明らかとなった。さらに 2008 年，Richards らからマクロファージに発現している Fcγ 受容体 II a と Fcγ 受容体 II b に着目した報告がなされた[9]。彼らが新たに報告した G236A 改変体は，細胞内に ITAM (immunoreceptor tyrosine-based activation motif) モチーフを持ちエフェクター細胞を活性化するシグナルを伝える Fcγ 受容体 II a に対して約 6 倍結合活性を増強する一方で，ITIM (immunoreceptor tyrosine-based inhibition motif) モチーフを持ち抑制性のシグナルを伝える Fcγ 受容体 II b に対する結合力にはほとんど影響を与えなかった。また Fcγ 受容体 III a に対する結合力にもほとんど影響を与えなかった。前述のようにナチュラルキラー細胞による ADCC 活性を増強するには Fcγ 受容体 III a に対する結合力を上げることで達成できるが，マクロファージは Fcγ 受容体 I，Fcγ 受容体 II a，Fcγ 受容体 II b，Fcγ 受容体 III a を発現しており，どの Fcγ 受容体がその ADCP 活性にどの程度影響を与えるのか明確になっていなかった。この G236A 改変体は，ヒト PBMC をエフェクター細胞とした ADCC 活性を増強する効果は認められなかったが，マクロファージによる ADCP 活性を増強した。さらに ADCP 反応時における各 Fcγ 受容体の寄与度を解明するため，各 Fcγ 受容体に対するブロッキング抗体を使った ADCP の阻害実験を実施したところ，マクロファージによる ADCP 活性に最も影響を与えたのは Fcγ 受容体 II a であり，

第8章　その他新機能抗体

Fcγ受容体ⅠとFcγ受容体Ⅲa も ADCP 活性に寄与はするものの，その寄与度は限定的であった。また，抑制性に機能すると考えられていたFcγ受容体Ⅱb による ADCP 阻害効果は限定的であることが明らかとなった。これら一連の結果から，Fcγ受容体Ⅱa はマクロファージによる ADCP に関与すること，Fcγ受容体Ⅱa への結合力を高めた改変体が臨床効果の増強に繋がる可能性が示された。また，この G236A 改変体は，Fcγ受容体Ⅲa に対する結合力を上げる S239D/I322E と組み合わせることも可能であり，S239D/I322E/G236A 改変体は ADCC も ADCP も増強される。抗体のFc領域の糖差構造を制御してADCC活性を増強する技術はFcγ受容体Ⅱaに対する結合活性が増強されないことを考慮すると，アミノ酸改変による S239D/I322E/G236A 改変体はより強い薬効を期待できる可能性がある。さらに近年，抗体医薬で治療された癌患者において，抗体投与後長い間にわたり抗腫瘍効果が持続し，癌抗原特異的な液性免疫や細胞性免疫が誘導されることが臨床現場より報告され注目を浴びている[15]。この現象のメカニズムとしては，マクロファージや樹状細胞といった抗原提示細胞による癌抗原の取り込みを，ADCP 活性を有する抗体医薬が助長しているという可能性が考えられており，Fcγ受容体Ⅱa への結合活性を増強した改変体は，より強い ADCP を誘導することができるため，抗原提示細胞による抗原提示能を増強することが期待される。今後，ADCP を増強させた抗体医薬による獲得免疫の亢進に基づく臨床効果の増強が注目される。

　このような Fc 領域のアミノ酸を改変した抗体は，抗体の発現プラスミドに変異を入れ，通常の抗体生産の宿主として用いられる CHO 細胞に導入して発現させることによって容易に作製することができるため，生産のための特別な抗体産生細胞株は必要ない。一方でヒトの体には元来存在しない人工型のアミノ酸配列を有することから，ヒトに投与した際の免疫原性，または生体内における抗体分子の安定性が問題となるリスクが考えられ，これらのリスクをなるべく低減できるようなアミノ酸改変を同時に導入できるかどうかも課題となりうるだろう。

4.4　アミノ酸改変による CDC の増強技術

　CDC は，補体カスケードの活性化の最初のステップである C1q の抗体 Fc 領域への結合量によって規定されることが知られている。実際に Fc 領域の 322, 333 へのアミノ酸改変[16]，267, 268, 324 へのアミノ酸改変[17]，あるいは抗体のヒンジ領域のアミノ酸改変により C1q と Fc 領域の結合活性を上昇させることによって CDC 活性が増強することが報告されている[18]。2008 年に Natsume らは天然の IgG3 が持つ高い C1q 結合活性に注目し，IgG1 と IgG3 の Fc 領域のアミノ酸配列のシャッフリングによる CDC 活性の増強を試みた。その結果，元の IgG1 や IgG3 よりも優れた C1q 結合活性及び CDC 活性を示す Fc 領域を作成することに成功し，抗 CD20 抗体を用いた検討では，CDC 活性が 10〜100 倍向上し，カニクイザルにおける B 細胞除去活性の増強も確認された[10]。また CDC 増強技術は，抗 CD20 抗体のみならず，CD19 や CD40，そして CD52 に対する抗体においても活性増強が可能であることが報告されており[10, 17]，今後幅広い標的抗原に適用可能であることが示唆されている。

表 主なエフェクター活性増強抗体の臨床試験（2012年6月29日現在）

抗体名	抗原名	適応疾患	開発ステージ
AME-133v	CD20	濾胞性リンパ腫	Phase 3
		関節リウマチ	Phase 1
MGAH22	HER2	HER2陽性がん	Phase 1
PF-04605412	$\alpha 5\beta 1$ integrin	がん	Phase 1
XmAb2513	CD30	ホジキンリンパ腫	Phase 1
MOR208/XmAb5574	CD19	慢性リンパ性白血病など	Phase 1

4.5 エフェクター活性の増強技術を適用した抗体医薬の臨床開発状況

アミノ酸置換によるエフェクター活性の増強技術を適用した抗体医薬の臨床開発状況を表にまとめた。Xencor社が開発しているXmAb2513はホジキンリンパ腫に発現するCD30に対する抗体であり，もとの親抗体であるSGN-30のS239D/I322E改変体である。ADCC活性がほとんど検出されなかったSGN-30に対し，XmAb2513では強いADCC活性が認められている。臨床第一相試験においては，SGN-30と比較してより多くのホジキンリンパ腫患者に対して病勢安定（SD）が認められたほか，2例の奏功例も確認されており，ADCC増強による抗腫瘍活性の増強効果が示唆されている[19]。Macrogenics社のMGAH22は，HER2に対するADCC増強抗体であり，5つのアミノ酸置換をFc領域に加えることでFcγ受容体Ⅲaへの結合力を増強したほか，抑制性のFcγ受容体Ⅱbへの結合性を低下させている。この抗体は既に上市されている抗HER2抗体であるTrastuzumabと非常に近いアフィニティでHER2に結合することがわかっており，Trastuzumabとの臨床効果の比較報告が待たれるところである。またこれらの他にもMentrik Biotech社が開発している抗CD20抗体AME-133v，Morphosys社とXencor社が共同で開発している抗CD19抗体MOR208/XmAb5574，Pfizer社とXencor社で共同開発している抗$\alpha 5\beta 1$ Integrin抗体PF-04605412などが臨床試験入りしており，アミノ酸置換によるエフェクター活性の増強技術を適用した抗体医薬の臨床における検証が進められている。

4.6 今後の展望

近年の抗体工学の進歩は目覚しく，アミノ酸置換によるエフェクター活性増強をはじめとする抗体の基本機能を向上させる技術は今後ますます注目を浴びることが予想される。今回紹介した技術は臨床における検証段階にあり，近い将来その有用性の是非が示される。またこれらの技術のほかにも，毒素や放射性同位元素といった機能分子をリンカーを介して結合させたコンジュゲート抗体や，二重特異性抗体技術によってT細胞をエフェクター細胞として利用するT細胞リクルート抗体の臨床検討が進んでおり[20]，臨床における強い効果が示されつつある。今後このような抗腫瘍活性を増強する技術を抗体医薬に適用していくにあたっては，これまで以上に標的抗原の選択も重要となってくることが考えられる。標的細胞に対する傷害能を増強することにより，より低い抗原発現量の癌に対しても抗体医薬による治療が有効となる可能性が高くなる一

第8章 その他新機能抗体

方,正常組織への傷害という副作用を回避するために正常組織には極力発現していない癌特異的発現性の高い抗原を選択することがひとつの重要なポイントとなるかもしれない。また,起源の異なる様々な癌は多様な生物学的性質を示し,各治療に対する抵抗性のメカニズムも異なることが考えられるため,癌および抗原の生物学的な機能の理解に基づいて標的抗原を選択することも重要である。こうした理解が進むことによって,薬効を規定するバイオマーカーの発見につながり,将来的には,適切な患者に適切な治療薬を処方する個別医療に繋がっていくことが大いに期待される。

文　献

1) F. J. Hernandez-Ilizaliturri et al., *Clin. Cancer Res.*, **9**, 5866 (2003)
2) R. Gennari et al., *Clin. Cancer Res.*, **10**, 5650 (2004)
3) A. Musolino et al., *J. Clin. Oncol.*, **26**, 1789 (2008)
4) G. Cartron et al., *Blood*, **99**, 754 (2002)
5) F. Bibeau et al., *J. Clin. Oncol.*, **27**, 1122 (2009)
6) H. Takai et al., *Cancer Biol. Ther.*, **8**, 930 (2009)
7) E. Oflazoglu et al., *Blood*, **110**, 4370 (2007)
8) FJ. Hernandez-Ilizaliturri et al., *Clin. Cancer Res.*, **9**, 5866 (2003)
9) J. Richards et al., *Mol. Cancer Ther.*, **8**, 2517 (2008)
10) A. Natsume et al., *Cancer Res.*, **68**, 3863 (2008)
11) B. Coiffier et al., *Blood*, **111**, 1094 (2008)
12) AD. Kennedy et al., *J. Immunol.*, **172**, 3280 (2004)
13) RL. Shields et al., *J. Biol. Chem.*, **276**, 6591 (2001).
14) GA. Lazar et al., *Proc. Natl. Acad. Sci. USA.*, **103**, 4005 (2006)
15) C. Taylor et al., *Clin. Cancer Res.*, **13**, 5133 (2007)
16) EE. Idusogie et al., *J. Immunol.*, **166**, 2571 (2001)
17) GL. Moore et al., *MAbs.*, **2**, 181 (2010)
18) WF. Dall'Acqua et al., *J. Immunol.*, **177**, 1129 (2006)
19) JR. Desjarlais et al., *Exp Cell Res.*, **317**, 1278 (2011)
20) R. Bargou et al., *Science*, **321**, 974 (2998)

5 薬物結合抗体医薬品の開発

大内　香*

5.1 はじめに

　抗体を医薬品として応用するコンセプトは古く1970年代に遡る。それは抗体の抗原特異性に注目し，正常組織への副作用を起こすことなく疾患に効力を示す分子標的薬として治療に用いるというものであった。当時，複数のマウス抗体が開発されたが，臨床での半減期の短さ，マウス蛋白に対する抗体（Human Anti-Mouse Antibody：HAMA）産生をはじめとする副作用の発現といった種々の問題が生じ，医薬品として結実するには至らなかった。しかし臨床において，より疾患選択的な作用を持つ新規薬剤の必要性が高まる中で，キメラ化抗体（ヒト蛋白含量80-90％），ヒト化抗体（90％以上），ヒト抗体（100％）の作成が可能となったり，抗体の生産効率が著しく向上するといった技術革新を経ることにより，抗体薬開発の新たな挑戦が始まったのである。現在，抗体医薬はがん，移植，免疫疾患に多く承認を取得しているが，これらはいずれも既存の医薬品で完治し得ない難治性疾患であることと，疾患の原因となる分子が「標的細胞表面に存在する受容体あるいはそれに結合するリガンドとして発現していること」を利用している。現在市販されている抗体薬の作用機序は①リガンドまたは受容体に結合しシグナル伝達を遮断するブロッキング抗体，②標的分子と結合し抗体依存性細胞障害活性（ADCC）や，補体依存性細胞障害活性（CDC）を誘導する抗体，③標的分子に結合しシグナル伝達を上昇させるアゴニスト抗体，④薬剤や放射性物質を結合し標的分子を発現する細胞特異的に障害を誘導する薬剤結合抗体などに分類される。表1に示すとおり，現在市販されている抗体薬ではブロッキングやADCCを作用機序とするものが多いが，本稿では疾患に特異的に到達するという元来の抗体治療のコンセプトを実現するものとして最近再び注目されている薬剤結合抗体について開発の現状を概説する。

5.2 薬剤結合抗体

　薬物結合抗体は抗体の抗原特異性を利用して，薬剤をより疾患部位に効率的に行き届かせることを目指した抗体薬である。構造は①抗体部分，②薬剤，③抗体と薬剤を結合するリンカー部分から構成される（図1）。現在臨床開発中または承認を取得した薬剤結合抗体の抗原は，血液がんや免疫疾患を標的にした血球系の表面抗原を標的としたもの，固形がんを標的としたがん細胞や腫瘍内間質細胞を標的としたもの等，これまでの抗体薬の開発経験を生かし多くの創薬の試みがされている（表2）。薬物結合抗体の抗体部分は疾患特異的な抗原を認識するだけでなく，細胞内への取り込みが必要となることもある。薬剤部分はメイタンシン（Maytansine）誘導体，モノメチルオーリスタチンE（Monomethyl-auristatin），カリケアマイシン（Calicheamicin），

---

*　Kaori Fujimoto-Ouchi　中外製薬㈱　創薬薬理研究第二部　癌3グループ　グループマネージャー

第8章 その他新機能抗体

表1 承認取得抗体薬一覧

作用機序	疾患領域	一般名	商品名	標的分子	Type		適応症	承認（海外）
中和	移植	Muromonab-CD30	Orthoclone	CD3	マウス	IgG2	移植	1986
	その他	Abciximab	ReoPro	GPIIb/IIIa	キメラ	Fab	急性心筋梗塞の血栓防止	1994
	移植	Daclizumab	Zenapax	CD25	ヒト化	IgG1	移植	1997
	移植	Basiliximab	Simulect	CD25	キメラ	IgG1	移植	1998
	免疫	Infliximab	Remicade	TNFα	キメラ	IgG1	RA, 乾癬性関節炎, 乾癬, AS, クローン病, 潰瘍性大腸炎	1998
	その他	Palivizumab	Synagis	RSV	ヒト化	IgG1	感染症	1998
	免疫	Efalizumab	Raptiva	CD11a	ヒト化	IgG1	乾癬	2003
	免疫	Adalimumab	Humira	TNFα	ヒト	IgG1	RA, 乾癬, クローン病, AS, JIA	2003
	免疫	Omalizumab	Xolair	IgE	ヒト化	IgG1	喘息	2003
	固形がん	Bevacizumab	Avastin	VEGF	ヒト化	IgG1	大腸／肺／腎／GBMがん	2004
	その他	Natalizumab	Tysabri	α4integrin	ヒト化	IgG4	多発性硬化症	2004
	免疫	Tocilizumab	Actemra	IL6R	ヒト化	IgG1	RA, キャッスルマン病, JIA	2005
	固形がん	Panitumumab	Vectibix	EGFR	ヒト	IgG2	結腸・直腸がん	2006
	その他	Ranibizumab	Lucentis	VEGF	ヒト化	Fab	加齢黄斑変性症	2006
	その他	Eculizumab	Soliris	C5補体	ヒト化	IgG2	夜間ヘモグロビン尿症	2007
	免疫	PEG化Certolizumab	Cimzia	TNFα	ヒト化	Fab	RA, クローン病	2008
	免疫	Ustekinumab	Stelara	IL-2/23p40	ヒト	IgG1	乾癬	2009
	免疫	Canakinumab	Ilaris	interleukin-1β	ヒト	IgG1	クリオピリン関連周期性症候群	2009
	免疫	Golimumab	Simponi	TNFα	ヒト	IgG1	RA, 乾癬性関節炎, AS	2009
	免疫	Denosumab	Prolia	RANKL	ヒト	IgG2	骨粗しょう症	2010
	血液がん	Ipilimumab	Yervoy	CTLA-4	ヒト	IgG1	メラノーマ	2011
	免疫	Belimumab	Benlysta	BLyS	ヒト	IgG1	全身性エリテマトーデス	2011
ADCC/CDC	血液がん	Rituximab	Rituxan	CD20	キメラ	IgG1	B細胞性NHL	1997
	血液がん	Alemtuzumab	Campath	CD52	ヒト化	IgG1	B細胞性慢性リンパ性白血病	2001
	血液がん	Ofatumumab	Arzerra	CD20	ヒト	IgG1	慢性リンパ性白血病	2009
中和, ADCC	固形がん	Trastuzumab	Herceptin	Her2/neu	ヒト化	IgG1	乳／胃がん	1998
	固形がん	Cetuximab	Erbitux	EGFR	キメラ	IgG1	結腸・直腸／頭頚部がん	2003
放射性物質・薬剤結合抗体	血液がん	Gemtuzumab Ozogamicin	Mylotarg	CD33	ヒト化	IgG4	急性骨髄性白血病	2000
	血液がん	90Y-Ibritumomab Tiuxetan	Zevalin	CD20	マウス	IgG1	B細胞性NHL	2002
	血液がん	131I-Tositumomab	Bexxar	CD20	マウス	IgG2	NHL	2003
	血液がん	Brentuximab-vedotin	Adcetris	CD30	キメラ	IgG1	未分化大細胞リンパ腫, ホジキンリンパ腫	2011

次世代医薬開発に向けた抗体工学の最前線

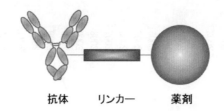

図1　薬剤結合抗体

表2　現在開発中の薬剤結合抗体の抗原候補

適応	抗原	発現細胞
血液がん	B4, CD19	B細胞
	B1, Bp35, CD20	B細胞
	BL-CAM, CD22	B細胞
	B29	B細胞
	TNFSF5, CD40	B細胞, 樹状細胞, がん細胞
	IL-2R, CD25	T細胞, Treg細胞
	TNFRSF8, CD30	活性化T細胞, B細胞
	DEC-205	樹状細胞
	FcgR1, CD64	単核球, マクロファージ, 樹状細胞
	Class II-specific chaperone	単核球, マクロファージ, 樹状細胞, B細胞, 白血病細胞
	SIGLEC-3, CD33	単核球, 顆粒球, リンパ性白血病細胞
固形がん	Syndecan-1, CD138	ノンホジキンリンパ腫, 白血病細胞
	EpCAM	多くの固形がん細胞
	CA9	腎がん細胞, 血管内皮細胞
	GD2	神経がん細胞, メラノーマ
	PSMA	前立腺がん
	TMEFF2	前立腺がん
	EGFR	大腸がん, 肺がん細胞
	CA-72-4	大腸がん, 肺がん細胞
	5T4	大腸がん, 卵巣がん, 胃がん細胞
	EphB2	大腸がん細胞
	Mesothelin	中皮腫, 卵巣がん, 肺がん, すい臓がん細胞
	HER2/neu	乳がん, 胃がん, 卵巣がん, 肺がん
	EphA2	乳がん, 前立腺がん, 肺がん, 大腸がん, グリオブラストーマ
	MUC-1	乳がん, 大腸がん, すい臓がん, 肺がん細胞, 樹状細胞, T細胞
	Cripto	乳がん, 卵巣がん, 胃がん, 肺がん, すい臓がん細胞
	NCAM	肺がん, 白血病, ニューロブラストーマ, 卵巣がん細胞, NK細胞, T細胞
	CA125	肺がん, 卵巣がん細胞
	TNFSF7, CD70	鼻咽頭がん, 甲状腺がん, 腎がん, グリオブラストーマ, 活性化T細胞, B細胞, 樹状細胞
	alpha-integrin	メラノーマ, 腎がん, 卵巣がん, 胃がん, 乳がん, 大腸がん細胞
	Transmembrane glycoprotein NMB	メラノーマ細胞
	FUT3	卵巣がん, 乳がん, 前立腺がん, 大腸がん細胞
	Endoglin	腫瘍組織中間質細胞
	ED-B	腫瘍組織中間質細胞
	FAP	腫瘍組織中間質細胞

第8章 その他新機能抗体

放射性同位元素など，がん細胞の増殖に対する抑制効果が強い薬剤が使われる。従って，腫瘍特異性が十分ではないためにこれまでは抗がん剤となり得なかった薬剤も薬物結合抗体の薬剤部分として改めて候補となる可能性があるだろう。抗体と薬剤を結合するリンカーは血液中では非特異的な乖離をすることなく，細胞に取り込まれた後で効率的に活性型の薬剤を外す特性が求められる。抗体と薬剤とリンカーは疾患や抗原，またそれぞれの構成物の物質的な特性により最適な組み合わせを選択することが必要となる。薬物結合抗体としては，適応疾患において薬効を示す上で適切な動態が確保できるような工夫が必要である。

5.3 ^{90}Y-イブリツモマブと ^{131}I-トシツモマブ

CD20 は 33, 35, 37kDa の膜貫通型の糖鎖不含タンパクであり[1]，B細胞の細胞周期の開始や分化の活性化プロセスの早い段階を制御し，カルシウムイオンチャンネルとして機能しているものと考えられている。末梢血，リンパ節，脾臓，扁桃，骨髄中の正常B細胞と，93％のB細胞性リンパ腫，50-90％のB細胞性白血病細胞に高発現している一方で，造血幹細胞，pro B細胞，正常形質細胞やB細胞系以外のヒト細胞では認められない[2]。CD20 が幹細胞に発現していないことは，抗体投与によって恒久的なB細胞の枯渇を引き起こさないことが期待される。さらにCD20 は，他の既知の蛋白との相同性が低いことから抗体開発の標的分子として適当であると考えられた。すでに CD20 を標的とした抗体薬として ADCC/CDC 抗体のリツキシマブ (Rituximab) を初めとする複数の抗体薬が承認されているが，抗 CD20 抗体を利用した放射性同位元素結合抗体として ^{90}Y-イブリツモマブ (Ibritumomabtiuxetan) と ^{131}I-トシツモマブ (Tositumomab) が承認されている。これらは CD20 が細胞から切り離されないため全身に遊離されない点や抗体結合により internalization を示さない特徴を生かし，リツキシマブが奏功を示さない非ホジキンリンフォーマに対する治療薬として実臨床で用いられている。リツキシマブにオーリスタチン[3]やカリケアマイシン[4]等を結合させた薬剤結合抗体も開発の検討がなされている。

5.4 ゲムツズマブオゾガマイシン

CD33 は膜貫通型糖蛋白であり，単球，一部の赤芽球，巨核球系，顆粒球など骨髄系の細胞，リンパ性白血病細胞，リンパ腫といった造血細胞及びそれに由来するがん細胞に発現するが，正常な造血幹細胞，リンパ系細胞及び非造血系組織には発現が認められない。CD33 は急性骨髄性白血病 (AML) 症例の90％に発現しているため，CD33 陽性疾患の治療における標的分子として注目された[5]。ゲムツズマブオゾガマイシン (Gemtuzumab ozogamicin) は，モノクローナル抗体を抗癌剤のキャリアーとして利用した最初の薬剤である。本剤は細胞傷害作用を有する抗腫瘍性抗生物質であるγ-カリケアマイシンの誘導体とヒト化抗 CD33 モノクローナル抗体 hP67.6 を化学的に結合させたもので，CD33 抗原を発現する白血病細胞を標的としている[6]。γ-カリケアマイシンは二重鎖 DNA を切断することにより細胞傷害作用を有する抗腫瘍性抗生物質である。抗体部分は細胞表面の CD33 抗原と結合した後，細胞内に取り込まれるという性質を持ち，

CD33陽性疾患に抗癌剤などの薬剤を選択的に運ぶキャリアーとして有用と考えられた。再発又は難治性のCD33陽性のAMLに対する治療薬として用いられている[7]。

5.5　ブレンツキシマブ-ベドチン

　CD30は分子量105kDaの単鎖糖タンパクであり，TNFRSF8と呼ばれるTNFR（腫瘍壊死因子レセプター）スーパーファミリーのひとつである。CD30は活性化T，Bリンパ球で発現が認められている。ブレンツキシマブ-ベドチン（Brentuximab-vedotin）は抗CD30抗体と抗癌剤のモノメチルオーリスタチンEを結ぶリンカーがCD30陽性の腫瘍細胞に取り込まれると酵素的に切断されて強力な分裂阻害剤であるモノメチルオーリスタチンEを細胞内に放出するようデザインされている。

　本剤は2ライン以上の自己幹細胞移植または抗癌薬併用治療を受けた後に再発したホジキンリンパ腫と，1ライン以上の化学療法併用治療を受けた後に増悪が見られた全身性の未分化大細胞リンパ腫に対する治療薬としてFDAより2011年に承認された。ホジキンリンパ腫への薬効はオープンラベルのシングルアームの多施設臨床試験において患者102人に対し奏功率73%，奏功期間中央値は6.7カ月であった。未分化大細胞リンパ腫への効果はオープンラベルのシングルアームの多施設臨床試験において58人の患者に対し，奏功率86%，奏功期間中央値12.6カ月を示した[7,8]。副作用は白血球減少，末梢性ニューロパチー，疲労感，発熱，下痢，悪心，ラッシュ等である。

5.6　TDM-1

　新たに固形がんに対する薬剤結合抗体も開発されつつある。上皮増殖因子受容体2（Human Epidermal Growth Factor Receptor 2；HER2）は上皮増殖因子受容体（EGFR）ファミリーの一つであり，分子量185Kの膜結合型チロシンキナーゼ活性を有す[9]。HER2は正常細胞では細胞膜上で他のEGFRファミリー受容体であるHER1（EGFR），HER3，HER4とヘテロダイマーを形成し，細胞に増殖・分化シグナルを伝える。HER2には現時点でリガンドが見つかっていないことから，他の受容体のリガンド依存的にシグナル伝達をすると考えられている。HER2を含むヘテロダイマーは含まないダイマーと比べ，高いリガンド結合能とシグナル伝達能を示す[10〜12]。HER2遺伝子は，17番染色体長腕（17q11.2-q12；17q21.1）にあり，正常細胞では染色体に1コピー存在して細胞の機能調節に関与しているが，がん細胞では遺伝子増幅が生ずることがある。増幅したHER2遺伝子はHER2蛋白を過剰に発現させる。HER2が過剰発現したがん細胞ではHER2-HER2のホモダイマーが形成され，リガンド非依存的にシグナルが継続的に伝達される。シグナルはRAS-ERK経路及びPI3K-AKT経路を活性化し，その結果として細胞増殖の調節異常が生じ，がん化へ至ると考えられている[13,14]。HER2はがん幹細胞にも高発現していると考えられている[15]。臨床においては，多くのがん種で過剰発現が認められているが，転移性乳がんの約25-30%でHER2の過剰発現が認められている[16]。HER2過剰発現の乳がんは予後が不良にな

第 8 章　その他新機能抗体

ることが報告されていたことから[17]，HER2 の抑制ががんの治療に有効である可能性が考えられた。トラスツズマブ（Trastuzumab）は HER2 過剰発現腫瘍を標的としたヒト化モノクローナル抗体である。本剤は HER2 のドメイン IV（アミノ酸 529-625）に特異的かつ高い親和性で結合する。抗腫瘍効果の作用機序として HER2 を介したシグナル伝達阻害による直接的な細胞増殖阻害作用と，ADCC を介した細胞障害作用[18]が考えられている。Trastuzumab は臨床において固形がん治療薬という抗体医薬の新たな有用性を示した抗体であり，HER2 過剰発現の転移性乳がん，転移性胃がん，及び乳がんの術後補助化学療法において用いられている[19]。

　トラスツズマブ エムタンシンは HER2 陽性の悪性腫瘍の治療を目的としてデザインされた新規の薬剤結合抗体である[20]。本剤はトラスツズマブとチューブリン重合阻害作用を持つ DM1 とをリンカー分子であるスクシンイミジル 4-[N-マレイミドメチル]シクロヘキサン-1-カルボキシレート（SMCC）を介して結合した構造を有している。DM1 は beta-チューブリンに結合するチューブリン重合阻害剤であるアンサマイトシンから合成されたメイタンシノイド系薬物である。DM1 の親化合物であるメイタンシンはチューブリンに結合し，細胞増殖抑制活性を示す。その活性強度は同様の作用を持つビンクリスチンより 20-100 倍強い。メイタンシンは 1970 年代に固形がんに対して臨床試験が実施されており，乳がんと肺がんで奏功が認められたものの，安全性への懸念から開発が中止された。T-DM1 は HER2 を過剰発現している腫瘍細胞選択的にチューブリン阻害剤 DM1 を到達させる機能と，トラスツズマブの生物活性とを併せ持っている。トラスツズマブと同等の親和性で HER2 と結合し，複合体の状態で細胞内に取り込まれた後に細胞内で DM1 が遊離し，チューブリン重合を阻害することにより細胞死をもたらすと考えられている。トラスツズマブ エムタンシンは DM1 を HER2 抗体と結合させることにより HER2 陽性腫瘍細胞への選択性を増強することで治療域を拡大するコンセプトで設計された。本剤はトラスツズマブの持つ細胞増殖シグナル阻害活性と抗体依存性細胞障害活性も有することが示されている。臨床において本剤は，トラスツズマブとタキサン系抗がん剤既治療の HER2 陽性局所進行性または転移性乳がん患者に対する国際共同第三相試験において，標準療法であるカペシタビンとラパチニブ併用群（XL 群）に比べて PFS で 9.6 カ月 vs 6.4 カ月（ハザード比 0.650，95％信頼区間：0.55-0.77）であり有意差が認められた（$p<0.0001$）（EMILIA，TDM4370g 試験）[21]。現在，全生存期間の比較を行っている。T-DM1 群では同時に高い忍容性が認められており，日本人の HER2 陽性転移性乳がん患者に対しても有効性と安全性が得られていること（JO22997 試験）から，今後の承認申請が期待されている。

5.7　おわりに

　薬剤結合抗体は，抗体の抗原特異性を直接的に利用したコンセプトとしては古くからある抗体薬だが，抗原の選択や抗体自体の技術革新や薬剤結合性の工夫などの様々な努力を経て，ようやく医薬品として結実してきたといえる。今後，更なる技術革新が積み重ねられることで薬剤結合抗体にとどまらず様々な抗体薬が考案され，実臨床において患者さんの生命の質を高めることに

貢献することを期待する。

文　献

1) M. A. Valentine et al., *J. Biol. Chem.*, **264**, 11282-11287 (1989)
2) T. F. Tedder et al., *Immunol. Today*, **15**, 450-454 (1994)
3) C. L. Law et al., *Clin. Cancer Res.*, **10**, 7842-7851 (2004)
4) J. F. Dijoseph et al., *Cancer Immunol. Immunother*, **56**, 1107-1117 (2007)
5) J. E. Wagner et al., *Blood*, **86**, 512-523 (1995)
6) K. Naito, *Leukemia*, **14**, 1436-1443 (2000)
7) A. L. Taksin et al., *Leukemia*, **21**, 66-71 (2007)
8) A. Forero-Torres et al., *British Journal of Hematology*, **146**, 171-179 (2009)
9) N. L. Bartlett et al., *Blood*, **111**, 1848-1854 (2008)
10) L. Coussens et al., *Science*, **230**, 1132-1139 (1985)
11) G. Graus-Porta et al., *EMBO J.*, **16**, 1647-1655 (1997)
12) D. Karunagaran et al., *EMBO J.*, **15**, 254-264 (1996)
13) M. X. Sliwkowski et al., *J. Biom. Chem.*, **269**, 14661-14665 (1994)
14) P. P. Di Fore et al., *Science*, **237**, 178-182 (1987)
15) R. M. Hudziak et al., *Proc. Natl. Acad. Sci. USA*, **84**, 7159-7163 (1987)
16) H. Korkaya et al., *Oncogene*, **27**, 6120-6130 (2008)
17) D. J. Slamon et al., *Science*, **235**, 177-182 (1987)
18) D. J. Slamon et al., *Science*, **244**, 707-712 (1989)
19) M. X. Sliwkowski et al., *Seminars in Oncology*, **26**, 60-70 (1999)
20) I. Smith et al., *Lancet*, **369**, 29-36 (2007)
21) K. Blackwell, ASCO annual meeting, LBA1 (2012)

6 RI標識抗体医薬品の臨床の現状と展望

織内 昇*

6.1 はじめに

RI標識抗体医薬品による治療は,抗体を媒体として標的にRIを輸送する治療法である[1]。標的においてRIが放出する放射能が腫瘍細胞を破壊する。悪性腫瘍を破壊して治療するのに十分な放射能を集積し,正常組織の放射能を許容範囲内に抑える。多発性の病巣すなわち転移を有する進行がんが最も適しているが,検査で確認できる転移巣がなくとも微少な転移が存在する可能性はあるため,この治療法は臨床的に転移のない病期のがんも対象となるし,同じ理由で原発巣の摘出後に行うことも再発が想定される場合には理にかなっている。ただし治療法は経済性を含む諸因子を考慮して相対的に最適な選択がなされる。

わが国ではRI標識抗体医薬品として,現在 ^{90}Y標識抗CD20抗体が市販され,低悪性度のB細胞性非ホジキンリンパ腫の治療が行われている。この抗体は,Bリンパ球の細胞膜に存在するCD20抗原と結合するマウス型モノクローナル抗体(ibritumomab)に,崩壊に伴ってβ線を放出する ^{90}Yを結合したものであり,抗CD20キメラ抗体(rituximab)による抗体治療に抵抗性の症例にも有効性が高い。

RI標識抗体による治療は,腫瘍特異性が高いため,化学療法と異なり脱毛,粘膜障害,嘔吐などの非血液毒性が少ない。悪性リンパ腫では寛解から治癒が,固形がんでは他の治療で不可能な進行期の病態制御を患者のQOLを保ったまま達成することが当面の目標である。臨床的な期待が高まるなかで,新規の抗体の開発と治療戦略としての治療法の改良が治療成績の向上に結びつく。

6.2 RI標識抗体のがん治療への応用

6.2.1 抗体治療へのRI標識化合物の応用

種々の悪性腫瘍に対して抗体による治療が行われている。新規の分子標的薬が次々と臨床試験に供され,前述の悪性リンパ腫に対するrituximab,乳がんに対する抗HER2抗体(trastuzumab),大腸がんに対する抗VEGF抗体(bevacizumab)などは,臨床で広く使用されている。

一方では分子標的薬の特異な副作用が問題となっているため,抗体治療の適格性を予め評価することは重要である。腫瘍組織を採取して抗原の発現を確認することが直接的な評価法であるが,RI標識抗体を用いると,抗原への結合を画像で確認することができる。画像化する利点は,腫瘍組織を採取する負担をなくすことと多発病巣の場合には,個々の病巣を評価可能な点である。治療薬のRI標識体を用いることは,治療薬の病巣への集積を直接可視化することであり,非特異的な集積による副作用の予測にも役立つ可能性がある。

---

* Noboru Oriuchi　JA長野厚生連　佐久総合病院　放射線科　統括部長;群馬大学　大学院医学系研究科　客員教授

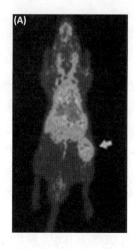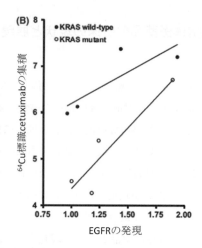

図1 ヒト大腸がんの上皮増殖因子受容体（EGFR）の発現とRI標識上皮増殖因子受容体抗体（cetuximab）の集積（文献4を参照）
(A) ヒト大腸がんの腫瘍モデルの^{64}Cu標識cetuximab集積：KRAS野生型のヒト大腸がんを移植したヌードマウスの腫瘍に^{64}Cu標識cetuximabの集積（矢印）が明瞭に認められる。
(B) EGFRの発現とRI標識cetuximabの集積の相関：EGFRの発現はKRAS野生型（上段）と変異型（下段）とで差はないが，RI標識cetuximabの集積は野生型の方が高く，またいずれの群もEGFRの発現はRI標識cetuximabの集積と相関する。

Cetuximabは上皮増殖因子受容体（EGFR）の細胞外ドメインを認識する抗体で，EGFの結合を阻害してシグナル伝達を阻害し，がん細胞の増殖や浸潤などを抑制する治療薬で，KRAS野生型の大腸がんなどに有効とされている。しかし無効例も多く，逆にKRAS変異型でも有効例が存在する[2,3]。筆者らはヒト大腸がんのモデルを用いた実験で，EGFRの発現はKRAS変異の有無にかかわらず腫瘍により様々であり，RI標識cetuximabの集積は，EGFRの発現と相関することを確かめた（図1）。EGFRを発現する腫瘍へのcetuximabの集積を画像で実際に評価することは，cetuximabによる治療の有効性の見込める症例や無効と思われる症例を選択して治療効率を上げ，無効な治療による副作用や医療費の無駄を減らすことにつながる可能性があるため，画像で治療薬の集積を評価することの意義は少なくない[4]。

6.2.2 RI標識抗体医薬品による治療

B細胞リンパ腫の治療に用いられているrituximabは，Fc領域がヒト由来であり，抗体が細胞に結合して惹起される細胞性免疫（ADCC，CDC）が主な作用機序である。

悪性リンパ腫は放射線に対する感受性が高いため，RI標識抗体治療の好適な対象疾患であり，悪性リンパ腫の表面抗原を認識する抗体のRI標識体が数多く開発されてきた。米国ではRI標識抗CD20抗体による悪性リンパ腫の治療として，約10年前から^{90}Y標識抗体（ibritumomab）と^{131}I標識抗体（tositumomab）が臨床で使用され，両者とも同様の治療効果が得られている[5,6]。^{131}Iや^{90}Yが放出するβ線は，エネルギーに応じた数mmの飛程があるため，標識抗体が結合した抗原陽性の細胞だけでなく，周囲の細胞も障害することができる。そのメリットは，血流が悪

第 8 章　その他新機能抗体

いために標識抗体が届かない領域に存在する腫瘍細胞や抗原の発現の弱い腫瘍細胞に対しても，近隣の標識抗体が結合した細胞からのβ線により治療効果が期待できる点などである．

6.3　治療用の RI

RI を用いる治療は，前述の ^{90}Y が使用される以前から ^{131}I によるバセドウ病や甲状腺がんの治療が行われており，他のβ線放出核種や後述するα線放出核種も使用されている．

^{131}I はγ線を放出するため画像化できる利点がある．少量の ^{131}I 標識抗体を投与して画像を撮像することにより病巣と副作用が問題となる骨髄など正常組織の吸収線量を推定して，治療の適否や骨髄毒性を推定したのちに治療を行う．^{131}I 以外のγ線放出核種でも同様の方法が可能であり，画像による適切な症例選択を有効な治療に結びつける戦略である．一方，臨床使用における ^{131}I の最大の欠点は，γ線が公衆被曝の原因となることであり，治療する患者は入院する必要がある．

^{90}Y は ^{131}I より高いエネルギーのβ線を放出するため，組織内の飛程が長く細胞の障害作用が強い．γ線を放出しないため公衆被曝が少なく外来治療が可能な点で，患者の利便性が優れている．したがって ^{90}Y 標識抗体は画像化できないが，^{111}In 標識抗体を用いて画像撮影を行い，^{90}Y 標識抗体の体内動態を推定する（図2）．骨髄集積の程度を評価して血液毒性が問題とならないことが推定される体内分布であることを確かめて，^{90}Y 標識抗体を投与する[6]．わが国では，^{90}Y 標識抗 CD20 抗体の臨床試験が実施され上市された[7]．両者の治療プロトコール相違は，標識核種の性質に負うところが大きい．^{131}I の場合には，少量の ^{131}I 標識抗体を投与して求めた吸収線量から，治療に用いる投与量を決定する．

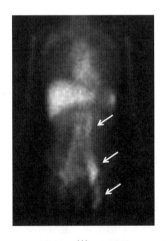

図 2　悪性リンパ腫症例の ^{111}In 標識抗 CD20 抗体の画像
　^{90}Y 標識抗 CD20 抗体による治療の前に，体内分布の評価のために撮影される ^{111}In 標識抗 CD20 抗体の画像で，悪性リンパ腫の病巣に抗体の集積（矢印）が認められる．骨髄集積は少ないため，血液毒性が高度でないと予測される．

治療前に画像化を行って標識抗体の体内分布を評価することの意義は，治療効果予測と血液毒性など副作用の予測である。^{90}Y 標識抗体による治療において，事前に ^{111}In 標識抗体の画像を撮影して骨髄集積の程度を評価することは，わが国では必須であるが，諸外国では行わないのが大半である。治療適応の判定を適正に行っている場合には，画像で治療不適格と判定される症例が少ないこと，骨髄の抗体集積程度が血液毒性と必ずしも相関しないことなどがその理由である[8]。また，事前の画像による抗体の腫瘍集積が治療効果の予測にも十分には役立たないとも言われている。^{90}Y 標識抗体による治療は，骨髄に存在する正常な B リンパ球にも治療薬が結合するため血液毒性が問題となるのであって，通常の固形がんの場合とは異なる。

海外では α 線放出核種である ^{211}At，^{212}Bi，^{225}Ac などの治療応用が行われている。α 線は β 線と比較して治療効果に優れており，正常組織の毒性が少ない[9, 10]。それは α 線がエネルギーの高い粒子線であるため，飛程における線エネルギー付与が大きく，DNA の二重鎖切断を起こしやすく，生物学的効果が大きいためである。飛程が数十 μm と短く，がん細胞数個分のため，結合したがん細胞以外への障害が少なく，したがって骨髄抑制などを起こしにくい。これらの特性から抗体標識用の RI としての評価が高まっており，当初は白血病など血液疾患を対象に研究されてきたが，現在では固形がんの治療応用も開発されている[11]。これまでの研究によると，α 線放出核種による治療は，標識抗体の組織拡散が悪く標的における放射能分布が不均一とされたため，微小転移が対象として好適とされた。今後の研究課題は，適切な標識化合物の開発のための生化学的，放射化学的検討や，正確な dosimetry などである。

6.4 RI 標識抗体を用いる治療の問題点と将来展望

^{90}Y 標識抗 CD20 抗体の成功は，これまで注目していなかった臨床医に対しても RI 標識抗体医薬品による治療の有用性についての理解をもたらした。それに続く RI 標識抗体医薬品に対する期待が高まるのは当然であろう。

そのような状況下で研究者や製薬企業は新規の抗体の開発や RI 標識抗体の開発に注力している。新たな抗 CD20 抗体はもちろんのこと，抗がん剤などとの複合体や，有効性が望める悪性リンパ腫の他の組織型に対する抗体も数多く開発されている。対象疾患は悪性リンパ腫のように放射線感受性の高い腫瘍だけでなく，固形がんも例外ではない。

抗体治療の問題点には，投与した抗体の非特異的なレセプターへの結合や，腫瘍内部の血流低下や異常な腫瘍血管による腫瘍集積の減少，腫瘍抗原の発現低下などによる結合効率の低下などがある。それに対して，^{90}Y 標識抗体による治療では，rituximab の前投与による ^{90}Y 標識抗体の標的・非標的細胞の集積比の改善が図られている。

RI 標識抗体医薬品を用いた固形がんの治療は，悪性リンパ腫の治療と異なり優れた結果は得られていない。放射線感受性の低い腫瘍の治療効果を上げるためには，腫瘍特異性の高い抗体の開発など，非特異的集積の低減による腫瘍集積比の改善が最も重要であり，それによって RI 投与量の増加が可能となれば，放射性に感受性の高くない腫瘍も治療の対象となる。腫瘍集積性を

改善する方法としては，低分子の抗体断片の利用やpretargetingなども研究されている．

　対象疾患の選択も，開発段階から重要である．投与法との関連では，消化器がんや卵巣がんの腹腔内播腫に対する腹腔内投与は，有効性とともに骨髄抑制の低減も期待できる．また細胞性免疫やアポトーシスの誘導，血管新生阻害などを併せ持つ新たなRI標識抗体の開発や抗体と化合物の複合体，あるいは併用療法などにより治療効果を高めることが必要となる．

　RI標識抗体医薬品による固形がん治療の現実的な対象は，主として手術による制御が不可能な遠隔転移症例や再発例である．完治は困難なため，繰り返し治療が必要となる．放射線治療は化学療法と比較して耐性の発現が少ないため，複数回の投与が可能な治療法が望ましい．したがってRI標識抗体医薬品としてはヒト抗体が適している．分割投与や幹細胞移植によるレスキューなども考えられる手段である．

6.5　おわりに

　RI標識抗体による治療は，Paul Ehrlichが20世紀初頭に提唱した"magic bullet"の概念が1975年にKöhlerとMilsteinが開発したモノクローナル抗体により実現したもので，特異性の高い抗体，高効率で安定なRI標識法の開発と臨床応用が重ねられてきた．そして現在，RI標識抗体医薬品による治療は，悪性リンパ腫に対する^{90}Y標識抗CD20抗体の成功により新たな治療薬に期待が集まっている．

　固形がんの治療には優れたRI標識抗体医薬品の開発が重要で，α線放出核種の利用や微小転移や播種巣など臨床的に有効な治療対象の選択をはじめとする治療戦略が臨床的な成功の鍵である．

文　　献

1) J. P. Pouget et al., *Nat. Rev. Clin. Oncol.*, **8**, 720 (2011)
2) F. Ciardiello et al., *N. Engl. J. Med.*, **358**, 1160 (2008)
3) E. Van Cutsem et al., *N. Engl. J. Med.*, **360**, 1408 (2009)
4) A. Achmad et al., *Cancer Sci.*, **103**, 600 (2012)
5) M. S. Kaminski et al., *N. Eng. J. Med.*, **329**, 459 (1993)
6) S. J. Knox et al., *Clin. Cancer Res.*, **2**, 457 (1996)
7) K. Tobinai et al., *Cancer Sci.*, **100**, 158 (2009)
8) G. A. Weiseman et al., *J. Nuc.l Med.*, **44**, 465 (2003)
9) J. F. Chatal et al., *Cancer Res. Ther.*, **5**, Suppl 1, S36 (2009)
10) D. A. Scheinberg et al., *Curr. Radiopharm.*, **4**, 306 (2011)
11) H. Song et al., *Cancer Res.*, **69**, 8941 (2009)

7 放射性同位元素(RI)または光増感化合物結合抗体によるがん治療の可能性

小林久隆*

7.1 はじめに

　本章の他節でも述べられている様に，抗体を用いたがん治療は一定の効果を上げている。しかし，抗原を十分に発現しているがんに対してでも，100年あまりも前から予言されてきたような「魔法の弾」というほどには，がん細胞に特異的な効果を上げているとは言い難く，完璧な治療にはなり得ていない。そのため，大きく分けて二つの方法で改善が試みられてきている。ひとつには，抗体自体の抗腫瘍効果をもたらす性能の向上が試みられてきた。またもう一方で，抗体の特異的結合を利用して，細胞毒あるいはα線やβ線を発生する放射性同位元素など細胞殺傷性のある物質を特異的に運搬してがん細胞を治療しようという試みも進められてきた。本節では，この後者の方法論について，まず一般的な抗体の体内動態と組織分布の観点から，利点と限界について論じる。その後に放射性同位元素または光増感化合物を抗体で運搬してがんの治療を行う方法論について解説し，さらに，がん治療の可能性について論じたい。

7.2 抗体を用いた標的特異的細胞殺傷性物質の運搬

　抗体は，同じ分子骨格を持つにもかかわらず，生体内物質として最も高い特異性と抗原認識の多様性の両方の性質をもちあわせた非常にユニークな分子である。抗体という分子の機能は，「抗原に対する結合」のみであり，この「結合」を反応の起点として，他の分子や細胞を用いてその作用を発揮する。抗体は，比較的サイズの大きい分子であるので，腎臓の糸球体で濾過されることはなく，血中に長く存在し，古くなると網内系で処理されて代謝される。従って，抗原に結合していない抗体は，ほとんど生理的な作用をしていない状態で，比較的長く生体内に存在している。この薬物動態は，「結合」を起点として反応する分子としては至適なもので，無駄に分子を消費することなく，異物としての標的抗原を探し続ける事ができるわけである。

　しかし，この抗体の性質は，細胞殺傷性物質の薬物運搬にとっては，必ずしも至適とは限らない。なぜなら，抗体に結合させた細胞殺傷性物質は体内に長く留まり，抗原に結合する事が毒性の発揮に必要でない放射性同位元素などは，結合していない抗体が標的以外の正常の臓器を障害してしまうし，結合して細胞の中に入ってはじめて毒性を発揮する化学物質や毒素などは，抗体が生理的に代謝される経路においてもその毒性を発揮してしまい，標的以外の正常の臓器を障害してしまう。従って，これらの標的以外での副作用が投与できる薬剤の制限になってしまうからである[1]。

　この問題を解決するために，酵素や遺伝子工学を用いた抗体の分画や再構成し直したやや小さな抗体分子などを用いて薬物動態を至適化する試みが行われて，一定の成功を収めてきた[2]。次

＊　Hisataka Kobayashi　米国国立がん研究所　分子イメージングプログラム；米国国立衛生研究所

第8章　その他新機能抗体

に，放射性同位元素標識抗体を用いたこの薬物動態の至適化について説明したい。

7.3　放射性同位元素標識抗体を用いたがん治療の戦略

　放射性同位元素標識抗体を用いる場合の大きな利点は，抗体によらず同じ標識法を用いて適当なエネルギーのガンマ線を放出する核種を抗体に結合させて，体外からガンマ線の計測やイメージングを用いてカウントして，抗体の腫瘍への集積量や放射性同位元素の体内分布や排泄などの情報を得る事ができる。この情報を元にして，抗体にβ線やα線放出核種を結合させて治療用に用いた時の，がんと正常組織の放射線照射量の計算をすることができるわけである。従って，抗体を介した良好な放射性同位元素の体内分布を現実にできるような方法を開発した場合，まずイメージングを取る事によって，その確認ができる。もちろん，抗体を用いた腫瘍イメージングは体外からのがんの存在診断にも有効であるので，放射性同位元素標識抗体を用いたがん治療の戦略は，まず，良好なイメージングを取ることから始まると考えても過言ではない。であるからして，以下にまず，放射性同位元素標識抗体を用いたイメージングの歴史と方法論について論じたい。

　抗体を用いてがん細胞自体が持つ特異蛋白を標的とするイメージング技術は，モノクローナル抗体の作成がまだできなかった1970年代前半頃より，標的とする異物タンパクで免疫した動物の血清から精製したポリクローナル抗体を使い，信号分子にはヨードやガリウム，インジウムといったガンマ線放出放射性同位元素核種を用いた核医学的な手法を用いて，研究・開発されてきた。1975年にモノクローナル抗体の作成が可能になると，純度の高い抗体分子を使えるため標的分子に到達する精度が飛躍的に上がり，また，キレートや有機分子を用いた標識化学の進歩に伴い，放射性同位元素の標識技術もそれにつれて改良されて，ほぼ現在使用されている手法が確立されてきた。

　前述のように放射性同位元素は，常時その物理的半減期に応じた信号（放射能）を出し続けることができる。そのため，放出される放射能を測定する事によって放射線同位元素の局所集積量を定量することができる。特に陽電子放出核種を用いた断層画像法（positron emission tomography：PET）は，2光子の同時計測により，より高い位置情報を得る事ができる上，コリメーションを用いる必要がなく感度と定量性が，単一光子放出核種を用いるよりかなり優れている。このようなイメージング技術を用いる事によって，放射性同位元素の放出する放射線の計測値に基づいて抗体の体内分布はかなり正確に計算できるようになった。しかし，がん標的イメージングは，なかなか満足できるものにならず，同時に放射性同位元素標識抗体を用いた治療への問題も明らかになってきた。それは，抗体分子は体内からの排泄が遅いため，血中や組織中に放射性同位元素標識抗体分子が長くとどまる傾向がある。これは，がん標的イメージングにおいては，標的結合分子自体が，腫瘍の標的分子に結合しなくとも信号を出し続けるため，腫瘍に結合した分画の信号を標的分子に結合していない分画の信号から抽出することが容易ではない。正常組織や臓器のバックグラウンドの信号が抗体投与後長く（一週間程度）高い状態が続くため，がんの特異描出

次世代医薬開発に向けた抗体工学の最前線

には正常組織からの信号が下がるまで待たなければならなくなる。この長く続く非標的到達抗体の存在は，治療においても正常の組織に対する放射線被曝の量が増加することを意味し，それぞれの臓器に副作用を起こさないためには，投与量を制限しなければならなくなるわけである。この問題を解決する一つの方法は，標的分子に結合しなかった分子を速やかに排泄することである。早い排泄を行うためには，抗体を用いる場合は，フルサイズの抗体分子を用いず，酵素反応や遺伝子工学で作成した抗原結合部位を含んだ分子量の小さい抗体分画タンパクを用いる事ができる（図1）。しかし，体内からの排泄速度が速過ぎると，投与した分子の標的への絶対到達量が少なくなり，イメージングの場合画像機器の感度に達しない，また，治療の場合には十分な抗腫瘍効果が得られない恐れがあると共に，標的抗原に到達しなかった大部分の放射性同位元素標識分子は排泄経路（主として尿路）に強い放射線被曝を生じて，これが投与量の制限になるというジレンマがある。

近年遺伝子工学やケミカルバイオロジーを利用して，抗体の結合特異性を変えることなく，分子のサイズや化学的な性質を変えて，標的腫瘍への結合量と理想的な非結合分子の体外排泄速度を実現し，イメージングとしては腫瘍を特異的にかつ定量的に描出できる画像を早期に撮像する，また，治療としては正常組織への被曝をできるだけ分散しかつ腫瘍への放射線照射量を最大にする試みが行われ，一定の成功を得ている[2,3]。この場合，最も至適な分子は腎臓からは排泄されないが正常組織からの消失の早い中間サイズの改変抗体分子である。また，新たな分子をデザインし作成すると同時に抗体の組成蛋白自体をできる限りヒトの蛋白に置き換えて，臨床応用

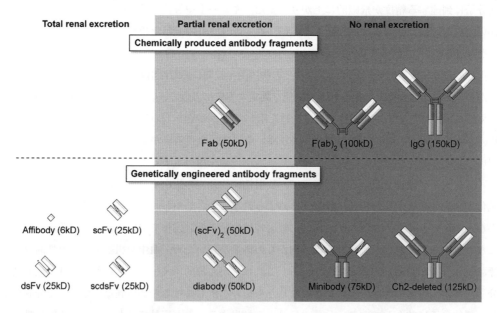

図1　現在作られている抗体フラグメントの種類と分子量
上段は酵素反応で作られたもの。下段は遺伝子工学で作られたもの。背景の違いは，尿排泄の有無を示す。

第8章　その他新機能抗体

が可能な抗原性のない抗体分子への転換も行われている。現在，放射性同位元素標識でイメージングおよび治療に用いられている抗体のほとんどは，このヒト化あるいはヒト型抗体である。このヒト型への分子の改良は，患者に過敏反応を起こさないためには必要な事ではあるが，ヒト抗体やヒト型抗体は，異種抗体よりもヒトの体内で長く留まるため，正常組織への放射線照射の総量は増加してしまう欠点がある。

このような基礎的背景のため，放射性同位元素標識抗体によるがんの治療は，比較的放射線感受性が高く，投与した放射性同位元素標識抗体が効率よく，またがん細胞に均等に到達する事ができる悪性リンパ腫では，優れた効果を上げているが，なかなか他の固形がんでは十分な治療効果を上げられていない[4,5]。

7.4　光増感剤標識抗体を用いたがん治療の戦略

上記の放射性同位元素標識抗体に投与の制限がある大きな理由は，放出される放射能は腫瘍に抗体が結合しようがしまいが常に放出され続け，そのため正常組織が障害されてしまう事に起因している。イメージングも同様で，腫瘍に結合していない抗体の量が多いためイメージ上のバックグラウンドが高く，標的である腫瘍が見にくいわけである。では，この問題をどのように解決できるであろうか？ 治療の場合，「がん細胞に抗体が付着したときのみ細胞を障害する」，同様にイメージングでは，「がん細胞に抗体が付着したときのみ細胞から信号が出る」という状況を作る事ができれば，この問題は解決するのではないかと考えた。そこで，私たちは近年，生体に害を及ぼさない波長のやや長い電離放射線ではない光を用いて，同様のイメージングと治療の考え方を用いて研究を行ってきた。そして，光化学反応を用いて「正常の細胞を見せずに，がん細胞のみを描出する」事ができる蛍光イメージングの開発に成功し，さらに抗体を用いた特異性の高い蛍光イメージングにおいても様々な「アクチベータブル（Activatable）」と称される，標的特異性イメージングの方法を発見，応用してきた[6,7]。

そこで，次にイメージングの「正常の細胞を見せずに，がん細胞のみを描出する」方法論を，がん治療の「正常の細胞を傷つけずに，がん細胞のみを殺す」という方法論に進化させる事を試みてきた。さらに言い換えれば，前述の「がん細胞のみを光らせる」というアクチベータブル理論でがん細胞から出す事ができる光エネルギーを，転用する事によって「がん細胞のみを殺す」技術を開発できるはずではないかと考えたわけである。前述したように，抗原と結合した時にのみ殺傷効果を発揮する事は，抗体の生理的な機能と類似している。従って，この方法は抗体分子を特に改変することなく使用するのに適しているはずである。そして，この方法を実現するために，「細胞を傷つけず，体の奥まで到達できる近赤外光（紫外線や放射線のようなDNA損傷をすべての細胞に起こすものではない）」と「がん細胞のみに結合し光を当てれば結合した細胞を殺すが，細胞膜に結合しなければ，あるいは，光を当てなければ，いかなる細胞を傷つける事がない光治療製剤結合抗体」を同時に用いる事によって，体にとって直接に「毒」となるものを何も用いないで，体の中の標的（がん）細胞のところで光化学反応を起こし，抗体の付着した細胞

179

のみを選んで消滅させる方法（光線免疫療法 Photo-immunotherapy；PIT）を完成し，発表した[8]。次に，この光線免疫療法について具体的に論じたい。

7.5　光線免疫療法（Photo-immunotherapy）の実際

　光線免疫療法（Photo-immunotherapy）は，抗体の最も強い利点である抗原結合特異性の高さを利用して結合した細胞のみを，近赤外光を照射した局所のみにおいて強力にかつ迅速に殺傷する方法である。従って，抗体を用いた治療のみならず，すべての治療の中ではじめて「ある種の細胞のみを体の中から取り除く」事を理論的に可能にした方法論であるし，がんのみならず多くの病気に応用が可能な方法である。

　まず私たちは，3つの目的を設けてこの治療法を開発した。1つ目は，正常の細胞を傷つけることなく体内のある程度深くにあるがん病巣まで治療するために，紫外線やX線のような電離放射線を用いることなく，非電離放射線である近赤外光を用いる事。2つ目は，近赤外光を照射した場合抗体が細胞膜にある抗原に結合した細胞のみを殺傷し，光増感剤が抗体に結合している限り，抗体が細胞膜上の抗原に結合していない細胞は障害しない事。3つ目は，抗体が分解された場合，光増感剤が体内に留まることなく迅速に（できれば尿中から）体外へと排泄される事。以上の3点である。この3つの条件を満たせば，「ある種の細胞のみを体の局所から取り除く」事が，可能であろうと考えた。そして，多くの抗体と蛍光団を様々なコンジュゲートの方法を用いて，蛍光団結合抗体を作成して，細胞障害実験を行い，試験した化合物の中から最も効率的に抗体が結合した細胞を障害することができた抗体-IR700結合体を選んで，この光線免疫療法（Photo-immunotherapy）の現在の治療法を確立した（図2）。

　光線免疫療法（Photo-immunotherapy）の抗腫瘍効果は，既存のがん治療とは非常に異なっている。まず，近赤外光を照射している間にすべての腫瘍殺傷効果が生じて，抗体の結合しているがん細胞は「壊死」によって死滅する。このようにがん細胞が一斉に壊死する事は，生体内では非常に稀であるので，この現象に関係して様々なこれまでにない治療効果も解明されてきつつある。たとえば，光線免疫療法の治療直後から激しく白血球が腫瘍内に遊走してきて壊れたがん細胞を処理し始める事である。これは，免疫の誘導が迅速に誘導されている事を示唆する。また，治療直後より血中を結合せずに流れている抗体が，急速に治療された腫瘍部位に流れ込んで，わずかに生き残った標的がん細胞がある場合，そのがん細胞に非常に効率よく結合する。この抗体の二次集積を利用して，腫瘍に対して無害である近赤外光の繰り返し照射を行う事によって，多くのマウスで腫瘍の完治に導く事も可能であった[9]。十分な近赤外光の照射を行うと，腫瘍内のがん細胞は，照射直後に既に99%が死滅してしまうことも確認できている[10]。

　光線免疫療法の抗腫瘍効果の原理は，完全には解明されていない。しかし，現状では，既存のPhoto-dynamic therapy（光動態治療）とは異なり，強烈かつ迅速な細胞膜障害が，これまでと異なる起序で，誘導されている事だけは確かである。現在の知見では，活性酸素の寄与は少ないかあるいはこれまで知られていない起序で細胞膜障害を起こしているか，あるいは，熱によって

第8章 その他新機能抗体

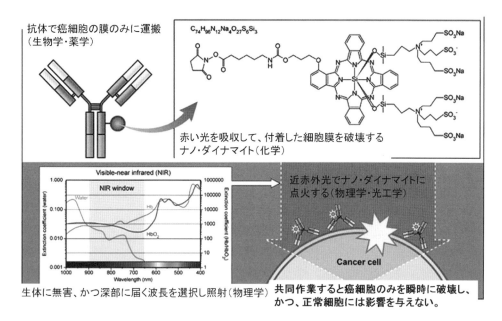

図2 光線免疫療法の原理の説明

発生する圧力波によって細胞膜が振動して物理的に破綻すると考えることが，細胞障害の起序である確率が最も高いが，現在様々な方法で検討中であり今後の結果を待たねばならない。

光線免疫療法は，抗体を変える事によって様々な標的分子を介して，様々な臓器に発生するそれぞれの標的を発現しているがん細胞を，かなり安全に治療できる方法であり，多くのがんに利用する事が期待される。また，外科手術と組み合わせることによって，根治的な外科手術が困難な患者の体の中のがん細胞を完全に駆逐する方法にもなりうるであろう。また，一歩進んで，縮小手術を行い，残りのがん細胞は光線免疫療法で処理する，患者の体に優しい外科治療も可能になってくるのではないかと考えている。体外からは，血液中を流れるがん細胞を標的にして，致命的な原因となるがん細胞の転移の抑制にも利用できると考えている。実験的には，「がん幹細胞」などといわれる治療抵抗性のがん細胞の標的治療も試み始めており，低い副作用ゆえの非常に多様な応用が期待される。

7.6 まとめ

本稿では，「抗体」と「放射線」あるいは「光」を用いた，「がん」の治療とイメージング手法を細胞障害と薬物動態の観点を中心にまとめてみた。生物学的に最も特異性の高い武器である抗体と，化学，薬学，さらに物理学，工学の技術を駆使する事によって，超特異的でかつ副作用のないがん治療法を実現する事が可能である。これらの技術は，治療法にのみとどまることなく，より正確ながんの存在診断や治療方針の決定に必要ながんの性質診断にも応用可能な，非常に拡張性の高い方法論である。

文　献

1) I. Pastan et al., *Nat. Rev. Cancer*, **6**, 559-565 (2006)
2) A. M. Wu, P. D. Senter, *Nat. Biotechnol.*, **23**, 1137-1146 (2005)
3) H. Kobayashi et al., *Cancer Res.*, **59**, 422-430 (1999)
4) M. C. Palanca-Wessels, O. W. Press, *Cancer*, **116**, 1126-1133 (2010)
5) T. E. Witzig et al., *Leuk. Lymphoma*, **52**, 1188-1199 (2011)
6) H. Kobayashi, P. L. Choyke, *Acc. Chem. Res.*, **44**, 83-90 (2011)
7) H. Kobayashi et al., *Chem. Soc. Rev.*, **40**, 4626-4648 (2011)
8) M. Mitsunaga et al., *Nat. Med.*, **17**, 1685-1691 (2011)
9) M. Mitsunaga et al., *Bioconjug. Chem.*, **23**, 604-609 (2012)
10) M. Mitsunaga et al., *BMC Cancer*, **12**, 345 (2012)

8 抗体付加 DDS 製剤の基本的研究

松村保広[*]

8.1 はじめに

　今年の ASCO（米国がん治療学会）もシカゴで世界中のがん治療に携わる臨床家が一堂に会し行われた。この学会に通い始めて 10 年になり，随分発表内容も様変わりしてきたが，変わらないのはそのインパクトの強さである。基礎研究の発表と異なり，臨床試験の結果の発表なので目標の設定が特に重要で，統計学的手法を駆使して，科学性を確保しつつ高い倫理性も求められる。phase 1 から phase 3 まで，それぞれのデザインを完成させるまでに，かなりの議論を経ることが一般的であるが，原則的に方法論にそれほどの違いはない。ただし，結果の信ぴょう性と実臨床への影響は他の学会に比べ格段に高い。Nature や Science などをめざす研究ではなく，明日からがん患者に使う実際の方法を競い合う臨床研究発表である。抗がん剤治療が主なもので，この 10 年は分子標的治療がかなりの部分を占めていた。ただ，今年は（おそらく今年から）ASCO も大きく抗体療法へ舵を切った印象をもった。

　ところで，細胞・分子生物学や医学の進歩はめざましいものの，正常臓器に悪影響をもたらさずに，がん細胞を特異的に殺す薬はいまだない。理由は真にがん特異分子は残念ながらないからである。低分子抗がん剤は容易に正常血管から漏れ，このことが薬物有害事象へとつながる。一方，抗体製剤を含む高分子制がん剤やナノ粒子は腫瘍血管透過性亢進機構を使い腫瘍へ選択的に集積する。しかしながら，一般の固形がんは間質に富んでおり，腫瘍組織へ漏出した高分子はその後，肝心のがん細胞への到達が間質により妨げられる。実際，がん特異抗体に抗がん剤を付加したミサイル治療は血管が豊富で，間質がほとんどない血液系腫瘍で一部成功しているが間質が豊富な一般の固形がんではほとんど成功していない。我々はこのジレンマを解消すべく，がん細胞表面特異的抗体ではなく，がん間質関連分子に対する抗体を作製した。ポリマーを介して抗がん剤をエステル結合で付加した。この剤型は腫瘍血管から漏出し，血管周囲の間質に選択的に集積し，そこで足場を作り，非酵素的に徐放的に低分子抗がん剤をリリースすることで間質バリアを簡単に通り抜けがん細胞に到達し，また腫瘍血管内皮細胞にもアタックすることが判明した。このがん間質ターゲティング治療を Cancer Stromal Targeting（CAST）therapy と命名した。

　先に述べたように，がん治療の方向性が大きく抗体療法にシフトしようとしている，それは抗体を使った DDS であり，抗体を使った免疫療法である。我が国のがん治療研究，開発も欧米の後追いとならないように，明確な戦略をたてることが求められていると考える。

8.2 ミサイル療法の成功と不成功

　抗がん剤あるいは放射性核種結合がん特異抗体による治療，いわゆるミサイル療法はカリキア

---

[*] Yasuhiro Matsumura　国立がん研究センター東病院　臨床開発センター　新薬開発分野　分野長

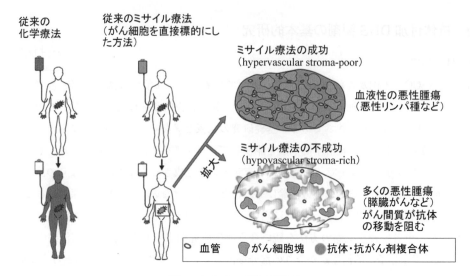

図1 ミサイル療法の問題点

マイシン付加抗 CD33 抗体の急性骨髄性白血病，^{111}Y 付加抗 CD20 抗体の B 細胞リンパ腫など血液系腫瘍において一応の成功をおさめた例があるが[1]，間質が豊富な通常の固形がんにおいては臨床で承認されたものはない．一般の固形がんは同じ腫瘍でも蛋白の発現には多様性があり，抗体の取り込みも細胞および抗体により様々である．加えて，抗原抗体複合体は高分子であり，がん組織において間質が豊富であると，これがバリアとなり抗体の浸透性を妨げる（図1）[2〜6]．

8.3 がんの間質と血液凝固

がんにおける凝固亢進は外因系[7,8]および内因系[9]の両方が関わっていることが報告されている．古くは19世紀のフランスの外科医 Trousseau が胃がんと四肢の血栓性静脈炎について報告したことからはじまる[10]．多くのヒトがん細胞表面において外因系凝固のトリガーである組織因子 Tissue factor（TF）が陽性であり，また腫瘍血管内皮細胞も陽性である[11,12]．もっとも重要なことは，がんは単なる腫れ物ではなく周囲に浸潤増殖していくという事実である．けがをすると出血し，止血のためにすみやかに凝固がおきフィブリンが形成される，その後数日以内にかさぶた，すなわちコラーゲンに置き換わり治癒していく．一方がんは周囲の血管に浸潤して出血をおこし，けがと同様にフィブリン，コラーゲン形成がおきるが，通常のけがと異なり，がんが生体内で生存し，増殖する限り，がん組織内のあらゆるところで，出血，フィブリン，コラーゲン形成は起き続け，しかも無症候性に持続する．結果としてがん間質はフィブリンやコラーゲンが豊富となる．この現象は浸潤性が高いほど顕著となる[13]．勿論悪性腫瘍だけでなくフィブリンが形成される疾患は多く知られている．外傷の他に，心筋梗塞，脳梗塞，急性膵炎，リューマチ性関節炎の発作時などである．これら非悪性疾患の場合のフィブリン形成は発症時および急性増悪期の場合のみフィブリンが形成され，必ず痛みなどの症状が伴う．また，極期をすぎたらフィブ

第 8 章　その他新機能抗体

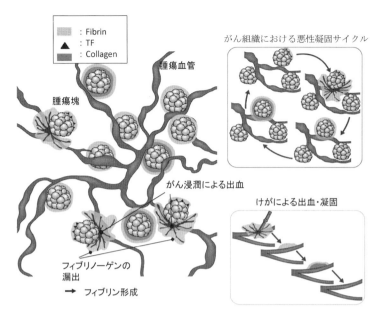

図 2　がん組織における多彩な出血・凝固・間質形成（Malignant cycle of blood coagulation）

リンは消失あるいはコラーゲンに置き換わっていく。すなわち，無症状で持続的フィブリン形成はがん特異的と結論づけられる（図 2）。

8.4　がん間質に対するモノクローナル抗体および，抗がん剤・抗体複合体

　前述した理由でフィブリン塊とコラーゲンに対する抗体作製を行った。コラーゲンに関しては腫瘍血管を覆う抗マウスコラーゲン 4 に対する抗体を作製した。コラーゲン 4 は勿論正常血管周囲にも存在するががんでは正常よりも圧倒的に量が豊富で，なによりも抗体複合体などの高分子は正常血管からは漏出しにくいが，腫瘍血管からは容易に漏出し，腫瘍血管周囲のコラーゲン 4 のところに集積する。スペースの関係で抗がん剤・コラーゲン 4 複合体のデータ[14]については今回は割愛する。

　抗フィブリン抗体はヒトフィブリン塊を作製したあと破砕し，不溶性のフィブリン破砕物質を免疫原としてマウスで作製した。当初の抗体は IgM であったので将来の臨床応用を鑑みてヒト IgG キメラ化抗体に改変した。フィブリンにのみ反応し，前駆体のフィブリノーゲンには反応しない。また，この抗体はマウスで免疫したにもかかわらずマウスフィブリンにも交叉することが判明した。この抗体のエピトープはまだ決定してはいないが，市販の可溶性 FDP（D-dimer）を認識する抗体と異なり D-dimer は認識しないが不溶性のフィブリンを認識する抗体であることが判明した（図 3）。このキメラ抗体に CPT-11 の活性体である SN-38 をポリエチレングリコール（PEG）を介してエステル結合で付加した（図 4）。これにより生理的条件下において，SN-38 は非酵素的に徐放的に抗体からリリースされることが確認された。この抗がん剤・抗体

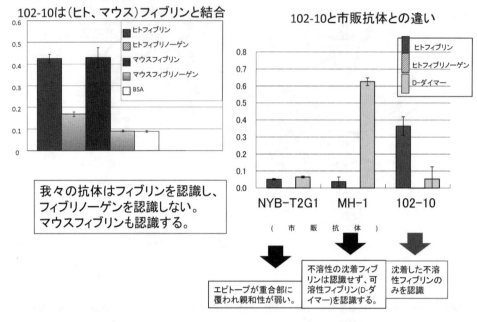

図3 抗フィブリンキメラ抗体 102-10 の特性（ELISA）

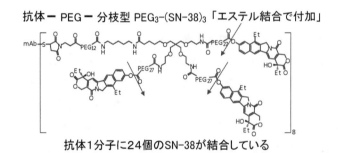

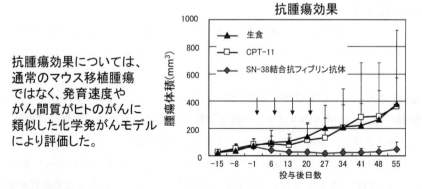

図4 SN-38結合抗フィブリン抗体のデザイン，抗腫瘍効果

第8章　その他新機能抗体

複合体の薬効試験のために，DMBA/PMA 化学発がんモデルを使用した。この自然発がんは成長の遅さや間質が豊富でフィブリン形成がヒトのがんに類似しているという点で選択された。抗フィブリンキメラ抗体は主要部に一致して選択的に長期間集積することが確認された。また抗腫瘍効果において CPT-11 に比較して有意に強い抗腫瘍効果を発揮することが証明された[15]。要約すると，SN-38・抗フィブリン抗体複合体は腫瘍組織に達したあと血管透過性の亢進した腫瘍血管から漏出し，血管周囲のフィブリンに集積し，そこで足場を作り，非酵素敵に徐放的に SN-38 をリリースし，リリースされた低分子の SN-38 は間質バリアを容易にくぐりぬけ，がん細胞を攻撃し，また腫瘍血管内皮細胞にも傷害をあたえることが判明した（図5）。

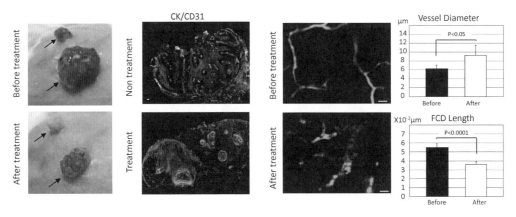

図5　抗フィブリン抗体結合 PEG-SN-38 による抗血管作用

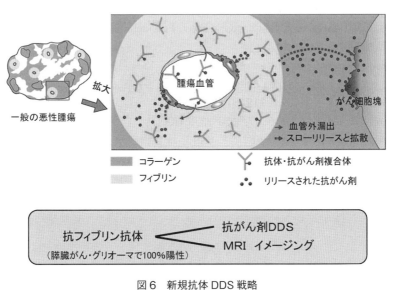

図6　新規抗体 DDS 戦略
がん間質を標的にした Cancer Stromal Targeting (CAST) Therapy

8.5 がん間質ターゲティング療法 Cancer Stromal Targeting (CAST) therapy の提唱（図6）

以上，がん間質に抗がん剤をデリバリーし，そこから肝心の癌細胞へ狙い撃ちする CAST therapy を提唱する。これは高分子制がん剤および抗がん剤内包ナノ粒子の基礎および臨床研究から導き出されたコンセプトである。低分子抗がん剤は投与と同時に全身と平衡化し抗腫瘍効果のみならず多大な副作用をもたらす。一方，高分子制がん剤・抗がん剤内包ナノ粒子は正常への分布は少ないものの間質の多い癌腫においてはがん組織内での制がん剤の到達度に難点がある。このジレンマから生まれたコンセプトが CAST therapy である。まだデザインとしては稚拙な部分もあるが，間質に富む難治がんの克服のためにはこのようなアイデア，創薬デザインが必須である。

文　献

1) AD. Ricart and AW. Tolcher, *Nat. Clin. Pract. Oncol.*, **4**, 245-255 (2007)
2) TO. rédan *et al.*, *J. Natl. Cancer Inst.*, **99**, 1441-1454 (2007)
3) CM. Ghajar and MJ. Bissell, Histochem. *Cell Biol.*, **130**, 1105-1118 (2008)
4) AI. Minchinton and IF. Tannock, *Nat. Rev. Cancer*, **6**, 583-592 (2006)
5) HF. Dvorak, *N. Engl. J. Med.*, **315**, 1650-1659 (1986)
6) D. Mahadevan and DD. Von Hoff, *Mol. Cancer Ther.*, **6**, 1186-1197 (2007)
7) N. Ferrara *et al.*, *Nat. Rev. Drug Discov.*, **3**, 391-400 (2004)
8) HF. Dvorak and FR. Rickles, Malignancy and hemostasis, in Hemostasis and Thrombosis: Basic principles and clinical practice Fifth edition (R. W. Colman, V. J. Marder, A. W. Clowes, J. N. George, S. Z. Goldharber (Eds.), Philadelphia, LippinCott Williams $ Wilkins, 851-873 (2006)
9) Y. Matsumura *et al.*, *Jpn. J. Cancer Res.*, **79**, 1327-1334 (1988)
10) A. Trousseau, Plegmasia alba dolens, Vol 3. Paris, J. B. Balliere et Fils (1865)
11) PD. Stein *et al.*, *Am. J. Med.*, **119**, 60-68 (2006)
12) Y. Saito *et al.*, *Eur. J. Cancer*, **47**, 2230-2239 (2011)
13) Y. Matsumura, *Adv. Drug Deliv. Rev.*, (2012) in press
14) M. Yasunaga *et al.*, *Bioconj. Chem.*, **22**, 1776-1783 (2011)
15) M. Yasunaga *et al.*, *Cancer Sci.*, **102**, 1396-1402 (2011)

【第Ⅲ編　抗体の作製技術】

第9章　ヒトリンパ球をソースとする高活性抗体作製法

高田賢蔵[*1]，中島欵冬[*2]

1　はじめに

　医薬品としての抗体作製技術としてハイブリドーマ法，ファージ提示ライブラリー法が広く使用されている。しかし，これらの技術はその根幹を欧米の特許に抑えられており，使用にあたっては多額のライセンス料を支払う必要がある。株式会社イーベックではそうした特許に抵触しない独自の技術，EBウイルス（EBV）法を開発した。EBV法は30年以上前から知られた方法であるが，技術的に困難な部分が多く，成功例の報告は少ない。本稿では，EBV法が使用するヒト血液リンパ球が高活性抗体ソースとして優れていることを先ず説明し，次いで，イーベックの抗体作製法を紹介する。

2　抗体ソースとしてのヒト血液リンパ球

　Bリンパ球は細胞表面に自身が産生する抗体をB細胞抗原レセプターとして発現している。抗原がやってくると，数あるBリンパ球の中でその抗原と反応できる抗体をB細胞抗原レセプターとして発現しているBリンパ球へ結合し，その結果，抗原特異的なBリンパ球が活性化，増殖，次いで形質細胞へ分化し抗体を産生し，一部はメモリーBリンパ球となる。例えば，インフルエンザウイルスに感染した場合は，インフルエンザ抗原に対する抗体をB細胞抗原レセプターとして発現しているBリンパ球だけが活性化し，抗インフルエンザ抗体を大量に産生する。抗原の濃度が低い時は親和性の高い抗体を発現するBリンパ球だけが活性化され増幅し，抗原の濃度が高い時は親和性の高いBリンパ球だけでなく，低いBリンパ球も活性化され増幅する（図1）。前者は，インフルエンザウイルス感染のような自然免疫の場合であり，後者が人工的にマウスを過剰抗原で短期間免疫するハイブリドーマ法の場合である。我々の生体内では，毎年，インフルエンザウイルスに感染するなど，低濃度の抗原に繰り返し暴露されることにより高い親和性の抗体を産生するBリンパ球が選択的に増幅する，いわゆる親和性成熟が常に起こっている。以上が，ハイブリドーマ法では親和性の高い抗体を得ることが難しく，逆に，ヒト血液リンパ球が高親和性抗体のソースとして優れていることの理論的裏付けである。

＊1　Kenzo Takada　㈱イーベック　代表取締役会長；北海道大学名誉教授
＊2　Kanto Nakajima　㈱イーベック　執行役員

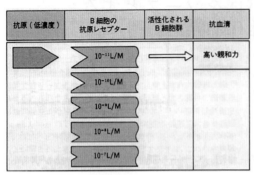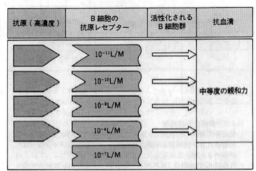

図1 ヒト血液が高親和力抗体ソースとして優れていることの理論的裏づけ

　現行の抗体作製法には動物を人工的に免疫する方法とヒト血液リンパ球をソースとする方法がある。前者では免疫により誘導された抗体産生リンパ球とミエローマ細胞との融合細胞を作って抗体を産生するハイブリドーマ法が抗体医薬開発に用いられており，ヒト抗体遺伝子を導入したマウスを用いれば完全ヒト抗体を作製することも可能である。この方法の利点は外来成分だけでなく自己成分に対する抗体も作製可能なことである。一方，ヒト血液をソースとする抗体作製法には主要なものとしてファージ提示ライブラリー法とEBV法がある。

　ファージ提示ライブラリー法は健常人，自己免疫疾患患者，がん患者などの末梢血リンパ球のmRNAを出発材料とし，そこからRT-PCRによりH鎖，L鎖の可変領域を増幅し，これをリンカーで結合させた分子をバクテリオファージの外被蛋白として発現させ，抗原と結合するファージを選別する方法である。ソースとするリンパ球中に活性の高い目的抗体産生リンパ球がどの位の頻度で存在するかがこの方法の成否を決定し，例えばソースとするリンパ球中に目的抗体産生リンパ球が10^6個に1個しか存在しない場合，10^6個のリンパ球をスタート材料として10^{12}個のH鎖，L鎖可変領域を発現するファージライブラリーを用いて初めてそれが取得可能となる。つまり理論的に考えて非常に難しい方法で，むしろ，ハイブリドーマ法で作製した抗体に変異を導入して高活性化するために威力を発揮する。

　EBV法は30年以上前から知られた方法であるが，技術的な困難さから成功例の報告は少ない。ヒト血液リンパ球にEBVを感染することによりポリクローナルなリンパ球の増殖，抗体産生を誘導し，そこから目的とする抗体を産生するリンパ球クローンを分離する方法である（図2）。抗体産生クローン分離後はそこからRT-PCRにより抗体遺伝子をクローニングし，CHO細胞へ導入し抗体を得る。EBV法の限界は，自己抗体病などの特殊な場合を除いて自己成分に対する抗体は作製できないことである。しかし，感染症抗体作製には威力を発揮し，ファージ提示ライブラリー法と異なり多数のリンパ球を取り扱える，つまり，多くのドナーリンパ球を用いてベストの抗体を選別できることも大きな利点である。

第 9 章　ヒトリンパ球をソースとする高活性抗体作製法

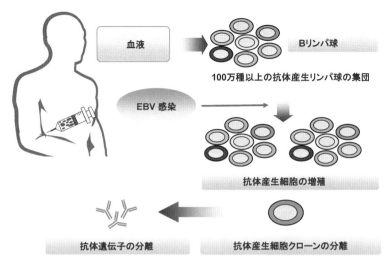

図 2　EB ウイルスを用いたヒト B リンパ球からの抗体作製法

3　EBV を用いた抗体作製：従来法

　EBV は B リンパ球に特異的に発現している CD21 分子をレセプターとして B リンパ球に効率良く感染し，増殖及び抗体産生を誘導する活性を有している。至適な条件ではほぼ 100％の B リンパ球に増殖を誘導でき，感染した細胞は 6 か月間以上安定に増殖する。

　EBV によりヒト B リンパ球の増殖を誘導し，そこから特定の抗体を産生するリンパ球クローンを分離することはスウェーデンの Steinitz らによって 1977 年に報告されている[1]。本邦でも 1980 年代前半に日本大学の小野魁教授のグループが各種抗体の作製を報告している[2]。当時の技術は，EBV を感染した B リンパ球をマイクロプレートに播種，培養し，3〜4 週間後に培養上清中に目的の抗体が存在するか否かを調べ，陽性ウェルの細胞（色々な抗体産生リンパ球の mixture）を再度新しいマイクロプレートに播種，培養し，この操作を繰り返すことにより目的抗体を産生する細胞クローンを分離するというものである（図 3）。この方法の難しい点は，目的抗体を産生しているリンパ球の増殖速度が混在するリンパ球より遅い場合，培養を繰り返すことによりマイナーポピュレーションとなり消えてしまうことである。また，せっかく目的抗体産生クローンを分離しても，継代を続ける内に抗体の産生が悪くなったり，細胞の増殖が悪くなったり（継代が 6 か月以上に及んだ場合）ということがしばしば起こる。得られる細胞の多くは IgM 抗体産生細胞であり，医薬品開発に適している IgG 抗体産生細胞を得るのが難しいことも欠点である。また，当時は遺伝子組み換えの技術が普及しておらず，EBV 感染リンパ球が産生する抗体を医薬品として使用することが考えられたが，癌ウイルスである EBV の混入を 100％排除することは困難であり，これも医薬品としての使用を不可能にした。

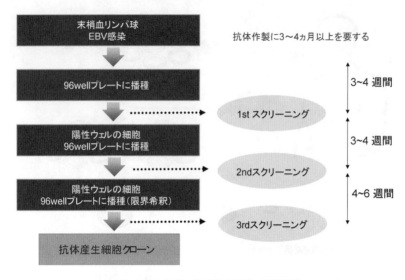

図3　EBV を用いた抗体作製法（従来法）

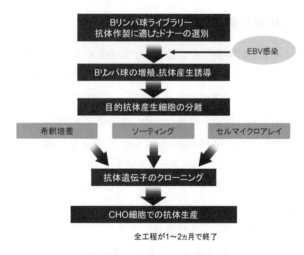

図4　イーベックの抗体作製法

4　イーベックの抗体作製法（図4）

　現在では，抗体産生細胞クローンが分離できれば，そこから RT-PCR により抗体遺伝子をクローニングし，CHO などの細胞で発現させることは容易であり，抗体標品に EBV が混入するとか，抗体産生クローンを分離して培養中に増殖，抗体産生が悪くなるといった問題は完全に排除できるようになった。従って，目的の抗体産生リンパ球をいかに効率良く分離できるかがEBV 法の課題であり，イーベックではその解決に向け技術開発を進めてきた。

第9章　ヒトリンパ球をソースとする高活性抗体作製法

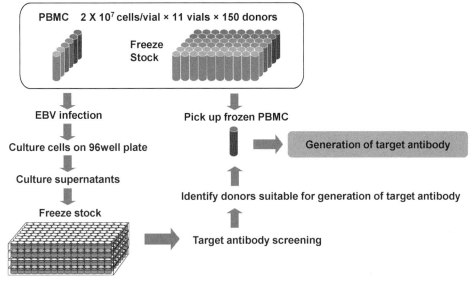

図5　リンパ球ライブラリー

4.1　リンパ球ライブラリーによる目的抗体作製に適切なドナーの選別（図5）

　EBV法が標的とするのはメモリーBリンパ球である。例えば，感染症抗体の場合，その感染症を経験しているヒトをドナーとすることが必須条件となる。血清抗体価を測定すれば感染の有無はわかるが，血液中の抗体産生リンパ球の多寡は血清抗体価とは完全には相関しない。抗体産生リンパ球が得られるか否かは，実際の所，抗体作製を行ってみなければわからない。目的抗体の取得可能性を知るために，150人のドナーからなるリンパ球ライブラリーを開発した。1人のドナーにつき100～200mlの血液を採取し，そこから分離した単核球を11バイアルにわける。10個分は−152度で凍結保存，残る1バイアルはEBVを感染し，96ウェルプレートに播種，3～4週間培養後の上清を各ウェル別に集め凍結保存する。これが150ドナー分保存されている。あるターゲットの抗体を作製する場合，先ず，150人分の培養上清に目的抗体が存在するか否かをELISAで調べる。この作業は150人分が1週間で終了する。これによりどのドナーが抗体作製に適しているかを知ることができる。次いで，抗体の存在が確認できたドナーだけを対象に凍結保存してある単核球から抗体作製を行う。抗体ライブラリーの導入により目的の抗体を産生するリンパ球を有しているドナーだけを対象に抗体作製を行うことが可能となり，大幅な効率化が達成された。

4.2　血液リンパ球からの目的抗体産生リンパ球の単離

　Bリンパ球にEBVを感染し，96ウェルプレートに播種，3～4週間の培養後に培養上清中に目的抗体が産生されているか否かを調べる。この段階で抗体産生が確認されたウェル中に存在する目的抗体産生リンパ球の割合はごく少数であり，そこから目的抗体産生リンパ球を単離する必

要がある。

　先に述べたように，Bリンパ球は自身が産生するBリンパ球を分泌型とは別に膜上に発現している。蛍光標識した抗原と反応させ目的抗体を産生するリンパ球をFACSにより分離することは可能である。また，抗原をコートしたマグネティックビーズを用いても同様のことが行える（図6）。ソーティング法の導入により，培養によるクローニング操作を行わなくても目的の抗体産生リンパ球を分離することが可能となり，抗体作製の高速化，効率化が達成された。

　ソーティング法よりさらに魅力的なのはセルアレイ法である（図7）。9万ウェルあるマイクロチップの各ウェルにEBV感染リンパ球を落下させ，抗原をコートしたカバーグラスで覆い数時間培養する。カバーグラスを抗ヒトIgG抗体で蛍光染色し，各ウェルで産生された抗体が抗原と反応するか否かをアレイスキャナーで判定する。抗原と反応する抗体を産生したウェルの細胞をマイクロマニピュレーターで分取し，RT-PCRにより抗体遺伝子を分離する。この方法も非特異的な反応があるので血液リンパ球からダイレクトに目的抗体産生リンパ球を分離するのは，急性感染症から回復直後の *in vivo* で強力に免疫増幅した場合を除き，困難である。しかし，ソーティング法よりは精度が高く，イーベックでは，ケースバイケースで両方法を使い分けて抗体産生リンパ球を分離している。

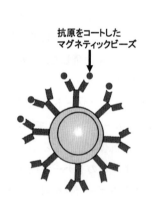 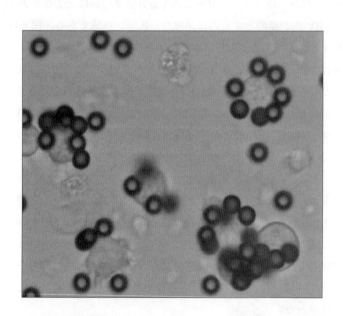

抗原をコートしたマグネティックビーズは抗体産生リンパ球表面に発現しているB細胞抗原レセプターに結合する

図6　マグネティックビーズを用いた抗体産生リンパ球のソーティング法

第9章　ヒトリンパ球をソースとする高活性抗体作製法

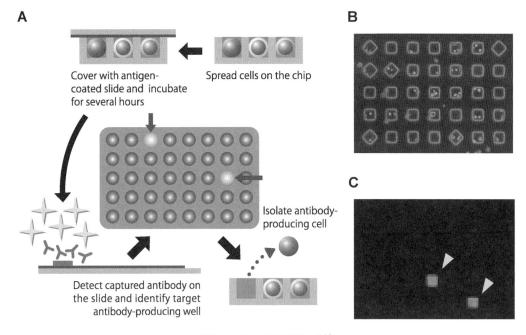

図7　セルマイクロアレイ法

5　EBV法で作製する抗体の特徴

イーベックの抗体は完全ヒト抗体であり，かつ親和性が高い．従って，マウス抗体からヒト抗体へのヒト化，ファージ提示ライブラリー法を用いての高活性化を必要とせず，そのまま医薬品抗体となり得る性能を有している．ヒト化，高活性化のための抗体技術にライセンス料を支払う必要が無いのも魅力である．ヒト血液リンパ球が生体内で親和性成熟を経ているために親和性が高いということは前述したが，実際にEBV法で多数の抗体を作製してみてそれが真実であることが実証された．上市されているマウスベースの抗体（恐らくマウス法で得られるベストの抗体）の親和性は 10^{-9} M台であるが，我々が作製した抗体の半数は 10^{-11} M台である．

6　おわりに

医薬品としての抗体に要求される条件は何か？　副作用が無いか少ないことがもっとも重要であり，キメラ抗体，ヒト化抗体から完全ヒト抗体への移行も当然の流れである．次に重要なのは活性の高いことである．上市されているマウスベースの抗体のアフィニティーが 10^{-9} M前後であることはハイブリドーマ法の限界を示している．実際に我々がEBV法を用いて作製した抗体の多くが 10^{-11} M のアフィニティーを有しており，生体内で繰り返し親和性成熟を受けたヒト血液リンパ球が抗体ソースとして優れていることを示している．医薬品としての抗体には活性に加

えて，物質としての安定性も重要である。熱安定性，高濃度で長期間保存しても凝集せず活性が減少しないことも医薬品として必要条件である。この点からもヒト血液リンパ球由来の抗体は優れているように思われる。我々がこれまでに製薬会社にライセンスした2つの抗体はほとんど最適化のための修飾なしに医薬品候補として開発が進んでいる。EBV法以外にも多くの企業がヒト血液リンパ球をソースとする抗体作製に参入してきている。既に，ヒト血液リンパ球をソースとする抗体作製法がハイブリドーマ法，ファージ提示ライブラリー法と並ぶ抗体技術として認知されている。

今や，まったくの新規という抗体のターゲットはほとんど存在しない。1つのターゲットに対し複数の特許が既に存在する。特許には，多くの場合，抗体の配列が開示されており，全合成して自分たちが作製した抗体との活性比較も可能である。他社抗体よりもワンオーダー高い活性の抗体を開発すること，それが抗体医薬開発の最低条件と考えている。

文　　献

1) M. Steinitz *et al.*, *Nature*, **279**, 420 (1977)
2) T. Takayama *et al.*, *J. Surg. Oncol.*, **36**, 215 (1987)

第10章 次世代ハイブリドーマテクノロジー

湊元幹太[*1], 冨田昌弘[*2]

1 従来のハイブリドーマテクノロジー

　B細胞とミエローマ細胞との融合によって得られるハイブリドーマ細胞は，特定の1つの抗原決定基（エピトープ）を認識するモノクローナル抗体を産生する。その理由は，単一のB細胞は1種類の抗体しか産生しないことに起因する。ハイブリドーマテクノロジーにおいて大切なことの1つは，両細胞を如何に効率的に融合するかにある。このテクノロジーが初めて確立された時，B細胞とミエローマ細胞の融合にはHVJ（センダイウイルス）が用いられた[1]。その後，PEG（ポリエチレングリコール）が利用されるようになり[2]，現在でもPEG法が世界中で幅広く利用されている。両方法は，誰にでも簡単に利用できる良い方法であるが，最大の欠点は，非特異的融合をもたらすことである。そのため，目的のモノクローナル抗体産生ハイブリドーマの他に，ミエローマ細胞同士，B細胞同士などの種々の融合細胞が生じる。そこで，HVJ法，PEG法の欠点を是正するため，パールチェイン法[3]，レーザー法[4]が開発された。前者は，交流場において細胞を電極上に垂直に配列させた後，直流パルスによって細胞融合させる方法である。一方，後者は，顕微鏡下，レーザー照射によって目的の細胞を固定した後，固定化された細胞を別のレーザー照射によって融合する方法である。両方法とも，HVJ法およびPEG法と比べて非特異的融合を軽減できる改良法と考えられる。しかし，どちらの方法も，目的の抗体産生B細胞とミエローマ細胞を選択的に融合することは難しい。

2 次世代ハイブリドーマテクノロジー

2.1 B細胞ターゲティング法

　その問題を解決するため，ローら[5]によって新しいハイブリドーマテクノロジーが提案された。それは，3つの重要なステップから成る。①B細胞上の抗原レセプターを利用して予め抗原によって目的のB細胞を選択する。②抗原選択されたB細胞とミエローマ細胞とをビオチン／アビジン間の特異的かつ高親和結合に基づき架橋形成させる。③架橋形成されたB細胞-ミエロー

[*1] Kanta Tsumoto　三重大学　大学院工学研究科　分子素材工学専攻　分子生物工学研究室　講師

[*2] Masahiro Tomita　三重大学　大学院工学研究科　分子素材工学専攻　分子生物工学研究室　教授

マ細胞複合体を直流矩形波の電気パルスを負荷することによって選択融合する。電気パルス融合の特徴は、架橋形成によって互いの膜を接する細胞のみを選択的に融合し、膜を接していない細胞は融合しない。そのため、ビオチン／アビジンによって架橋されたB細胞-ミエローマ細胞複合体のみが選択的に融合され、高効率に目的のハイブリドーマ細胞が作製される。彼らは、この方法をPEF（Pulsed electric field）法と名付けた。その後、B細胞ターゲティング（B-cell targeting：BCT）法[6]と呼ばれるようになった。BCT法は、従来のPEG法と比べて少なくとも1桁高い効率で、目的のモノクローナル抗体産生ハイブリドーマの作製をもたらした。抗原性が低い抗原への有効性も示されており、アルツハイマー病関連タンパク質プレセニリン1の切断部位近傍に存在する3種類のペプチド配列に対して従来法の5〜40倍の効率を示し、また、作製されたモノクローナル抗体は各ペプチド配列に特異的であった[6]。さらに、低分子量化合物への応用例として、環境ホルモンの可能性が指摘されているDEHP（フタル酸ジ-2-エチルヘキシル）に対するモノクローナル抗体がBCT法を利用して作製されており、Kd（解離定数）値は10^{-9}〜10^{-11}Mの高親和性を示した[7]。しかし、この場合、構造が類似している他のフタル酸エステル類に対しても、弱い交差反応性が認められた。

2.2 マルチターゲティング法

ハイブリドーマテクノロジーに基づくモノクローナル抗体作製は、通常1匹のマウスに対して1種類の抗原が用いられている。仮に、1匹のマウスを複数抗原で免疫化した後、各抗原特異的モノクローナル抗体の作製が一時に可能となれば、動物愛護の観点から、さらには効率面からも大きな進展となる。そこで、筆者らはBCT法をさらに進めたマルチターゲティング（Multi-targeting：MT）法の開発を行った。この方法の最大のポイントは、複数抗原による目的B細胞の同時選択にある。それぞれの抗原特異的レセプターを発現するB細胞の特徴を活かして、各抗原によって目的の抗体産生B細胞を前もって選択し、選択的電気パルス融合に基づき目的の抗体産生ハイブリドーマを効率的に作製する（図1）。現在のところ、3〜5抗原の同時作製に成功している[8]。

2.3 立体構造特異的ターゲティング法

ここで、1つ重要なことがある。BCT（PEF）法、MT法は、どちらも従来法と比べて効率的に目的のモノクローナル抗体産生ハイブリドーマを作製できるが、作製されるほとんど全てのモノクローナル抗体は、抗原のアミノ酸配列（一次構造）を認識していると考えられる。抗原（タンパク質）のエピトープは、大きく分けて2種類ある。1つは、抗原の一次構造から成り、もう1つは、立体構造（二次構造、三次構造）から構成される。一般的に、抗原の一次構造を認識するモノクローナル抗体が多く作製され、抗原の高次構造を特異的に認識するモノクローナル抗体の選択的作製法は現在のところ報告されていない。抗体医薬に目を向けた場合、抗原の一次構造を認識するモノクローナル抗体も有効であるが、レセプターに代表される膜タンパク質をター

第10章　次世代ハイブリドーマテクノロジー

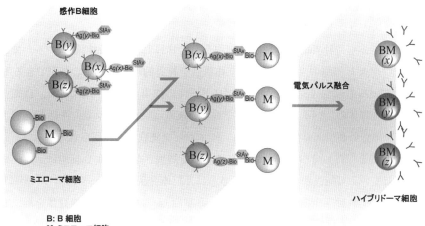

図1　マルチターゲティング（MT）法

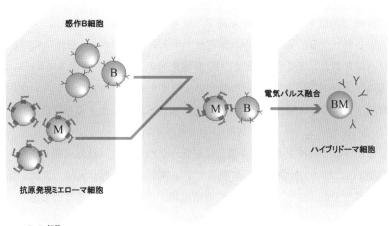

図2　立体構造特異的ターゲティング（SST）法

ゲットとする立体構造認識モノクローナル抗体も，将来，大変重要性が高いと考えられる。

そこで，筆者らは，抗原の高次構造を認識できるモノクローナル抗体を効率的に作製できる新技術の開発に着手し，立体構造特異的ターゲティング（Stereo-specific targeting：SST）法の確立に成功した（図2）。本法は，2010年に国内特許登録されている[9]。

新技術のポイントは3つある。1つは，立体構造認識抗体産生B細胞を如何に効果的に免疫化するかである。目的抗原が立体構造を保持した状態で免疫系に認識される必要があり，その目的

のためには，DNA免疫法が適していると考えられる。なお，この場合，蛍光タンパク質でタグ付加されたコンストラクトは利用しない。

　もう1つは，立体構造特異的抗体産生B細胞をどの様にして効率的に選択するかである。抗原感作されたマウスB細胞のプールから，立体構造を特異的に認識することができるB細胞受容体を発現しているB細胞を選択し，ハイブリドーマの作出と樹立へ導くには，B細胞選択において，B細胞受容体の"ベイト（餌）"となる目的抗原（膜タンパク質）を，細胞膜上に発現したミエローマ細胞の利用が有効と思われる。ミエローマ細胞上に発現される抗原は，通常，抗原本来の高次構造を保持しており，その抗原によって選択される感作B細胞は，立体構造特異的抗体を産生している可能性が非常に高い。さらに，抗原発現ミエローマ細胞の利用にはもう1つの利点がある。それは，B細胞選択と同時に，B細胞-ミエローマ細胞複合体を形成できるところにある。その結果，両細胞を電気パルスを用いて選択融合し，速やかに目的の立体構造特異的モノクローナル抗体産生ハイブリドーマを作製することができる。

　さらに，もう1つ重要なことがある。SST法によって作製されるモノクローナル抗体は，理論上，立体構造特異的であるが，必ずしも全ての抗体が立体構造特異的とは限らない。中には，抗原の一次構造を認識するものも含まれている可能性がある。そのため，融合後のスクリーニングが重要となる。作製されるハイブリドーマ細胞群から，産生する抗体の特異性や親和性に基づき，目的の抗体産生細胞を，セルELISA法でスクリーニングするための抗原発現CHO細胞などの培養細胞が必要となる。TSHR（甲状腺刺激ホルモンレセプター）を例にして示すと，まず，最初のスクリーニングとしてTSHR発現CHO細胞を用い，その後，2次スクリーニングとして，TSHRの本来のリガンドであるTSHとの競合アッセイを行う。両スクリーニング陽性のハイブリドーマ細胞は，目的の立体構造特異的モノクローナル抗体を産生する可能性が極めて高いと判断される。

　ここで重要なことは，組換えタンパク質発現を行う2つの細胞（抗原発現ミエローマ細胞と抗原発現CHO細胞）において，抗原として狙っている膜タンパク質が天然の性状を保ちながら目的抗体と相互作用できる"場"として，細胞の細胞膜が用いられていることであり，選別されてきた抗体セットの中から，立体構造特異的な抗体が得られるものと期待される。

　抗原とする膜タンパク質の遺伝子（cDNA）は，常法により自らクローニングして得ることも可能であるが，ヒトなど，一般的な生物種については，いくつかのバイオリソース機関がクローニングしたクローンバンクに見つかることがある。たとえば，NCBI（National Center for Biotechnology Information）のEntrez Geneで検索すると，各遺伝子シンボルのページから，当該の完全長cDNAや完全長ORFのcDNAクローンを販売する業者のオンラインカタログへリンクされており便利である。入手したcDNAを用いて，DNA免疫のために投与される抗原発現用プラスミドDNAを作製したり，上述の細胞を作出したりすることが可能であるが，ここでは後者に焦点を絞って述べる。

　B細胞選択や，セルベースアッセイに用いる場合，抗原膜タンパク質のエピトープは細胞外領

第10章　次世代ハイブリドーマテクノロジー

域となる。トランスフェクション後，安定的な組換えタンパク質発現の有無の確認，B細胞-ミエローマ細胞間相互作用やモノクローナル抗体との相互作用の可視化解析に便利なため，抗原膜タンパク質に蛍光タンパク質タグを融合しておくことが好ましい。融合コンストラクトの作製は常法にしたがい行えばよいが，蛍光タンパク質タグは細胞質側に置くほうが，抗体との相互作用を邪魔しないだけでなく，発現の完了を確認する上からも，好都合である。ふつう，膜貫通型タンパク質には，翻訳されたポリペプチド鎖のN末端側にシグナル配列がある場合が多いので，N末端側へのタグ付は避けている。ただ，標的タンパク質の構造により，シグナルアンカーが内部にある場合や，C末端が細胞外にある場合には，目的に応じて，適当な領域へインフレームで組み込めばよいだろう。筆者らは，7回膜貫通型のGタンパク質共役型受容体のいくつかについて，そのcDNAをコードしたプラスミドDNAから高忠実度酵素を用いたPCRにより，ORFを制限酵素サイトが付加されたかたちで増幅し，蛍光タンパク質タグ配列をもったプラスミドベクターに組み込んでいる。両タンパク質をつなぐリンカー配列を工夫したいときは，プライマー配列を適宜設計した上で，蛍光タンパク質遺伝子のPCR断片も用意し，発現用プラスミドベクターに組み込んでいる。ミエローマ細胞やCHO細胞で目的抗原タンパク質を発現するため，一般的に哺乳類細胞での構成的発現に用いられるサイトメガロウイルス（CMV）プロモーターをもつプラスミドベクターに，上述の融合コンストラクトを組み込み，市販のトランスフェクション試薬により導入する。筆者らは，烏山らが開発したウシパピローマウイルスベクター（BCMGSNeo）を用いているが，抗生物質G418などにより安定形質転換細胞を選別できるなら，何でもよいだろう。細胞融合操作の前に，抗原感作されたB細胞と組換え抗原膜タンパク質発現ミエローマ細胞を混合した懸濁液中に，両細胞が接触並置した細胞対が存在するか，あらかじめ蛍光顕微鏡観察により確認しておくことが望ましい。

3　抗体医薬への応用

最後に，SST法の抗体医薬への応用について述べる。その目的のためには，ヒト抗体産生トランスジェニックマウスの利用が不可欠となる。幸いにもすでにその開発が行われている[10〜15]。トランスジェニックマウスを用いる利点は，ヒト型立体構造認識モノクローナル抗体を産生できるのみならず，SST法と全く同じ方法で作製することができる（図3）。一般に用いられているマウスに替えてヒト抗体産生トランスジェニックマウスを利用するだけで，ヒト型立体構造特異的モノクローナル抗体産生ハイブリドーマが作製できる。なぜなら，ヒト抗体産生トランスジェニックマウス由来のB細胞は，マウス由来のミエローマ細胞と融合可能であるからである。現在のところ，抗体医薬の多くは目的抗原の一次構造をターゲットとして作製されていると考えられる。しかし，疾病関連重要抗原には，膜タンパク質も含まれる。それらに対するモノクローナル抗体の作製は，今のところ大変難しいとされているが，SST法を用いれば作製できる可能性は高いと思われる。しかも，その認識部位は今までとは異なる抗原の立体構造である。本新技術

次世代医薬開発に向けた抗体工学の最前線

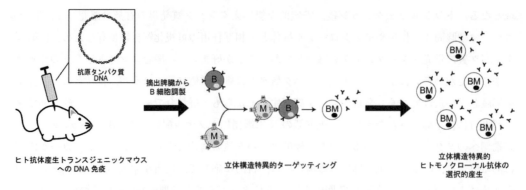

図3　トランスジェニックマウスを用いる方法

は，種々の疾病の次世代ピンポイント治療に大きく貢献できる可能性を秘めている．さらに，SST法は，可溶性タンパク質に対しても応用可能と考えられる．

筆者らの次世代ハイブリドーマテクノロジーに関する総説[16,17]を参照頂けたら幸いに思います．

文　　献

1) G. Köhler, C. Milstein, *Nature*, **256** (5517), 495-497 (1975)
2) SF. de StGroth, D. Scheidegger, *J. Immunol. Methods*, **35** (1-2), 1-21 (1980)
3) U. Zimmermann, *Biochim. Biophys. Acta*, **694** (3), 227-277 (1982)
4) N. Ohkohchi *et al.*, *Lasers Surg. Med.*, **27** (3), 262-268 (2000)
5) MMS. Lo *et al.*, *Nature*, **310** (5980), 792-794 (1984)
6) M. Tomita *et al.*, *J. Immunol. Methods*, **251** (1-2), 31-43 (2001)
7) M. Tomita *et al.*, *FEBS J.*, **275** (1), 373 (2008)
8) M. Tomita *et al.*, *FEBS J.*, **276** (1), 293 (2009)
9) 冨田昌弘，松葉隆雄，細胞膜タンパク質の立体構造を認識する抗体を産生するハイブリドーマの作製方法．特許第4599527号，2010年10月8日　日本国
10) N. Lonberg *et al.*, *Nature*, **368** (6474), 856-859 (1994)
11) LL. Green *et al.*, *Nat. Genet.*, **7** (1), 13-21 (1994)
12) A. Jakobovits, *Curr. Opin. Biotechnol.*, **6** (5), 561-566 (1995)
13) Cell Genesys Inc., WO9402602 A1 (1992)
14) Kirin Beer Kabushiki Kaisha, WO9707671 A1 (1995)
15) Medarex Inc. and Kirin Beer Kabushiki Kaisha, WO0243478 A2 (2000)
16) M. Tomita, K. Tsumoto, *Curr. Immunol. Rev.*, **6** (1), 56-61 (2010)
17) M. Tomita, K. Tsumoto, *Immunotherapy*, **3** (3), 371-380 (2011)

第11章 体外免疫法を基盤とした高速抗体取得法 RAntIS

吉見達成[*1], 山﨑侑彦[*2]

1 はじめに

抗体は，特定の物質（抗原）を特異的に結合するという性質を持つことから，検出や定量化を行うための試薬として，研究機関での実験用途だけではなく，がんマーカーの定量や，インフルエンザ検査，妊娠検査等に代表される臨床検査用試薬としても広く利用されている。また，分子標的治療薬としても非常に注目されており，既にがんや自己免疫疾患など多岐にわたる疾患に対する抗体医薬が市販されている。

2 抗原特異的なモノクローナル抗体の一般的な作製方法

モノクローナル抗体の最も一般的な作製方法としては，ハイブリドーマ法[1])が挙げられる。ハイブリドーマ法では，まずマウス・ラット・ウサギ等の動物個体に対して，抗原を複数回接種することで免疫刺激を行う。その後，免疫された動物のB細胞とミエローマ細胞を融合させ，ハイブリドーマ細胞のライブラリーとして取得する。取得したハイブリドーマ細胞は，限界希釈法等によって単クローン化し，目的の抗原に対して特異性を持つ抗体を産生するクローンを選別する。

この様な抗体作製方法は，動物個体の持つ免疫システムを利用していることから，抗原に対して特異性の高い抗体を産生するB細胞が選択的に濃縮されるという大きなメリットがある一方，時間的コストが大きいといった点や，自己抗原や種間での保存性の高い抗原に対する抗体の取得が難しい等といった問題が指摘されてきた。

これらの問題点を克服する方法として，phage display[2])や，ribosome display[3])，cell surface display[4~6])といった，生体外で抗体を選択する技術が開発されてきた。これらの方法では，完全長の抗体分子ではなく，抗体中の抗原結合部位（V_L および V_H）のみから構成されるライブラリーを用いる代わりに，膨大な数のライブラリーからのスクリーニングを可能としている。ライブラリーさえ予め用意しておけば，前述のハイブリドーマ法に比べて，より短時間により多数のクローンをスクリーニングすることができるが，目的に適った抗体が取得できるかどうかは，ラ

[*1] Tatsunari Yoshimi ㈱アドバンス 先端抗体工学研究所 所長
[*2] Yukihiko Yamasaki ㈱アドバンス 先端抗体工学研究所 主任研究員

イブラリーの質によるところが大きく，高品質なライブラリーの確保が重要となる。

そこで，これらの課題を解決すべく我々が開発し事業化した，体外免疫法をベースとした迅速抗体作製技術「RAntIS」を紹介する。

3 RAntISの技術概要

3.1 RAntISとは

RAntIS（Rapid Antibody Isolation System）は，体外免疫法と大腸菌での抗体タンパク質の発現という2種類の技術を併用することで，迅速な抗体取得を可能とした手法である（図1）。

RAntISでは，体外免疫法により短期間で免疫反応を行うため，抗原量が少量（タンパク質性抗原の場合：1～2 nmol，ペプチド性抗原の場合：5～10 nmol）で済み，且つ血中で不安定な物質であっても抗原として用いることができるというメリットがある。また，抗体分子の発現を大腸菌で行うことにより，免疫開始から抗体取得までに要する期間が短く，かかる手間も少ないことから，費用的にも時間的にも低コストであるという特徴がある。

3.2 体外免疫法

体外免疫法は，生体内では樹状細胞やヘルパーT細胞がB細胞に供給するサイトカイン類等の刺激物質を *in vitro* でB細胞に直接加えることで，生体内の免疫反応を模倣する方法であり，1980年代には胸腺細胞との共培養法等を用いた研究がなされていた[7,8]。

これに対してRAntISでは，免疫反応の再現性を確保するために，精製された液性の物質のみを刺激物質として添加する方法を採用している。

体外で免疫反応を成功させるためにクリアすべき課題として，①体細胞変異を誘導する，②抗原特異的B細胞の割合を増やす，という2つが挙げられる。

体細胞変異を誘導するためには，AID（Activation-induced Cytidine Deaminase）を高発現させる必要がある。RAntISでは，複数種類の刺激物質を組合せることで，これを実現している

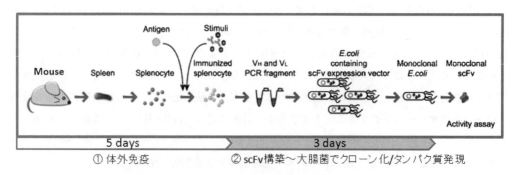

図1 RAntISの概要

第 11 章 体外免疫法を基盤とした高速抗体取得法 RAntIS

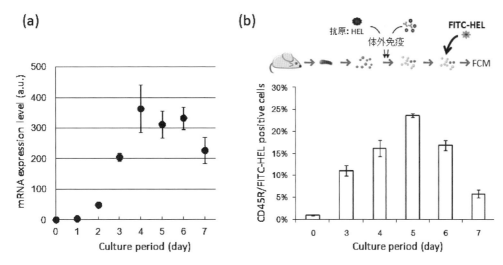

図2 RAntIS 体外免疫法による体細胞変異の誘導と抗原陽性B細胞の濃縮
 (a) Real-time PCR による AID の発現レベル解析結果
 (b) 体外免疫後の全B細胞中に占める抗原陽性B細胞の割合

(図2(a))。実際に，RAntIS により得られた抗体の遺伝子配列を解析したところ，V_L/V_H ともに，FWR1～FWR3 の間（CDR3，FWR4 を除く）で2～3％の割合で変異導入が確認されている。

抗原特異的B細胞の割合という点においては，Hen Egg Lysozyme（HEL）を抗原として体外免疫し，免疫反応終了後に FITC ラベルした HEL を用いて flow cytometry 解析を行ったところ，免疫操作5日目の段階で，全B細胞中の20％強のB細胞が HEL に対して親和性のある抗体を発現していることを確認している（図2(b)）。

3.3 scFv 構築とタンパク質発現

抗体分子を IgG として発現・取得するためには，一般的にはハイブリドーマ法が用いられる。この手法では，糖鎖修飾等もなされた完全長の IgG が得られる代わりに，取得までには5週間程度の期間を要する。

これに対して，抗体分子中の抗原結合部位のみを遺伝子工学的に取り出した一本鎖抗体（single chain variable fragment：scFv）は，Fc 領域が無いないことから，抗体依存性細胞障害活性や補体依存性細胞障害活性と呼ばれるエフェクター活性を持たないが，大腸菌で発現させることができるというメリットがある。

RAntIS では，体外免疫後の細胞群から，PCR 操作によって抗体遺伝子を scFv としてライブラリー化する。これにより，免疫終了後からモノクローナル scFv の活性チェックまでに要する日数を1週間程度にまで短縮している。

4 RAntIS の実施例

4.1 タンパク質抗原の場合

HEL（分子量14,000）を抗原として RAntIS によって抗体を取得した例を示す。抗原である HEL を固層化したものと，scFv の非特異的結合の指標として BSA を固層化したものの2種類のプレートを用いて，ELISA による各クローンの活性チェックを実施した（図3(a)）。その結果，未免疫の scFv 群（▲）に比べて，体外免疫を実施した scFv 群（○）では，HEL に対しての特異性や親和性の高いクローンが有意に増加していることが確認された。

また，非特異的結合を生じるクローンを除くために，scFv サンプルをあらかじめ1％BSA 存在下でインキュベートした後 ELISA を行ったところ，約20％の割合で HEL 陽性の scFv クローンが取得された（図3(b)）。

4.2 ペプチド抗原の場合

RAntIS では，免疫反応を *in vitro* で行うことから，ペプチドの様な低分子量の物質でも，分子量の大きなタンパク質とのコンジュゲート体にすることなく，そのまま抗原として用いることができるという特徴がある。

実際に，Angiotensin I（10mer のペプチド）を抗原として用い，ELISA スクリーニング時にも Angiotensin I を用いて各 scFv クローンの活性チェックを行ったところ，約20％の割合で抗原陽性クローンが取得された（図4(a)）。

また，分子量約30,000のタンパク質の部分ペプチド（12mer）を合成し，これを抗原として免疫し，ELISA スクリーニング時に全長のタンパク質を用いた場合では，約10％の割合で全長タンパク質に親和性のある scFv クローンが取得された（図4(b)）。

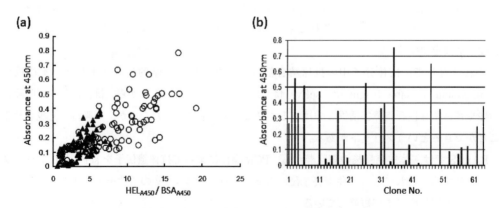

図3　RAntIS 実施例1．タンパク質抗原
免疫用抗原：HEL（MW：14,000），免疫量：2 nmol，ELISA 時の scFv 量：1 pmol/well
(a) ○：体外免疫を実施した scFv クローン，▲：未免疫の scFv クローン

第 11 章 体外免疫法を基盤とした高速抗体取得法 RAntIS

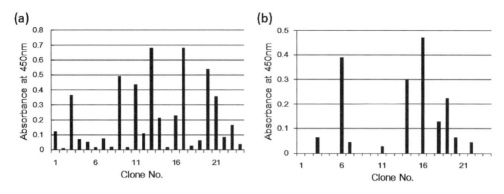

図 4 RAntIS 実施例 2. ペプチド（キャリアフリー）抗原
免疫量：8 nmol, ELISA 時の scFv 量：1 pmol/well（終濃度 1% BSA 存在下）
(a) 免疫用抗原：Angiotensin I (10mer, DRVYIHPFHL), ELISA 用抗原：Angiotensin I (10mer)
(b) 免疫用抗原：部分ペプチド (12mer), ELISA 用抗原：全長タンパク質 (MW：30,000)

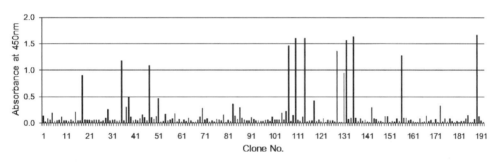

図 5 体外免疫法とハイブリドーマ法の組合せによる IgG 取得例
免疫用抗原：HEL (MW：14,000), 免疫量：2 nmol, 測定サンプル：96well プレート培養上精 50 μl,
検出用 2 次抗体：anti-mouse IgG-HRP

5 体外免疫法とハイブリドーマ法の組合せ

5.1 体外免疫法による IgG 取得の実施例

scFv 化することによって，大腸菌での発現が可能になるというメリットがあるものの，抗体分子としての血中安定性やエフェクター活性等の点からは，IgG として取得する方が好ましい場合もある。そこで，体外免疫後の細胞をハイブリドーマ化することで，IgG の取得を試みた。単クローン化後の各ハイブリドーマクローンの培養上精を用いて，ELISA により各クローンの性状を調べたところ，約 10% が抗原陽性且つ IgG を産生するクローンであることが分かった（図 5）。

5.2 anti-HEL IgG の親和性比較

体外免疫によって取得した anti-HEL IgG と，一般的なマウス個体に接種する方法によって取

表1 一般的な免疫法と体外免疫法で取得した anti-HEL IgG の親和性比較

RAntIS(体外免疫法)					一般的な免疫方法				
clone No.	K_D (M)	kon ($M^{-1}s^{-1}$)	koff (s^{-1})	U-value	clone No.	K_D (M)	kon ($M^{-1}s^{-1}$)	koff (s^{-1})	U-value
R1	5.0×10^{-10}	9.9×10^5	5.0×10^{-4}	9	1	6.2×10^{-9}	1.4×10^5	8.8×10^{-4}	5
R2	6.2×10^{-8}	1.1×10^4	6.7×10^{-4}	3	2	6.7×10^{-9}	7.4×10^4	4.9×10^{-4}	9
R3	7.2×10^{-8}	3.7×10^4	2.7×10^{-3}	1	3	1.5×10^{-8}	1.1×10^6	1.6×10^{-3}	3
R4	8.3×10^{-8}	7.3×10^3	6.0×10^{-4}	2	4	6.8×10^{-8}	1.7×10^4	1.1×10^{-3}	7
					市販品A	4.3×10^{-8}	1.3×10^4	5.4×10^{-3}	12

得した IgG を,各4クローンずつ精製し,Biacore を用いて HEL に対する親和性を測定した(表1)。参考として市販されている anti-HEL IgG の親和性も測定し,比較したところ,体外免疫と動物個体への免疫とで,同程度の K_D 値を持つクローンが得られていることが示された。

6 完全ヒト抗体作製への応用

6.1 ヒト PBMC を材料とした体外免疫法の概要

抗体医薬への応用を見据えた場合,抗体分子は,ヒト抗体である必要がある。マウスや他の動物由来の抗体として一旦取得したものを,CDR グラフティングによってヒト化することも可能ではあるが,そのヒト化操作によって元の抗体が持っていた親和性を失う場合もある。始めからヒト抗体として取得できればこの様な問題は回避できるが,様々な抗原を直接ヒトに免疫し抗体を取得するというわけにはいかない。

そこで我々は,RAntIS のコンセプトを応用し,ヒト末梢血単核球(PBMC)を材料に,体外免疫によって完全なヒト抗体を作製する技術を開発した(図6(a))。この方法を用いることで,短期間でのヒト scFv の取得が可能である。

6.2 抗ヒトタンパク質-ヒト scFv 作製実施例

抗原として,ヒト S100A10 タンパク質(hS100A10,分子量 10,000)を用いた場合の実施例を示す。抗原である hS100A10 を固層化したものと,scFv の非特異的結合の指標として HEL を固層化したものの2種類のプレートを用いて,ELISA による各クローンの活性チェックを実施した(図6(b))。その結果,未免疫の scFv 群(▲)に比べて,体外免疫を実施した scFv 群(○)では,hS100A10 に対しての特異性や親和性の高いクローンが有意に増加していることが確認された。

また,図6中の scFv クローン i1~i4(体外免疫実施群)と n1~n4(未免疫群)の配列解析を行った結果,体細胞変異が誘導されていることも確認された(表2)。

第11章　体外免疫法を基盤とした高速抗体取得法 RAntIS

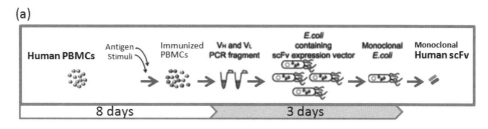

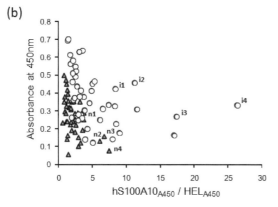

図6　ヒト末梢血体外免疫法による，抗ヒトタンパク質-ヒト scFv 作製例
(a) ヒト末梢血体外免疫法の概要
(b) 抗原として Human S100A10 タンパク質を用いた実施例。○：体外免疫を実施した scFv クローン，▲：未免疫の scFv クローン

免疫用抗原：Human S100A10（MW：10,000），免疫量：5 nmol，ELISA 時の scFv 量：1 pmol/well（終濃度1% BSA 存在下）

表2　ヒト末梢血体外免疫法による体細胞変異誘導の確認

体外免疫		FWR1	CDR1	FWR2	CDR2	FWR3	未免疫		FWR1	CDR1	FWR2	CDR2	FWR3
i1	VH	4 (1)	2 (2)	0 (0)	3 (2)	2 (1)	n1	VH	0 (0)	0 (0)	0 (0)	0 (0)	0 (0)
	VL	5 (2)	4 (1)	5 (0)	4 (3)	1 (0)		VL	0 (0)	0 (0)	0 (0)	0 (0)	0 (0)
i2	VH	2 (0)	3 (3)	0 (0)	3 (2)	4 (2)	n2	VH	0 (0)	0 (0)	0 (0)	0 (0)	2 (2)
	VL	3 (0)	4 (3)	3 (2)	1 (1)	5 (2)		VL	0 (0)	0 (0)	0 (0)	0 (0)	0 (0)
i3	VH	2 (1)	1 (0)	1 (0)	6 (3)	2 (1)	n3	VH	1 (0)	0 (0)	0 (0)	0 (0)	1 (1)
	VL	0 (0)	0 (0)	0 (0)	0 (0)	2 (1)		VL	0 (0)	0 (0)	0 (0)	0 (0)	1 (1)
i4	VH	2 (2)	1 (0)	0 (0)	2 (2)	3 (2)	n4	VH	1 (0)	0 (0)	0 (0)	0 (0)	0 (0)
	VL	4 (2)	6 (4)	4 (1)	2 (1)	5 (3)		VL	0 (0)	0 (0)	0 (0)	0 (0)	1 (0)

Germ line gene と比較しての DNA 変異数（かっこ内はアミノ酸としての変異数）

7 おわりに

　体外免疫法は，生体外で強制的に体細胞変異誘導や抗原特異的細胞の濃縮を行うことができる系であることから，従来の動物個体への接種では有効な抗体の取得が困難であった様な抗原にも対応できる可能性を秘めている．RAntIS では体外免疫後に scFv として抗体遺伝子ライブラリーを構築することから，phage display の様なスクリーニング方法との相性も良く，実際に高親和性クローンの取得に成功している．また，ヒト末梢血を材料とすることで，目的の抗原で免疫されたヒト抗体ライブラリーを取得することも可能であり，今後の抗体医薬開発の一助となることが期待される．

謝辞

　本稿で紹介した技術開発を行うにあたり，ご指導ご助力を賜りました，東京大学大学院工学系研究科の長棟輝行教授，河原正浩講師，稲垣貴之氏，鳥取大学大学院医学系研究科の河田康志教授に，深く感謝申し上げます．

文　　献

1) G. Kohler and C. Milstein, *Nature*, **256**, 495-497 (1975)
2) M. Little et al., *Biotechnol. Adv.*, **12**, 539-555 (1994)
3) J. Hanes et al., *Proc. Natl. Acad. Sci. USA*, **95**, 14130-14135 (1998)
4) P. S. Daugherty et al., *Protein Eng.*, **11**, 825-832 (1998)
5) M. C. Kieke et al., *Protein Eng.*, **10**, 1303-1310 (1997)
6) M. Ho et al., *Proc. Natl. Acad. Sci. USA*, **103**, 9637-9642 (2006)
7) R. A. Luben et al., *Mol. Immunol.*, **17**, 635-639 (1980)
8) C. A. Borrebaeck et al., *J. Immunol.*, **136**, 3710-3715 (1986)

第12章　ヒト抗体を産生する transgenic (tg-) mouse の開発

西　義介*

1　はじめに

"*Omune vivum ex ovo*（すべての生物は卵から）"。これは血液循環の発見者として知られる17世紀の英国の生理学者 William Harvey のことばである。このラテン語のフレーズには生物の発生と生殖に関わる根本の原理が端的に示されている。遺伝子工学，胚操作技術，胚発生技術が進んだ現在においてもこの根本原理に変更はない。

私が個人的な体験として，ヒト抗体産生マウス創製のプロジェクトに関わることになった経緯は1990年に遡る。当時，日本たばこ産業㈱（JT）生命科学研究所に所属していた私は，新生医薬事業のシーズ探しに奔走していた本社技術企画が持ち込んだベンチャー案件に強く興味を引かれた。

私はその2年前まで，米国に留学し，帰国直前に参加した Canada の Toronto で開催された国際遺伝学会での，Wisconsin 大学 Madison 校の Oliver Smithies の講演 "Targeted modification of mammalian genes by homologous recombination" に魅了されたのだ。彼は哺乳動物細胞における「相同組換え（HR）」研究の，第一人者である。私自身「組換え」現象の一つである「姉妹染色分体交換」や，組み換えを伴う「がん遺伝子の増幅」などに興味を持っていたために，この講演は特に興味を引いた。大腸菌などの原核生物では RecA, SSB, Rec BCD などの酵素が関与する DNA 修復系として HR を利用するし，原始的な真核生物である酵母は HR によって DNA を取り込む。ところが，植物や動物などの高等真核生物になると，その頻度が極めて低い。Smithies はこれを巧妙な方法で最初に明らかにしたのである[1]。2007年に彼は Utah 大学の Mario Renato Capecchi，英国 Cardiff 大学の Martin John Evans とともに，「胚性幹細胞を用いて特異的な遺伝子の改変を引き起こす基礎的な原理の発見」に対して，ノーベル生理学・医学賞を授与された。

閑話休題，評価すべき案件は San Francisco の南，Foster City にある Cell Genesys Inc. が日本でファンドを探していた。HR 法を利用する医薬品開発ベンチャーであるという触れ込みであった。提案の1つが「ヒト型抗体遺伝子導入マウスを用いたヒト抗体の生産に関するプロジェクト」[注1]であった。Smithies の講演から2年足らずで，HR 法を利用した医薬品開発のベンチャーが現れたことが面白いと思った。これならば，評価はできる。早速，先方訪問後，経営企画部宛

---

　　*　Yoshisuke Nishi　長浜バイオ大学　バイオサイエンス学部　バイオサイエンス学科　教授

に「Cell Genesys Inc. との共同提案書」なるものを提出した（1991年2月18日）。結局，経営企画部はこのプロジェクトへ共同研究の条件でファンドすることを決め，私はJT側の研究進捗代表となった。

2 何故 XenoMouse か？

本来，抗体医薬品は標的となるヒト抗原をマウスに注射して，得られる抗体を元に開発される。マウスの配列はヒトとは異なるために，それ自体を抗体医薬として直接用いると，ヒトに抗原性を惹起して，抗体の治療効果を減じたり，アレルギー反応を引き起こしたりする（HAMA反応）。頻回投与をする場合にこれは大きな問題だ。そのために，結合性を維持したまま抗原性を下げる工夫を行う。出来るだけヒト配列に置きかえるのだ。このような抗体を「キメラ化抗体」や「ヒト化抗体」と呼ぶ。もし，マウスがヒトの抗体配列を持っていたら，そのマウスに抗原感作すると，ヒト抗原に対しては免疫寛容が惹起されないために，その抗原に対して，ヒト抗体を作るはずだ！　発生工学，生殖工学と呼ぶべき技術だ。ホンダの車体からエンジンを取り外してマツダ車に組み込んでテスト走行するようなものかもしれない。走るか走らないかは試してみなければ分からないのだ。

　先行文献は英国 Cambridge にある Institute of Animal Physiology and Genetics Research（現 The Babraham Institute）の Marianne Brüggemann 達のものが存在した。導入遺伝子の construct $\{V_H26$（ヒト）と V_H186-2（マウス）の2個を繋いだ construct，D領域は4個（ヒト3個，マウス1個），J_H 領域は6個，enhancer 配列，switch region 配列（Sμ），Cμ-Mμ（membrane exons from mouse)$\}$ は複雑ではあるが，要約すればヒトのH鎖遺伝子からなる minilocus がマウスの中で正常に組換えを起こし，ヒトの抗体が作られることを見出した[2]。YAC にゲノムを組み込み ES 細胞に導入発現させる試みは，同じく Brüggemann 達と Cell Genesys, Inc. の Aya Jakobovits 達が行った先行研究がある[3,4]。これらを突き合わせると，YAC をベクターの ES 細胞への導入は可能，しかし，ES 細胞に導入すべき construct は長大な遺伝子領域である。ハードルはとても高いように思えたが，勝負は repertoire の大きさである！

3 Xenomouse の創製

ヒト抗体を産生するマウスの創製法は3段階で創製された。

① 第一段階（DI mouse（double inactivated mouse）の創製）

mH鎖のKOは gene-targeting 手法により，$\Delta mJ_H/\Delta mJ_H$ のES細胞を得て，生殖系列への

注1）　アイデアは Albert Einstein 医科大学の Raju Kucherlapati のものである。彼は Cell Genesys の役員の一人であり，Smithies の最初期の論文[1]の共著者にもなっている。

第12章　ヒト抗体を産生する transgenic (tg-) mouse の開発

移行を確認し，$\Delta mJ_H/\Delta mJ_H$ を得た[2]。このマウスでは H 鎖の VD-J 組換えが抑制される。$m\kappa$ 鎖の KO は，$\Delta mC_\kappa/+$ の ES 細胞を得て，キメラを作り，生殖系列への移行，掛け合わせで，$\Delta mC_\kappa/\Delta mC_\kappa$ を作った[5]。最終的には $\Delta mJ_H/\Delta mJ_H \times \Delta mC_\kappa/\Delta mC_\kappa \rightarrow$ DI マウスが創製された（ここで HR 技術が使われたのだ！）。

② 第二段階（XenoHet mouse の創製）

ヒトの重鎖，軽鎖を YAC（酵母人工染色体）に cloning し，HR により H, κ 鎖を再構成，スフェロプラスト化し，ES 細胞と融合，キメラマウスを作り，生殖系列への移行を確認，それぞれヒト H, κ 鎖領域を持つ ES 細胞から，キメラマウスを作り，DI mouse と掛け合わせて，それぞれ hH-XenoHet，hκ-XenoHet を創製した。

③ 第三段階（XenoMouse の創製）

hH-XenoHet（hH；$m\Delta J_H/m\Delta J_H$；$m\Delta C_\kappa/m\Delta C_\kappa$）× h$\kappa$-XenoHet（h$\kappa$；$m\Delta J_H/m\Delta J_H$；$m\Delta C_\kappa/m\Delta C_\kappa$）→ XenoMouse（hH, h$\kappa$；$m\Delta J_H/m\Delta J_H$, $m\Delta C_\kappa/m\Delta C_\kappa$）が創製された[6]（JT との共同研究により，プロジェクトが本格化したのが，1991 年であり，原型の Xenomouse I の創製が 1994 年，Xenomouse II が 1997 年であったので，足かけ最低で 6 年間かかったことになる。このプロジェクトに関わった研究者は日米合わせて延べ 100 人におよんだ）。

4　Xenomouse の特長

Xenomouse プロジェクトではヒトの遺伝子をゲノムレベルで最長のものを YAC に cloning できたことにある[6]。第一世代の XenoMouse I の H 鎖領域は 220kb insert（yH1），170kb insert（yK1）の配列が導入された[7],[注2]が，第 2 世代 XenoMouse II では，YAC を経由して ES 細胞に組み込まれたヒト H 鎖領域は 1020kb（66 個の V_H，約 30 個の D と 6 個の J_H 及び C_μ, C_δ, $C_{\gamma 2}$，なお V_H は 6-1 から 3-65 までに及ぶ）（図1）。偽遺伝子を除くと，cloning した領域には 36 個の機能的 V_H（但し，ORF を含めた）が存在する[8]。この construct の作製は 5 つの YAC 間の HR によった。$C_{\gamma 2}$ は BAC で cloning した配列を YAC に組み込んだ。ES 細胞に組み込まれたヒト κ 鎖領域は 800kb（32 個の V_κ，5 個の J_k，および $C\kappa$，Kde element）。ヒトの κ 鎖遺伝子座は第 2 染色体上に 3 カ所存在（p1.2 と q1.1）し，遺伝子領域の重複で生じたものである。この内，導入領域は distal 領域（B, L, A, D）（図2）であり，V_κ は 40 個存在するが，L6-L13 までは cloning できなかった（図 2 の灰色の四角）。文献によれば，偽遺伝子を除くと，cloning した領域には 14 個の機能的遺伝子（但し，potentially functional 1 個）が存在する[9]。この construct の作製は 5 つの YAC 間の HR によった。

注2)　XenoMouse I は Cell Genesys Inc. が GenPharm mouse と同じ年に創製した。XenoMouse I（yH1/yK1；$\Delta J_H/\Delta J_H$；$\Delta C_\kappa/\Delta C_\kappa$）には $5V_H$, D, J_H 領域，4 ヒト V_κ, J_κ 領域が存在する。

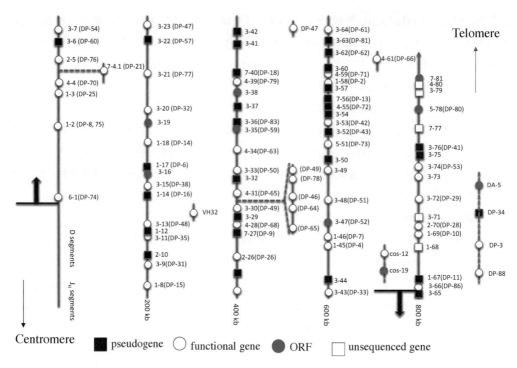

図1 ヒトH鎖領域とV_H遺伝子座のマップ
文献8)図1を改変。Xenomouse IIで導入された遺伝子の範囲を黒の太い矢印（6-1から3-65まで）で示した。

5 他のtg-mouse（表1）

5.1 GenPharm mouse

hH/hL：ΔmH/ΔmH；ΔmL/ΔmLのマウスの創製は，1994年，California州のMountain ViewのGenPharm International（現Medarex）のNils Lonbergのグループによりなされた[10]。彼らのマウスには自らがmililocusと呼ぶ，小さな再構成遺伝子が導入された。H鎖は4個のV_H，15個のD，6個のJ_Hとμ及び$\gamma 1$，S，$J\mu$ intronic enhancer，3'-H鎖 enhancerからなるHC2，κ鎖は4個のV_κ，5個のJ_κとC_κ，intronic enhancer，downstream enhancer（Kde）からなるKCo4。最終的にHC2/KCo4；$\Delta J_H/\Delta J_H$；$\Delta C_\kappa/\Delta C_\kappa$が得られた。XenoMouse Iで得られたヒト抗体 repertoire は少なかった事から推定すると，GenPharm mouseから得られるヒト抗体 repertoire も同様に少ないと予想できる。彼らは450kbのYAC中に10個のV_κを含む領域（KCo5）を cloningし，この construct を導入した HuMab mouse（HC2/KCo5；$\Delta J_H/\Delta J_H$；$\Delta C_\kappa/\Delta C_\kappa$）を新たに創製した[11]。しかし，H鎖が$V_H$のrepertoireは依然として少ないことから，最適なHuMabマウスとは言えないであろう。

第 12 章　ヒト抗体を産生する transgenic(tg-)mouse の開発

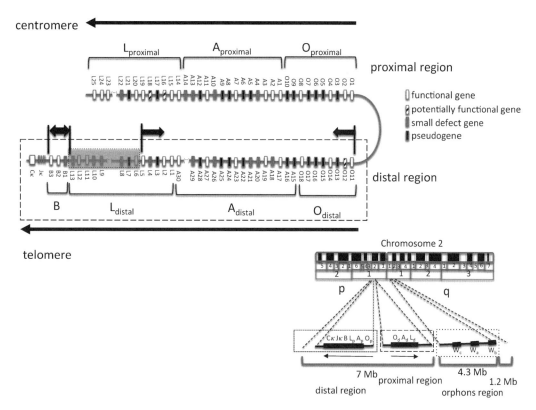

図2　ヒト κ 鎖領域と V_κ 遺伝子座のマップ
文献 9)図 2，および文献（H. G. Zachau, *Gene*, 135, 167-173, 1993）図 3 を改変。Xenomouse II で導入された distal region の遺伝子の範囲を黒の太い矢印（B-1 から L-5 から O-11 まで）で示した。

5.2　Kirin mouse

麒麟麦酒は tagging したヒト染色体断片を持つマウス線維芽細胞 A9（現鳥取大学医学部の押村光雄教授が作った）を minicell 化し，細胞融合により ES 細胞に導入してマウスを創製した。これらのマウスを $\Delta J_H/\Delta J_H$；$\Delta C_\kappa/\Delta C_\kappa$ と掛け合わせ，最終的に W23/SC20；$\Delta J_H/\Delta J_H$；$\Delta C_\kappa/\Delta C_\kappa$ が得られた[12]。Kirin mouse では染色体全体を取り込ませるため，H 鎖や κ 鎖の repertoire を多くできるというメリットがあるが，ヒトの染色体をマウスの細胞内で安定的に保持しなければならないという極めて不利な条件が付帯し，クローンの安定的な維持の点で問題となる。実際，H 鎖断片（SC20）を持つ Kirin mouse は安定的に存在したが，κ 鎖断片（W23）を持つ mouse は不安定であると指摘している。従って，ヒト H/κ 鎖を持つマウス系統の維持は出来なかったか，あるいは極めて難しいものと思われる。

5.3　KM-mouse

結局，GenPharm mouse×Kirin mouse→KM-mouse となった。KM-mouse の遺伝子型は

表1 ヒトH鎖, κ鎖導入 transgenic mouse の比較

Tg Mouse	Mouse Ig gene background	Heavy chain V_H	D_s	J_H	C_H	Light chain V_κ	J_κ	C_κ	Vector	Introduction method	References
Xenomouse (Abgenix→Amgen)											
Xenomouse I (1994)	$\Delta J_H/\Delta J_H$; $\Delta C_\kappa/\Delta C_\kappa$	5	~30	6	μ, δ	4	5	κ	YAC (yH1, yK1)	ES/yeast spheroplast fusion	Green, L. L. et al., Nat. Genet., 7, 13-21, 1994
Xenomouse II (1997)	$\Delta J_H/\Delta J_H$; $\Delta C_\kappa/\Delta C_\kappa$	~66	~30	6	μ, δ, $\gamma 2$	32	5	κ	YAC (yH2, yK2)	ES/yeast spheroplast fusion	Mendez, M. J. et al., Nat. Genet., 15, 146-156, 1997
HuMab mouse (GenPharm International →Mederex)											
HC2/KCo4/$J_H D/JC_\kappa$ mouse (1996)	$\Delta J_H/\Delta J_H$; $\Delta C_\kappa/\Delta C_\kappa$	4	15	6	μ, δ, $\gamma 1$	4	5	κ	plasmid (HC2) / plasmid (KCo4)	co-injection	Lonberg, N. et al., Nature, 368, 856-859, 1994
HC2/KCo5/$J_H D/JC_\kappa$ mouse (1996)	$\Delta J_H/\Delta J_H$; $\Delta C_\kappa/\Delta C_\kappa$	4	15	6	μ, δ, $\gamma 1$	4+36 (?)	5	κ	plasmid (HC2) / YAC (κ ; KCo5)	co-injection	Fishwild, D. M. et al., Nat. Genet., 14, 845-851, 1996
TC mouse (Kirin)											
Double TC/KO mouse (2007)	$\Delta C\mu/\Delta C\mu$; $\Delta C_\kappa/\Delta C_\kappa$	~81?	~30?	6?	μ, δ, $\gamma 3$, $\gamma 1$, ε 2, $\alpha 1$, γ, $\gamma 1$, γ 4, $\varepsilon 1$, $\alpha 2$	76?	5?	κ	microcell (h chromosome fragment)	ES/MMCT (microcell-mediated chromosome transfer)	Tomizuka, K. et al., Proc. Natl. Acad. Sci. U.S.A., 97, 722-727, 2000
KM-mouse (Medarex)											
KCo5/$J_H D/JC_\kappa D$ mouse × Double TC/KO mouse	$\Delta C\mu/\Delta C\mu$; $\Delta C_\kappa/\Delta C_\kappa$	~81?	~30?	6?	μ, δ, $\gamma 3$, $\gamma 1$, ε 2, $\alpha 1$, γ, $\gamma 1$, γ 4, $\varepsilon 1$, $\alpha 2$?	42	5	κ	YAC (κ) / microcell	breeding	Ishda, I. et al., Cloning and Stem Cells, 4, 91-102, 2002

第12章 ヒト抗体を産生する transgenic (tg-) mouse の開発

Kirin mouse（W23；$\Delta J_H/+$；$\Delta C_\kappa/+$）×GenPharm mouse（HC2/KCo5；$\Delta J_H/\Delta J_H$；$\Delta C_\kappa/\Delta C_\kappa$）→KM-mouse（SC20/KCo5；$\Delta J_H/\Delta J_H$；$\Delta C_\kappa/\Delta C_\kappa$ or SC20＋HC2/KCo5；$\Delta J_H/\Delta J_H$；$\Delta C_\kappa/\Delta C_\kappa$）ではなかろうか？　今後有望なヒト抗体産生マウスとなる可能性があるが，K-Mmouse で認可された抗体医薬は未だない。

5.4 Xenomouse が作る抗体医薬

　Cell Genesys Inc. は 1996 年に Xenomouse からヒト型抗体医薬開発の子会社 Abgenix を創設した。当初の自社開発品は ABX-CBL（CD147）[注3]，AGX-IL8，ABX-EGF であったが，Xenomouse が作った最初の抗体は ABX-IL8 である。乾癬に対する治療薬として開発された。しかし，2002/5/4，抗 IL-8 の治療効果は見られず，開発は中止された。当時の開発品の中で最後の切り札が ABX-EGF（Vectibix；Panitumumab）であった。EGFR は種々のがんで遺伝子の発現亢進が知られている。E7.6.3 は Xenomouse II から得られた EGFR に対する結合親和性の高い抗体ヒト IgG_2/κ（E7.6.3）である。当初，腎癌を対象に Immunex と共同で開発を始めた（phase II 開始，2001 年 4 月 18 日）が，Immunex は Amgen に買収されるのに伴い，ABX-EGF は Amgen との共同開発に移行した。2005 年 8 月 1 日，転移性大腸癌の Fast Track Designation（優先審査権）を FDA から得る，同年 12 月 14 日，Amgen は Abgenix を買収し（買収金額は 22.5 億ドル），これ以降，ABX-EGF は Amgen の自社開発品となった。翌年の 9 月 27 日，FDA は Vectibix（ABX-EGF）を転移性大腸がんの治療薬として認可した。463 名の化学療法（Fluropyrimidine, oxaliplatin, irinotecan）を施した転移性大腸がん患者を対象としたフェーズ III の治験において，Vectibix は他の治療法と比べて，生存期間の延長（60→96 日）が認められる上，8％の患者では腫瘍の縮小が認められたからである。これが世界で最初の tg-mouse が作った抗体医薬である！　Abgenix は 1999 年の 12 月に JT と袂を分けた[注4]が，抗体医薬開発に関して多くの企業と提携した[注5]。Amgen へ組み込まれた後も新たな抗体医薬が認可された[注6]。

注3) 抗 CBL 抗体は急性期の GVHD（graft-versus-host disease）を抑制する免疫抑制剤として開発された。マウス IgM mAb 抗体であり，1997 年 CV Cancer Center の Ronald Billing からの導入品であり，Xenomouse が作った抗体ではない。SangStat との共同開発。2003/2/18 に，ステロイド耐性の GVHD 対象の II/III 相試験（95 名の患者における 180 日生存率の比較試験（48 名が ABX-CBL 投与，47 名が抗胸腺グロブリン剤投与）の結果，ATG と有意差が認められなかったとして，開発を中断した。

注4) Xenomouse 創製の基幹技術は Cell Genesysy 社にあるが，JT の研究者の派遣と共同開発を提携の条件とした。Xenomouse の権利は Abgenix と JT America Inc. が折半。1999/12 に Abgenix と JT America Inc. は，Xenomouse を 100％ Abgenix の権利することで合意。結果，Cell Genesysy は JT America, Inc. および JT に相当する対価を支払い，JT は Xenomouse の技術供与を受けることで合意した。Abgenix としては，共同所有権では研究提携に上限を課されることを嫌ったためであり，JT にとっても開発費に余る資金が得られた上に，Xenomouse の使用権は担保されたから合意に至ったと考えられる。

6 おわりに

　研究進捗代表となってXenomouse開発にかかわったほぼ6年間は楽しくやり甲斐のある仕事であったが，頓挫寸前に至ったことが何度もあった．ここに書くと，簡単に目標は達成されたように思われるが，大きな壁が幾つも立ちはだかった．特に，ヒト遺伝子のYACクローニングは最大の難所であった．1本に繋がったコンストラクトがなかなか得られなかったのである．信じてやり抜くべしとの信念で，ファンド継続をJT本体に説得したこともある．足りないH鎖の遺伝子ピースを京都大学の本庄佑先生のところに譲渡してもらいに伺ったこともある．医薬開発の醍醐味もあったが，泥舟になりはしないかと不安な状況が長く続いたことの方が真実だ．研究進捗会議ではヒトEGFRに対するXenomouse抗体の開発進捗状況が何度も討議された．そして，解離定数が10^{-10} Mオーダーの良質なヒト抗体が幾つも得られることが分かった段階で，これでいけるなと不安から確信に変わった．それらのことが，サンフランシスコの碧空とともに今でも思い出される．そして，あの中の一つの抗体が世界で最初のtg-mouse抗体医薬として確かに日の目を見たこと，その開発に間接的にでもかかわったことに大きな感慨と満足を覚える．JTが主役の座を降りたことに大いなる無念の思いを残しつつ…[注7]．

注5）　1996/5の株式公開から2005/12/14にAmgenに買収されるまでの間，提携したのは35社におよぶ．Centocor, AVI Biopharma, Genentech, BASF Bioeresearch, Amgen, U. S. Army 伝染病院, Chiron, Human Genome Sciences, Elan, Gliatech, Pfeizer, Millenium Pharmaceuticals, Genzyme, Smithkline-Beecham, Aboott Laboratories, Immunex, SangStat Medical, Celltech, Bioge, Lexicon Genetic, Dyax, Lonza Biologics, Diabetogen, Progenics Pharmaceuticals, Cytogen, MDS Proteomics, CuraGen, Agensy, ILEX Oncology, Inc., Corvas, U3 Pharma, Chugai, Sosei, AstraZeneca, など錚々たるメンバーと種々の提携を結んでいる．

注6）　AmgenがAbgenixを吸収後，2010/6, TNFのsuperfamilyに属するRANKL（Receptor activator of nuclear factor kappa B ligand）に対する抗RANKL Xenomouse抗体（Denosumab）が閉経後の夫人の骨粗鬆症の治療薬としてFDAから認可された．結局，tg-mouseで現在までにFDA認可された抗体医薬は2品であり，ともにXenomouse IIから得られたものである（2012年5月現在）．

注7）　2007年5月17日，長浜バイオ大学の長浜バイオ大学大学院開設記念講演会が開催された．私は「抗体は何ができるのか？─バイオロジクスとしての抗体医薬」というタイトルで記念講演を行った．私の前に講演をされた，青木初夫氏（当時アステラス製薬株式会社代表取締役共同会長で日本製薬工業協会会長）が，講演後の歓談で私に「JTは惜しいことをしましたね．アステラスだったら5000億円で買収するかもしれない．でも，先方は1兆円出しても売らないでしょうね」と言われた．リップサービスとは言えない口調に私の胸がズキンと痛んだ．

第 12 章　ヒト抗体を産生する transgenic (tg-) mouse の開発

謝辞
　本稿を執筆する機会を与えていただいた東北大学大学院工学研究科熊谷泉教授に感謝いたします。JT 時代に最初から XenoMouse プロジェクトに一緒に加わっていた仲間の堀伸明氏（現長浜バイオ大学産官学共同研究・事業開発センターマネージャー）に内容を確認していただきました。謝意を表します。

文　　　献

1)　O. Smithies *et al., Cold Spring Harbor Symp. Quant. Biol.*, **49**, 161-170 (1984)
2)　M. Brüggemann *et al., Proc. Natl. Acad. Sci., U.S.A.*, **86**, 6709-6713 (1989)
3)　N. P. Davies *et al., Nucl. Acids Res.*, **20**, 2693-2698 (1992)
4)　A. Jakovobitz *et al., Nature*, **362**, 255-258 (1993)
5)　A. Jakobovits *et al., Proc. Natl. Acad. Sci., U.S.A.*, **90**, 2551-2555 (1993)
6)　M. J. Mendez *et al., Nat. Genet.*, **15**, 146-156 (1997)
7)　L. L. Green *et al., Nat. Genet.*, **7**, 13-21 (1994)
8)　G. P. Cook and I. M. Tomlinson, *Immunol. Today*, **16**, 237-242 (1995)
9)　H. G. Zachau, pp167-173, in Immunoglobulin Genes (2nd Edition), eds., Honjo T., Alt F. W. and Rabbitts T. H., Academic Press, New York (1995)
10)　N. Lonberg, *et al., Nature*, **368**, 856-859 (1994)
11)　D. M. Fishwild, *et al., Nat. Genet.*, **14**, 845-851 (1996)
12)　K. Tomizuka, *et al., Proc. Natl. Acad. Sci., U.S.A.*, **97**, 722-727 (2000)

第13章 ニワトリ抗体ライブラリーからの高親和性抗体の作製

金山直樹[*1], 大森 齊[*2]

1 はじめに

ハイブリドーマ法をはじめとした動物個体を用いる抗体作製技術では，スクリーニングした抗体が標的抗原への親和性および特異性を有していない，あるいは，不十分である場合は，再度，抗体を作製する必要がある。一方，生体内では免疫後，産生される抗体の親和性が経時的に向上し，効率よく高親和性抗体が生み出される。この過程は親和性成熟と呼ばれ，抗原特異的B細胞の抗体可変部遺伝子に高頻度に突然変異が導入され，多様化したB細胞集団の中から高親和性抗体を産生するB細胞のみが厳密に選択されることにより進行する。動物を用いた抗体作製技術では，生体内で生じた高親和性クローン取得を目指すが，一旦，取得したクローンを生体内での親和性成熟と同様に連続的に変異と選択を行って改良することはできない。我々は，生体内での親和性成熟を模倣する上で，抗体への変異導入能力を有したニワトリB細胞株DT40が有用であると考え，これを用いた *in vitro* 抗体作製技術を開発してきた[1]。以下では，ニワトリ抗体ライブラリーからの高親和性抗体のスクリーニング技術を概説し，既存のモノクローナル抗体をDT40の変異能力を利用して改変する技術や，DT40を用いてヒト型抗体を作製する技術についても解説する。

2 ニワトリB細胞株DT40を抗体作製に用いる利点

現在，実用化されている抗体作製技術の長所・短所を踏まえて理想的な抗体作製システムを考えると，①*in vitro*で迅速に抗体のスクリーニングが行えること，②システム自身が高頻度変異機能を内包し，抗体遺伝子の変異と選択による親和性成熟が行えること，③抗体ライブラリーの形成時に免疫寛容の制限が加わらないこと，などの条件を充たすものであろう。ニワトリB細胞株DT40は，このような特徴を備えた抗体作製技術を構築するに当たって次のような優れた性質を持っている[2]。①培養中に抗体遺伝子に変異を高頻度に導入し，多様な抗体ライブラリーを形成できる，②細胞表面にIgM抗体を膜結合型として発現するとともに，一部を分泌している，③外来遺伝子を導入すると，動物細胞としては例外的に高い頻度で相同組換えされるので，遺伝

[*1] Naoki Kanayama 岡山大学 大学院自然科学研究科 准教授
[*2] Hitoshi Ohmori 岡山大学 工学部 特任教授

第13章 ニワトリ抗体ライブラリーからの高親和性抗体の作製

子のノックアウトや特定部位への外来遺伝子の挿入による細胞機能の改変が容易に行える，④細胞増殖が非常に早いので細胞の育種やクローン選択が迅速に行える。DT40細胞は抗体遺伝子への変異導入に必須のタンパクであるAID（activation-induced cytidine deaminase）を発現しており，培養中にAID依存的に抗体V遺伝子を多様化し続ける。したがって，長期培養したDT40細胞集団では，抗体遺伝子への変異が蓄積して広範な抗原特異性を有する抗体ライブラリーが構成される[3~5]。この集団から目的抗体産生細胞を単離できれば，免疫操作なしで，迅速かつ効率的に抗体産生細胞を取得することができる。

3 改変細胞株DT40-SWを用いた in vitro 抗体作製システム

DT40ライブラリーから目的抗体を産生するクローンを単離できたとしても，その変異機能が維持されていると，更なる変異導入によってその抗原特異性は失われる危険性がある。これを回避するために，目的クローンを単離したら速やかに変異機能をOFFにして抗体遺伝子を安定化することが必要である。この目的のために，我々は変異導入に必須なAIDの発現を可逆的にON/OFF制御できる仕組みを導入した細胞株DT40-SWを樹立し[6]，この細胞株を用いた抗体作製システムを構築した[3]（図1）。

DT40-SW細胞をAID-ONの状態で連続的に大量培養することにより多様な抗体を発現する細胞ライブラリーを作製し，この細胞集団から目的抗体を産生しているクローンを単離する。2ヶ月培養すると，ライブラリーの半数のクローンの抗体可変部遺伝子に変異が導入され，1年後ではすべてのクローンに変異が複数個蓄積する。目的クローンの単離法としては，抗原を結合した磁気マイクロビーズとライブラリーの細胞（約10^8個）を反応させ，磁気ビーズの結合した細胞を磁石により分離する方法，蛍光標識した抗原を結合した細胞をセルソーターによって単離する方法を用いる。単離されたクローンを培養し，培養上清に分泌された抗体をELISAで定量したり，細胞表面に発現した抗体をFACSで評価したりすることにより産生抗体の特異性を確

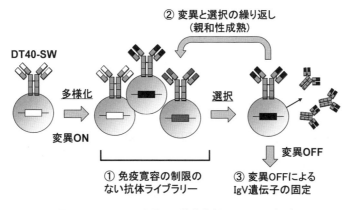

図1 DT40-SWを用いた抗体作製システムの概略

次世代医薬開発に向けた抗体工学の最前線

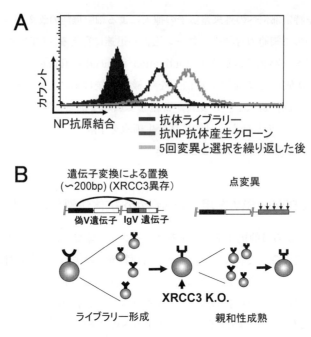

図2 DT-SWを用いた抗体の親和性成熟
A 変異（培養）と選択の繰り返しによる抗原への結合性の向上
B 変異様式の転換による親和性成熟の効率化

認する。この一連の操作は最短約2週間で完了する。取得されたハプテン 4-hydroxy-3-nitrophenylacetyl（NP）に対する抗体の初期の親和性は、K_D=100nM 程度であったが、一次スクリーニングで十分な親和性の抗体が得られなくても、さらに培養を続けて変異導入と選択を繰り返すことにより、親和性成熟の原理に基づいて、高親和性抗体が得られる（図2A）。最終的に得られたクローンは AID を OFF にすることにより変異を停止させ、その形質を安定化させることができる[3]。この抗体作製システムにより、各種タンパク質、低分子量のハプテンやペプチド、DNA などの非タンパク性抗原といった種々の抗原に対する抗体の取得が可能であることを確認している。ニワトリにとっての自己抗原である卵白アルブミンやリゾチーム、ssDNA などに対する抗体も得られているので、このシステムでは免疫寛容もかなり回避できていると考えられる。

4 DT40 システムにおける抗体の親和性成熟

DT40 細胞は遺伝子操作による機能改変が容易であることから、このシステムをより高機能化することが可能である。ニワトリでは、B 細胞発生段階において V(D)J 遺伝子再編成や遺伝子変換のような組換え反応により多様な抗体遺伝子が生成されて初期 B 細胞レパートリーが形成

第13章 ニワトリ抗体ライブラリーからの高親和性抗体の作製

されるが，活性化B細胞の親和性成熟の過程では点突然変異が主に起こるようになる[2]。DT40では遺伝子変換が優位で点突然変異の頻度は低いが，生体内でみられる抗体の多様化機構の転換を in vitro で実現することは，一次スクリーニングで単離したクローンの抗体を更に親和性成熟させる場合に有利である（図2B）。遺伝子変換は相同組換機構に依存していることから，相同組換えに関与するRad51パラログの一つをノックアウトすると点突然変異優位になる[7]。Rad51パラログノックアウト株は点突然変異型の細胞株として有用であるが，この細胞は増殖速度が低く，点突然変異のみでは抗体の多様化には不利であることから，変異と選択の繰返しや初期ライブラリー構築において効率が落ちることが想定される。我々はRad51パラログの一つであるXRCC3遺伝子の一方の対立遺伝子を破壊し，発現を低下させるだけで，点突然変異優位となることを見いだした[8]。この方法は簡便かつ細胞増殖に影響を与えないことから，必要に応じて変異様式を転換して効率よく親和性成熟を行う方法として有用である。

5 DT40システムを用いた任意の抗体の親和性成熟

我々は，DT40の変異能力が抗体遺伝子座に組み込んだ外来遺伝子対しても有効であることを見いだした[9]。この知見を基に，様々な抗体作製技術によってこれまでに得られたモノクローナ

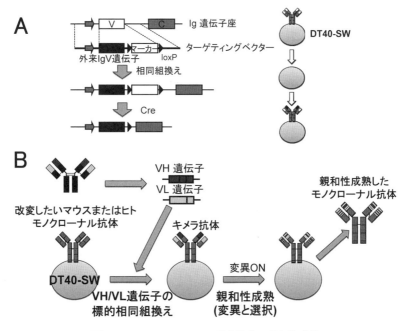

図3 DT40-SWにおける外来抗体の親和性成熟
A DT40-SWにおける抗体可変部遺伝子の置換
  右側の図は，重鎖可変部遺伝子の置換の結果，細胞表面に発現される抗体を模式的に表している。
B 外来抗体の親和性成熟方法の概略

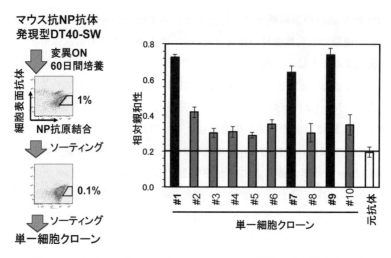

図4 DT40-SWにおけるマウスモノクローナル抗体の親和性成熟の例

ル抗体遺伝子を，DT40に組み込んでその変異能力により改変する技術を開発した。この方法では，DT40-SWのニワトリ抗体可変部遺伝子を，改変したいモノクローナル抗体の可変部遺伝子と相同組換えにより置換する（図3A）。目的どおりターゲティングベクターが組み込まれた場合は，ターゲティングベクター内のマーカー遺伝子により抗体遺伝子の可変部エキソンと定常部エキソンが分断され，細胞表面への抗体発現を失った細胞としてスクリーニングできる。CreリコンビナーゼによってloxP配列で挟まれたマーカー遺伝子を除去することにより，組換え抗体を発現するDT40を得ることができる。作製された細胞株は，可変部が導入抗体，定常部がニワトリ由来抗体であるキメラ抗体を細胞表面および分泌抗体として培養上清にも発現し，変異機能をONにして培養すると，外来抗体可変部遺伝子に変異を導入できる（図3B）。すなわち，野生型のDT40-SWを用いた場合と同様に，変異と選択の繰り返しにより，外部から導入した任意の抗体の機能改良が可能である。マウスモノクローナル抗体の一例として抗NP抗体の可変部遺伝子を導入し，変異機能をONにして1ヶ月間培養した細胞集団からセルソーターを用いて抗原に対する結合能の向上した抗体の単離を試みたところ，最大5倍程度，親和性が向上した抗体の取得に成功した（図4）。複数回，変異と選択を繰り返すことによってさらに親和性成熟が可能であることも確認している（投稿準備中）。また，これまでにマウスやヒト由来のいくつかのモノクローナル抗体可変部を導入した細胞を作製し，変異導入と親和性の向上に成功しており，この方法は，変異と発現が一体化した効率的かつ汎用性の高い抗体の親和性成熟技術であると考えられる。

6 DT40を用いたヒト型抗体作製

DT40が産生する抗体はニワトリIgMであるが，医薬の候補抗体の探索に応用する場合，*in*

第13章　ニワトリ抗体ライブラリーからの高親和性抗体の作製

vivo および *in vitro* のヒト抗体評価系に直接用いることができるように定常部がヒト IgG 型として抗体を取得できる方が，多数の候補抗体を評価する上で都合が良い。我々は，DT40 の抗体重鎖・軽鎖定常部遺伝子を，それぞれヒト IgG1 重鎖・κ軽鎖定常部遺伝子に相同組換えにより置換し，細胞株 DT40-SW-hg を樹立した（図5）。DT40-SW-hg は，可変部がニワトリ由来，定常部がヒト IgG1κのキメラ抗体を細胞表面および培養上清に発現する。この細胞株の変異能力を ON にして培養すると，親株である DT40-SW と同等あるいはそれ以上の抗体への変異が見られ，一定期間培養した細胞集団は様々な特異性を有した抗体が含まれる抗体ライブラリーとなることが期待される。モデル抗原である NP に対する抗体取得を試みたところ，一回の試行でNP 特異的ヒトキメラ抗体を取得することに成功した（投稿準備中）。同様に，他の抗原に対す

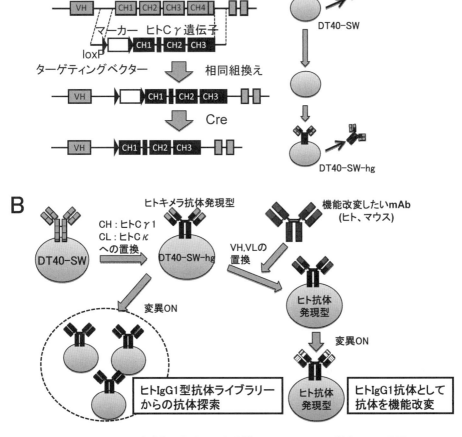

図5　ヒト IgG1 定常部を発現する細胞株 DT40-SW-hg の樹立とその応用
A　ニワトリ IgM 重鎖定常部遺伝子をヒト IgG1 重鎖定常部遺伝子に置換するためのターゲティングベクター
B　DT40-SW-hg を用いたヒト型抗体作製および抗体改変

るヒトキメラ抗体作製も可能であると考えられる。DT40-SW-hg にヒトモノクローナル抗体の可変部遺伝子を導入し，完全なヒト抗体を発現する DT40 の作製も可能であり（図 5B），複数例のヒトモノクローナル抗体の導入と改変に成功している。

7　今後の展開

DT40-SW を用いた抗体作製システムは，培養細胞を用いた in vitro 系であるために免疫寛容の制限を受けず，従来の方法では取得が困難であった標的に対する抗体の取得に利用可能であると考えられる。DT40 の高い増殖性により目的クローンの単離と評価を簡便かつ効率的に行えるので，標的に対する抗体探索をハイスループットに行うことができる。また，様々な方法で取得された既存の抗体を親和性成熟できることや，ヒト型抗体を扱えることは，DT40 が有用な活性を有した抗体を開発するための新規なプラットフォームとして大きな可能性を秘めていると言える。本稿では省略したが，相同組換え頻度が高い DT40 の特長を生かして，関連遺伝子を操作して抗体産生能力や変異導入能力を増強することも可能である[9〜11]。今後，抗体医薬の候補探索への本技術の応用を進めて行く予定である。

文　献

1) N. Kanayama *et al.*, *Yakugaku Zasshi*, **129**, 11 (2009)
2) H. Arakawa *et al.*, *Dev. Dyn.*, **229**, 458 (2004)
3) Todo *et al.*, *J. Biosci. Bioeng.*, **102**, 478 (2006)
4) S. Cumbers *et al.*, *Nat. Biotechnol.*, **20**, 1129 (2002)
5) H. Seo *et al.*, *Nat. Biotechnol.*, **23**, 731 (2005)
6) N. Kanayama *et al.*, *Biochem. Biophys. Res. Commun.*, **327**, 70 (2005)
7) J. E. Sale *et al.*, *Nature*, **412**, 921 (2001)
8) M. Kajita *et al.*, *J. Biosci. Bioeng.*, **110**, 351 (2010)
9) N. Kanayama *et al.*, *Nucleic Acids Res.*, **34**, e10 (2006)
10) M. Magari *et al.*, *J. Biosci. Bioeng.*, **107**, 206 (2009)
11) M. Magari *et al.*, *Biochem. Biophys. Res. Commun.*, **396**, 353 (2010)

【第Ⅳ編 評価技術】

第14章 抗体のクロマトグラフィー分離プロセス

山本修一*

1 はじめに

サイトカインに代表されるバイオ医薬品は微量で効果を発揮するため生産量も少なかったが,抗体医薬品は投与量が多く,その結果,年間生産量がトンのオーダーになる製品も存在する[1]。

抗体医薬品は主としてクロマトグラフィーで高度精製されているが,特化された技術ではなく,研究室でタンパク質精製のために開発した方法が基本となっている。上流の培養プロセスでは10年前と比較して培養液中の抗体濃度が10-100倍程度となる著しい進展が見られるのに対して,製造コストの50%以上を占めるといわれている下流の精製プロセスにおいては画期的な技術開発はなく,地道な研究が続けられている。抗体のバイオシミラーの製造も活発化されると予想されるが,その場合はさらに効率的な精製プロセスが必要とされる。

ここでは抗体のクロマトグラフィー分離プロセスについて工学的観点から解説する[2,3]。

2 バイオ医薬品精製プロセスのプラットフォーム

一般的にタンパク質は複数のクロマトグラフィーを順次実行して精製される。どのような順序で,どのタイプのクロマトグラフィーを実行するかを合理的に決定することは容易ではなく,タンパク質の一般的なクロマトグラフィー分離順序は存在していない。一方,抗体医薬品については,"プラットフォーム"と呼ばれるプロセスが存在する(図1)[1]。

典型的なプラットフォームプロセスでは抗体と強い親和性を持つプロテインA(protein A)を固定化した担体によるアフィニティクロマトグラフィー(AFC)を最初に使用する。Protein A AFCにより目的抗体が選択的に吸着分離された後,細胞由来の不純物であるタンパク質(host cell protein:HCP),DNA,ウイルス,目的タンパク質の凝集体(重合体),類縁体(isform,variant)や分解物などをさまざまなクロマトグラフィーにより分離するプロセスとなる。

以下に各クロマトグラフィーについて説明していく。

---

* Shuichi Yamamoto 山口大学 大学院医学系研究科 応用分子生命科学/工学部 応用化学 教授

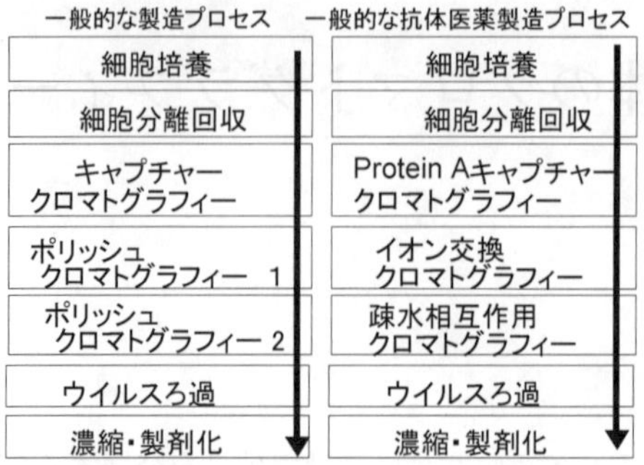

次世代医薬開発に向けた抗体工学の最前線

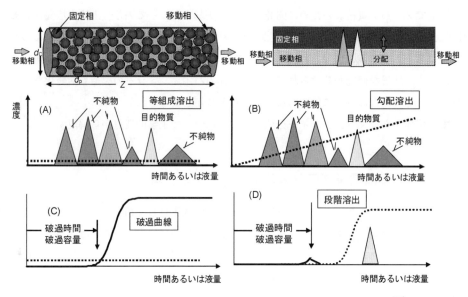

図1 一般的なバイオ医薬品精製プロセスと抗体医薬品精製プラットフォームプロセス[1]

図2 クロマトグラフィーの操作方法 点線は移動相のmodulator濃度[2,3]

3 クロマトグラフィーの原理

カラム液体クロマトグラフィー（liquid chromatography：LC）にはいくつかの操作方法がある（図2）。どの操作においても溶質がカラム固定相への平衡関係（分配係数）で規定される速度でカラム内を移動する間に分離が行われる。この原理は移動速度差分離と呼ばれ，平衡分離では分離が困難である平衡分配の差がない物質も操作条件を最適化することにより分離することができる[2,3]。また，どの操作においても溶質の固定相（充填剤粒子細孔内）における拡散物質移動（細孔内拡散）により分離性能が低下する。したがって，物質移動抵抗を理解することが重要である。

第14章　抗体のクロマトグラフィー分離プロセス

3.1　アフィニティクロマトグラフィー操作

Protein A クロマトグラフィーはアフィニティクロマトグラフィー（AFC）に分類され，その操作は原理的には図2における段階溶出操作であるが，できるだけ大量の試料をカラムに吸着させ，濃縮されたピークとして脱着溶出して回収する点が特徴である（図3）[2〜8]。この操作はキャプチャー（capture）と呼ばれることも多い。

他のモードのクロマトグラフィー，例えばイオン交換クロマトグラフィー（IEC）によるキャプチャー操作も同様に実施される。生産性を高めるためには滞留時間が短くても動的吸着量が高いことと，洗浄・再平衡化も含めて高流速で操作できることが必要である[2,3,5,6]。

図4に試料負荷時のカラム内部の濃度分布とカラム出口での濃度と時間あるいは液量の関係（破過曲線という）を示す。破過曲線が広がるとカラム内部での有効利用率が低下することがわ

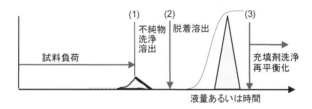

図3　アフィニティクロマトグラフィー操作の模式図
(1)で試料負荷を終了し，不純物の洗浄溶出を実施する（移動相組成は異なる），次に(2)で移動相組成（protein A では pH）を変えて脱着溶出を開始する。目的タンパク質（抗体）を回収した後，(3)から洗浄し再平衡化を行い。再度試料負荷ができる状態とする。

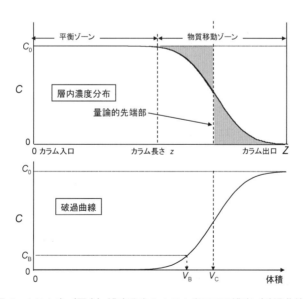

図4　カラム内（層内）濃度分布とカラム出口での濃度（破過曲線）
V_B は破過容量，V_C は平衡吸着容量

かる。

　動的吸着量（Dynamic binding capacity，DBC）は試料がカラム出口から漏出した時点での液量（破過容量という）V_Bとカラム体積V_tを用いて(1)式で定義される。カラム出口濃度が試料濃度C_0の10%になる点のV_Bを用いることが多いが実際の操作ではもっと低い値がとられる（目的物質を捨てることはしない）。

$$\mathrm{DBC} = C_0 V_B / V_t \tag{1}$$

　カラム内では移動相（充填剤粒子間間隙）における混合拡散と固定相（多孔性粒子充填剤）における物質移動（細孔内拡散）により吸着帯は広がっていく（図5）。タンパク質のような高分子のクロマトグラフィーでは細孔内拡散が支配的となり，その結果DBCが流速の増加とともに低下する（図6）[7,8]。図7は標準的なProtein A AFCにおけるDBCと滞留時間の関係である。滞留時間が長くなるとDBCも増加するが頭打ちの傾向となり，この場合は6分以上にする意味はない。

　このようなデータを定量的に解析するためにはモデルが有用である。細孔内拡散と直角平衡吸着を考慮したモデルから得られる(2)式に従うと，DBCはカラム長さZに依らず，滞留時間（$V_t/F = Z/u_0$）のみの関数となる（V_t：カラムベッド体積，F：体積流量，u_0：空塔基準線速度）[2,3,7]。

$$\mathrm{DBC} = \mathrm{SBC}[1 - c(d_p^2/D_s)/(Z/u_0)] \tag{2}$$

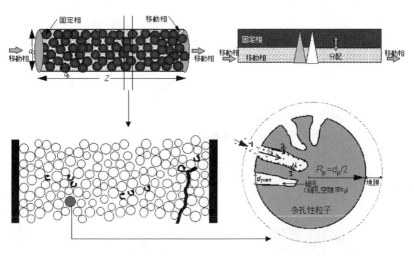

図5　多孔性粒子充填カラムと多孔性粒子の模式図
左下は充填層内の移動相の流れ状態を表わしている。右下は多孔性粒子の模式図であり，小さな黒丸は着目物質を表わしている。
1は境膜物質移動，2aは細孔拡散，2bは表面拡散，3は細孔内拡散した物質の吸着過程を表わしている。通常のタンパク質クロマトグラフィーでは2aの細孔拡散が支配的であり，1，2b，3は無視できる。

第14章 抗体のクロマトグラフィー分離プロセス

ここでSBCは静的吸着容量で$C_0 V_C/V_t$として良い（図6）。cは定数，d_pは粒子径，D_sは固定相拡散係数（細孔内拡散係数）である。(2)式によりデータが良く記述されていることがわかる（図7）。さらに(2)式をDBC/SBCと滞留時間の関係に変形し実験データをプロットするとカラムの有効利用率がわかる（図8）。DBCと滞留時間の関係はd_pとD_sにより支配され，(2)式よりd_p

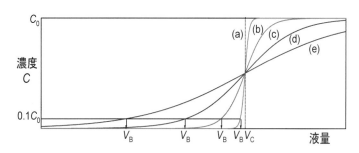

図6 破過曲線の流速依存性
(a)は平衡吸着量であり，(b)-(e)と流速を速くするとV_Bは減少する。

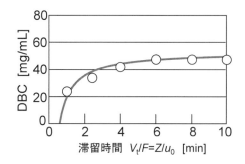

図7 動的吸着量DBCと滞留時間$V_t/F=Z/u_0$の関係[8]
○はMabSelec SuReのpolyclonal IgG 10%DBCの値。曲線は(2)式の計算値。

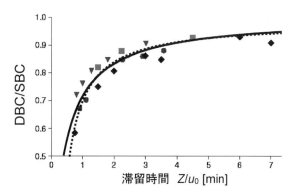

図8 動的吸着量（DBC）と静的吸着量（平衡吸着量）の比と滞留時間の関係
Protein Aカラム（Prosep A, Millipore）の抗体のさまざまなカラム長さや流速でのデータ[8]。
$1-0.36/(Z/u_0)$，$-(Z/u_0)/(0.407+(Z/u_0))$

を小さくする，あるいは D_s を大きくすると，短い滞留時間でも DBC が低下しない AFC が可能となる。D_s を大きくするためには細孔を大きくする必要があるが，これは充填剤の機械的強度を低下させ大型カラムの操作を難しくする。d_p を小さくすると一般的には機械的強度が低下する。機械的強度を保ちながら大細孔径を持つ小粒子径充填剤の開発は容易ではない。

d_p はカラムの圧力損失 Δp にも密接に関係する。Δp は以下のコズニーカーマン（Kozney-Carman）式により計算できる（μ は移動相粘度）[1,2]。Δp は d_p の自乗に反比例して増加するので，操作可能な Δp と d_p の関係について検討する必要がある。

$$\Delta p = \frac{180\mu Z}{d_p^2} \frac{(1-\varepsilon)^2}{\varepsilon^3} u_0 \tag{3}$$

カラムを大型化すると圧密化（充填剤粒子の変形）によりコズニーカーマン式から逸脱し操作が困難な領域が出現することが知られており[2,3,5]，単純に粒子径を小さくすることで大型カラムの性能向上をはかることは難しい。しかしながら基材の改良により現在では 50-80 μm 程度の大型カラムでの利用も可能な機械的強度にも優れており，かつ細孔内拡散抵抗も小さい充填剤が開発されている。

当然のことながら SBC 自体を大きくすれば，DBC も増加する。このためには，リガンド（protein A）自体の改良と配向を制御した固定化という方策がある。また，前述の拡散係数を大きくするために巨大な細孔を必要とすることとは逆になるが，充填剤体積あたりの表面積を増やすために細孔を多少小さくすることも考えられる。この場合は，d_p を小さくして拡散抵抗を軽減する必要がある。細孔径と d_p の関係を調節することにより最適な充填剤を開発することができる。

繰り返し操作により，リガンドが脱離し DBC が使用回数とともに減少する。リガンド脱離については，単純には繰り返し利用回数と動的吸着量の減少の関係を推定できれば良いが，protein A は毒性があるので安全のためにもリガンド脱離について定量的な把握と，脱離したリガンドの回収について確立しておく必要がある。この場合はアッセイ系の開発も必要となる[7,9]。

溶出条件設定はさらに複雑である。一般に低 pH 緩衝液で脱着溶出するが，抗体の変性あるいは凝集体の形成を避けるためには，極端に低くない pH を使用したい。この選定は試行錯誤で実施されているが，タンパク質の情報から推定できる方法が開発されている[10]。このような方法は従来の工学的クロマトグラフィーモデルの範囲外であるが，重要である。なお，溶出時のピーク形状については 3.3 項の段階溶出で解説する。

3.2 勾配溶出

移動相の特定成分（モディファイアーあるいはモジュレーター，多くの場合は塩）の濃度を一定割合で変化させる方法を勾配溶出という（図 2B）。塩濃度を時間とともに直線的に変化させる直線塩濃度勾配溶出は非常に高い分離性能とともに，勾配の傾きと流速により分離度を大幅に変化させることができるという特徴をもつ。イオン交換クロマトグラフィー（IEC）では低塩濃度

第14章 抗体のクロマトグラフィー分離プロセス

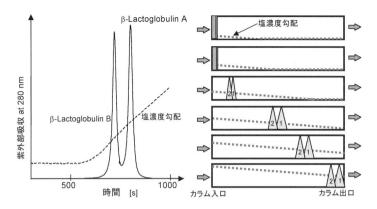

図9 勾配溶出イオン交換クロマトグラフィーの分離機構の模式図（右図）と
実際のタンパク質変異体の分離例（左図）
塩濃度勾配がカラムに導入されてもカラム上部に吸着しているタンパク質は
移動せず，ある程度塩濃度が高くなった時点で移動を開始するが，最初，移
動速度は遅く，その後加速し移動相線速度とほぼ等しくなる

でタンパク質を負荷しカラム上部に吸着保持した後に，塩濃度を増加させ脱着溶出させる（図9）。等組成溶出と異なり希薄溶液の大量負荷による濃縮分離も可能である。IECにおける勾配溶出の優れた分離性能の一例を図9に示す。わずか1アミノ酸の電荷の違いを認識して分離されている。タンパク質の類縁体（isoform）分離は組換タンパク質精製では重要なプロセスである。精密分離としてのIECでは，どのようにして類縁体が認識されて分離するのかを知るのは重要であり，さまざまな研究がなされている[11]。多数のモノクロナル抗体をモデルタンパク質として，工学モデルにより認識機構を解析した結果も既に報告されている[10]。

勾配溶出は多くの操作変数があり複雑であるが，分離度 R_s は次のパラメータ Y_m により操作条件と関係づけられる[12]。

$$R_s \propto Y_m \tag{4}$$
$$Y_m = [(Z D_m I_a)/(uGH d_p^2)]^{1/2} \tag{5}$$

R_s は2つのピークの分離の程度を表し，よい分離のためには $R_s > 1$ が必要である。$GH = g(V_t - V_o)$ は規格化した勾配であり，g は体積基準の勾配である（M/mL）。I_a は無次元化のために導入された変数で値は1である。Y_m はYamamoto数とよばれ，その利用方法も解説されている[4]。

Y_m に基づくと勾配 g を緩くすることで分離を向上できるので，必ずしも長いカラムは必要がない。これが勾配溶出クロマトグラフィー（IECあるいは疎水相互作用クロマトグラフィー，HIC）では短いカラムが利用される理由である。ただし，勾配を緩くすると溶出液量が大きくなり，ピークは希釈される。生産プロセスでは溶出液量は重要である。等分離度線に基づいて最適な条件を設定することができる[12]。

充填剤の特性について Y_m に基づいて考察すると AFC 操作と同様に d_p を小さくし，D_s を大きくすると分離性能が向上することがわかる。勾配溶出は大型プロセスには装置的な観点から利用されなかったが，大型プロセスに利用できる装置が入手できるようになったこと，プロセスが安定であることと，勾配や流速などの操作変数の微調整が容易であることによりバイオインダストリーでも利用がすすんでいる。

3.3 段階溶出

勾配溶出同様にあらかじめタンパク質をカラムに強く吸着させておき移動相を不連続に変化させて溶出させる段階溶出は二種類に分けられる。溶出移動相において溶質が完全脱着するとき（Type I）と，完全には脱着しない場合（Type II）である（図10）[2,3,13]。前者は鋭い溶出曲線（ピーク）となり，濃縮が可能である。前述した protein A AFC においては Type I 溶出が望ましい。Type II の溶出曲線は広がるが類似不純物との分離をするときには不可欠である。

Type I と Type II の条件設定をするためには分配係数 K と移動相組成（IEC の場合は塩濃度）I の関係を知ることが必要である。K-I の実験的決定は時間と労力を要するが，私たちが開発した勾配溶出実験データを利用する方法では 10 回以下の実験で決定できる（図11）。

図12はモノクロナル抗体の GH-I_R 曲線である[14]。これから K-I を決定すると図13となる。

$$GH = I_R^{(B+1)}/[A(B+1)] \tag{6}$$

$$K = AI^{-B} + K_{crt} \tag{7}$$

図13から Type I と Type II の条件を決定できる。この濃度に従って実施した Type I の段階溶出曲線を図14にまとめる。どの実験においても塩濃度の先端部分に鋭い溶出曲線が観察され，推定どおりの結果が得られている。

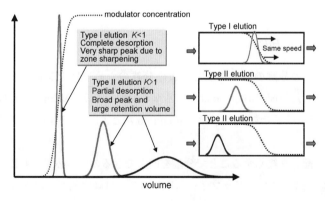

図10　段階溶出曲線における Type 1 と TypeII 溶出
点線は modulator 濃度を規格化して表わしている。右図はカラム内部での挙動を模式的に示している。

第14章 抗体のクロマトグラフィー分離プロセス

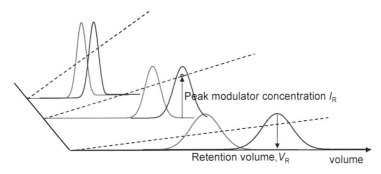

図11 勾配溶出曲線と勾配の傾きの関係
溶出ピーク位置の塩（modulator）濃度を I_R とする

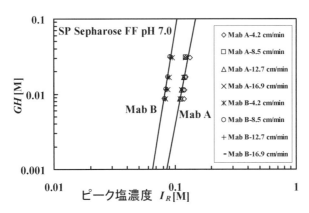

図12 モノクローナル抗体（Mab）の陽イオン交換クロマトグラフィーにおける GH-I_R 曲線
Column: SP Sepharose FF (2.5cm×0.7cm I.D.), Sample: Mab A (IgG1, VH1, Vκ4, pI ca. 8,)
Mab B (IgG1, VH3, Vκ1, pI ca. 8,)[14] cm/min で表されている数字は移動相線速度。

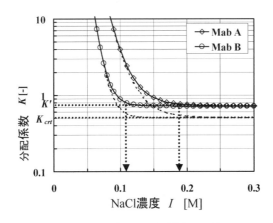

図13 分配係数 K と塩濃度の関係
図12のデータから決定された。K' は塩の分配係数，K_{crt} は非吸着条件下での
Mabの分配係数。多孔性吸着剤では，$K' > K_{crt}$ である[14]。

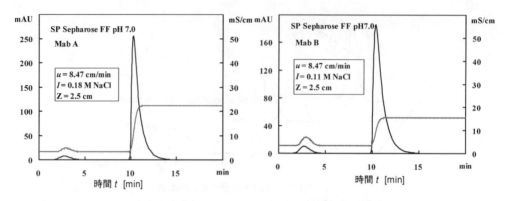

図14 *K-I* 曲線から設定した条件での Type I 段階溶出曲線
サンプルは図12を参照[14]。実線は280nmの吸光度，破線は伝導度。

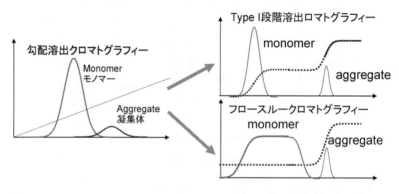

図15 フロースルークロマトグラフィーの原理

3.4 フロースルークロマトグラフィー

抗体分離プロセスにおいては，類縁体の分離のような精密分離，あるいは宿主細胞由来の不純タンパク質やDNA，エンドトキシン，離脱したprotein A，凝集体（重合体）分離などを目的として一般的に陰イオン交換を用いて目的抗体を素通り（フロースルー，flow-through）させ不純物を吸着保持させる操作が効率的である。この方法（図15）はフロースルークロマトグラフィー（FTC）とよばれるが，その設計にも(6)(7)式は有効である[15]。

(6)(7)式を使用して抗体モノマーから凝集体のIECによりFTC分離を設計した事例が報告されている[15]。勾配溶出実験データから作成したモノマーと凝集体（aggregate）の $GH-I_R$ 曲線から，分配係数 K と塩濃度 I の関係が決定された。次に，モノマーの分配係数 K が1と2のときの塩濃度を $K-I$ 曲線から決定し，FTCを実施している。溶出クロマトグラフィーとは異なり，分離結果は別途SECなどで分析しなければならない。(6)(7)式で設定した条件でモノマーが高純度・高回収率で分離できることや，移動相組成のわずかな変動で分離特性が大きく変化することが示されている。

第14章 抗体のクロマトグラフィー分離プロセス

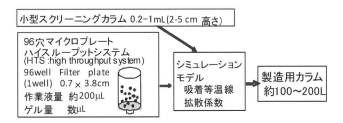

図16 マイクロプレートと小型カラムを併用したプロセス設計の加速
(High throughput process design method)

4 クロマトグラフィーの形状

前述したFTCにおいては短時間に大量に溶液を供給したい。また除去される不純物の量は少ないので吸着容量はそれほど要求されない。このため膜型吸着体の適用も積極的に検討されており，使いきり（使い捨て）の使用（single-use, disposable）も提案されている[16]。一体型連続相と呼ばれるモノリスは粒子内拡散抵抗が存在せず高流速でも分離能と吸着能が落ちないので特に巨大バイオ分子には有利である[13]。

5 ハイスループットプロセス開発（プロセス開発の加速）

抗体医薬品の開発過程において短時間に限定された量の試料で適正な精製プロセスを設計することが要求されている。そのためには，ここまで述べてきたようにモデルに立脚した方法が有用である。モデル計算に必要なデータ取得において試料・溶媒を削減するためにはいうまでもなくカラムの小型化が必要であり，1 mL程度のカラムが主流であるが，さらに0.2-0.5mLまで小型化されたカラムや96穴マイクロプレートフォーマットで利用できる（すなわち自動化できる）カラムも市販されている[17]。しかしながら，スケールアップデータとして信頼できるかどうかについては注意する必要がある。

96穴フィルター付きマイクロプレートそのものを利用した方法も開発され[18,19]，既に多くのバイオ医薬品メーカーで活用されている。この方法では試料の量は劇的に削減できるが，多くの場合カラムデータではないので，どのようにデータをプロセス設計に利用するかについて（例えばモデル計算に利用する方法）よく検討しなければならない。図16に模式的にプロセス設計の流れを示す。

6 おわりに

抗体精製クロマトグラフィー分離プロセスについてプラットフォーム（図1）に従って説明してきた。はじめに特に重要なProtein Aクロマトグラフィーについて解説した。Protein Aクロ

マトグラフィー充填剤は非常に高価なため[1]、代替プロセスも活発に検討されている。IEC で代替するために高吸着量（動的吸着量）充填剤が開発されている。ほとんどの充填剤ではイオン交換基をグラフトポリマーに導入することにより細孔を三次元的に利用することが原理である[20]。一方、IEC では電気的な性質を基にしているので Protein A のような抗体に対する強い選択性は期待できない。選択性を向上するために mixed-mode（複合相互作用）クロマトグラフィーが開発されている[21]。

Protein A クロマトグラフィーの動的吸着量 DBC を増加させることも重要な課題である。10 年前の充填剤に比べると DBC は飛躍的に増加しており滞留時間が4分で DBC＝40mg/mL 程度となっている。単純な生産性（単位時間あたりの回収量）で考えると、短い滞留時間で DBC が高いほうが有利であるが[5,6]、滞留時間を長くして DBC を大きくすることにより処理量を増やすという考え方もある[1]。この場合もモデルに基づき例えば(2)式を使用すれば詳細に運転条件やカラム条件を検討することができる。

また、Protein A クロマトグラフィーにおいても実際には試料負荷終了後に非特異的吸着により不純物もカラムに存在するので、脱着前の洗浄で洗い流す操作が行われる。このときに使用する溶液組成は重要である[22]。前述したように溶出時の移動相組成も注意して選択する必要があり、アルギニンなどの添加により回収率の向上や凝集体の形成の抑制が可能になる[22]。タンパク質のクロマトグラフィーにおける溶媒効果については、さらなる研究が望まれる。

ABC（anything but chromatography）と呼ばれる沈殿や晶析などのクロマトグラフィー以外の方法で protein A を代替することも検討されている[1,23]。血漿からのポリクロナル抗体精製ではエタノール沈殿が主力単位操作である。またその製造スケールはプラントによっては年間数十トンと巨大であり、価格は約70 ドル/g とモノクロナル抗体（約8,000 ドル/g）に比べると安価である[24]。ポリクロナル抗体精製プロセスから学ぶことも多いと指摘されている[24]。

抗体クロマトグラフィープロセスにおける段階溶出（動的吸着量）と勾配溶出について厳密なモデルから導かれる簡単な操作変数に基づいて解説した。厳密な数学モデルにより解析して設計運転することは現実的ではないが、簡単化したモデルを理解して利用するだけでもプロセスのスケールや操作条件の変更における分離挙動が推定できる。試行錯誤により操作変数と分離挙動の相関をとっている状況ではバリデーションにたいへんな時間と労力が必要となり、モデルシミュレーションは有用である[25,26]。文献25)では、Yamamoto model のシミュレーション結果と DOE（実験計画法：design of experiments）の結果の対応を調べ、モデルによりバリデーションの時間が短縮できることを示唆している。Quality by Design（QbD）も、モデルに基づいて実行できる。

(6)式に基づくモデルは、分離特性のみならずリガンドとの結合様式の解析など、認識機構について知るためにも有用である[10,14,27~29]。このような解析から抗体新規高性能クロマトグラフィー充填剤の開発も可能になる。

本原稿で使用している"厳密なモデル"とは移動相と固定相それぞれに対して混合拡散、固定相拡散あるいは細孔拡散、固定相-移動相2相間の分配を考慮した偏微分方程式で構成されるも

第14章 抗体のクロマトグラフィー分離プロセス

のを意味する。詳細は文献 2〜4, 32) を参照してほしい。このようなモデルを実際に使用して設計あるいは操作に利用することは難しいが、簡単化したモデルや方法は有用である。

記号

A　(6)式のパラメーター
B　(6)式のパラメーター（結合サイト数を表す）
C　移動相濃度 [mg/mL]
C_s　固定相濃度 [mg/mL]
C_0　試料濃度 [mg/mL]
D_m　分子拡散係数 [m²/s]
D_s　固定相拡散係数（細孔内拡散係数）[m²/s]
DBC $= C_0 V_B / V_t$　動的吸着量 [mg/mL-bed]
d_p　粒子径 [μm]
F　体積流量 [cm³/min]
$GH = g(V_t - V_0)$　規格化した勾配 [M]
g　勾配 [M/cm³]
$H = (V_t - V_0)/V_0$
I_a　無次元化のために導入された濃度（=1）[M]
I_R　ピーク位置での modulator 濃度 [M]
K　分配係数 $= C_s/C$
K_{crt}　サイズ排除のみによる分配係数
SBC　静的吸着量 [mg/mL-bed]
t_R　ピーク保持時間 [min]
u　移動相線速度 [cm/min]
u_0　空塔基準線速度 [cm/min]
$R_s = (t_{R2} - t_{R1})/[0.5(W_1 + W_2)]$　2つのピークの分離度, 添え字1, 2はピーク1と2を表す。
V_B　破過容量 [mL]
V_C　平衡吸着溶出液量 [cm³]
V_t　カラム体積 [cm³]
V_0　カラム空隙体積 [cm³]
W　ベースラインピーク幅 [s]
Ym　Yamamoto 数
Z　カラム長さ [cm]
ε　空隙率 $= V_0/V_t$
μ　移動相粘度 [mPa·s]

文　献

モデルの詳細については文献 2, 3 に解説している。なお, 4, 30, 31, 32 においても Yamamoto model の利用法が解説されている。文献 22 は, モデルや工学的な取扱いについては, ほとんど触れられていないが, 優れた抗体精製の総説である。

1) B. Kelly, *Biotechnol. Prog.*, 23, 995 (2007)
2) 山本修一, 生物工学ハンドブック, 日本生物工学会編, pp.509-512, pp.480-493, コロナ社 (2005)
3) 山本修一, 7.7 吸着・クロマトグラフィー, 食品工学ハンドブック, 日本食品工学会編, pp.213-230, 朝倉書店 (2006)
4) R. G. Harrison et al., *Petrides - Bioseparations science and engineering* (2002)
5) S. Katoh, *Artif. Organs Today*, 2, 261 (1993)
6) S. Yamamoto, Y. Sano, *J. Chromatogr.*, 597, 173 (1992)
7) R. Hahn et al., *J.Chromatogr. A*, 1102, 224 (2006)
8) H. Iyer et al., *Biopharm Int.*, p.14, Jan. (2002)
9) T. Ishihara, T. Kadoya, N. Endo, S. Yamamoto, *J. Chromatogr. A*, 1114, 97 (2006)
10) T. Ishihara et al., *J. Chromatogr. A*, 1093, 126 (2005)
11) S. Yamamoto, *Chem. Eng. Technol.*, 28, 1387 (2005)
12) S. Yamamoto, A. Kita, *J. Chromatogr. A*, 1065, 45 (2005)
13) S. Yamamoto, A. Kita, *Food and Bioproducts Processsing*, 84, C1, 72 (2006)
14) T. Ishihara, S. Yamamoto, *J. Chromatogr. A*, 1069, 99 (2005)
15) E. J. Suda et al., *J. Chromatogr. A*, 1216, 5256-5264 (2009)
16) J. Zhou, T. Tressel, S. Guhan, *Biopharm Int.*, Supplement Feb. 26, 2007
17) M. Wiendahl et al., *Chem. Eng. Technol.*, 31, 893-903 (2008)
18) T. Bergander et al., *Biotechnol. Prog.*, 24, 632-639, (2008)
19) N. Yoshimoto et al., *J. Chem. Eng. Jpn.*, 41, 200 (2008)
20) E. Muller, *Chem. Eng. Technol.*, 28, 1295 (2005)
21) J. Chen et al., *J. Chromatogr. A*, 1217, 216 (2010)
22) P. Gagnon, *J. Chromatogr. A*, 1221, 57 (2012)
23) M. Kuczewski et al., *Suppl. Biopharm. Int.* (March), p.10 (2010)
24) J. Curling, T. Chen, T. Hayes, paper presented at Recovery of Biological Products XIV, Lake Tahoe, August, 2010
25) O. Kaltenbrunner et al., *Biotech. Bioeng.*, 98, 201 (2007)
26) P. Watler et al., Engineering Aspects of Ion-Exchange Chromatography in Scale-Up and Optimization in Preparative Chromatography Principles and Biopharmaceutical Applications, p.123, 2002, Dekker.
27) T. M. Pabst et al., *J. Chromatogr. A*, 1216, 7950 (2009)
28) M. Urmann, H. Graalfs, M. Joehnck, L. R. Jacob, C. Frech, *mAbs*, 2, 395-404 (2010)
29) M. Urmann, M. Hafner, C. Frech, *J. Chromatogr. A*, 1218, 5136 (2011)
30) M. D. Levan, G. Carta, C. Yon, Adsorption and Ion Exchange, in Perry's Chemical

Engineers' Handbook, 16-1 (1997)
31) G. Carta, A. R. Ubiera, T. M. Pabst, *Chem. Eng. Technol.*, **28**, 1252 (2005)
32) G. Carta, A. Jungbauer, Protein chromatography: process development and scale up, Wiley-VCH (2010)

第15章　統計的スクリーニング法による
　　　　　タンパク質医薬品の製剤設計

本田真也[*1]，馮　延文[*2]

1　はじめに

　現在，抗体医薬品のほとんどは水性注射剤あるいは用時溶解型の固形注射剤として製剤化されている。これらの剤形では，安定化剤，溶解補助剤，界面活性剤，緩衝剤，等張化剤あるいは保存剤等としてはたらく種々の添加剤が使用される。いずれも医薬品としての有効性と安全性を確保するうえで大切であるが，なかでも原薬安定化のための製剤開発が重要な課題となっている。これは，抗体医薬品はタンパク質であり元来不安定な分子であること，抗原性の惹起が懸念されている会合体・凝集体の発生を抑制させたいこと，低コスト化や院外利用拡大の観点から，より長期のあるいは非低温環境での保存が望まれていること，などが理由である。

　溶液中のタンパク質を安定化させるための添加剤に関しては，これまで多くの研究がある。実に様々な検討がなされており，抗体医薬品をはじめとするタンパク質医薬品のための添加剤に限定しても，およそ60種類の化学物質が使用されている[1]。しかし，残念ながら，これらの安定化効果・凝集抑制効果は一様でない。対象とするタンパク質や用いる濃度，他の添加剤との関係等に依存して，その効果は大きく変化する。このため，理論に基づく合理的な製剤設計は難しく，原薬ごとに適切な製剤化条件を試行錯誤的に探索しているのが現状である。このような状況のもと，近年，統計的な手法を駆使した新しいスクリーニング法が報告され注目を浴びている。この統計的スクリーニング法により，条件検討のための試験数を減じ開発期間を短縮できることから，製剤化コストの削減が期待されている。本稿では，まず，タンパク質を安定化させるための添加剤の効果について，その基本的知見を整理する。次いで，比較対象である古典的スクリーニング法とハイスループットスクリーニング法について簡単に触れたうえ，最後に，統計的スクリーニング法を用いたタンパク質安定化のための研究例を紹介する。

[*1]　Shinya Honda　㈱産業技術総合研究所　バイオメディカル研究部門　副研究部門長；
　　　東京大学　大学院新領域創成科学研究科　メディカルゲノム専攻　客員教授
[*2]　Yan Wen Feng　㈱産業技術総合研究所　バイオメディカル研究部門　分子細胞育種研究グループ　契約研究員

2 添加剤によるタンパク質の安定化

溶液状態のタンパク質を安定化させる最も一般的な方法は,添加剤 (additive) の使用である。これは時として賦活剤 (activator),添加剤 (excipient),共溶質 (co-solute),共溶媒 (co-solvent) とも呼ばれる。主に物理的劣化の防止目的に用いられるが,化学的劣化の防止に効果がある場合もある。添加剤の安定化効果は一般的に用いる濃度に大きく依存するが,必ずしも高い濃度が常に良好であるわけではない。添加剤は,それ自身の溶解度が高く,かつ無毒性であることが要求される。添加剤として用いる原材料の品質は,薬局方の基準を満たす必要がある。薬局方に収載されていない添加剤に関しては,適切な規格または試験方法を製造者が設定する必要がある。表1に,主に基礎研究の領域で,どのような添加剤の効果がどのようなタンパク質に対

表1 溶液中のタンパク質を安定化させるために用いられる主な添加剤[34]

category	excipients	stabilized proteins	references
Sugars/Polyols	dextrose	relaxin; thrombin	Li *et al.* 1996; Boctor and Mehta 1992
	ethylene glycol	relaxin	Li *et al.* 1996
	glycerol	relaxin; thrombin	Li *et al.* 1996; Boxtor and Mehta 1992
	lactose	rhDNase; elastase; IL-1R	Chan *et al.* 1996; Chang *et al.* 1993; Remmele *et al.* 1998
	mannitol	rhDNase; elastase; FVIII SQ; rhG-CSF; relaxin	Chan *et al.* 1996; Chang *et al.* 1993; Fatouros *et al.* 1997; Herman *et al.* 1996; Li *et al.* 1996
	sorbitol	elastase; FVIII SQ; aFGF; IgG; RNase	Chang *et al.* 1993; Fatouros *et al.* 1997; Tsai *et al.* 1993; Gonzalez *et al.* 1995; Mclntosh *et al.* 1998
	sucrose	rhDNase; elastase; bFGF; rhIFN-γ; IL-1ra; RNase A; whey proteins	Chan *et al.* 1996; Chang *et al.* 1993; Wang *et al.* 1996; Kendrick *et al.* 1998; Chang *et al.* 1996; Liu and Sturtevant 1996; McIntosh *et al.* 1998; Kulmyrzaev *et al.* 2000
	trehalose	rhDNase; Baker's yeast ADH, GDH, LDH; aFGF; RNase A	Chan *et al.* 1996; Ramos *et al.* 1997; Tsai *et al.* 1993; Lin and Timasheff 1996
Buffers	acetate	hEGF; bFGF	Son and Kwon 1995; Wang *et al.* 1996
	citrate	KGF; α1-antitrypsin	Chen *et al.* 1994; Vemuri *et al.* 1993
	phosphate	aFGF	Won *et al.* 1998
	imidazole/tris	rhMGDF	Narhi *et al.* 1999
Amino acids	alanine	cytochrome c	Tanqa and Ahmad 1994
	arginine	IL-1R	Remmele *et al.* 1998
	aspartate	rhKGF	Zhang *et al.* 1995
	cysteine	IL-1R	Remmele *et al.* 1998
	glutamate	rhKGF	Zhang *et al.* 1995
	glycine	bovine α-lactalbumin; RNase A	Sabulal and Kishore 1997; Liu and Sturtevant 1996
	histidine	rhKGF; rhMGDF	Zhang *et al.* 1995; Narhi *et al.* 1999

(つづく)

(つづき)

category	excipients	stabilized proteins	references
Amino acids	lysine	bovine α-lactalbumin; cytochrome c; IL-1R; lysozyme	Sabulal and Kishore 1997; Tanqa and Ahmad 1994; Remmele et al. 1998; Rishi et al. 1998
	proline	glutamine synthetase	Paleg et al. 1984
	serine	cytochrome c	Tanqa and Ahmad 1994
	threonine	cytochrome c	Tanqa and Ahmad 1994
	tryptophan	insulinotropin	Qi and Heller 1995
Polymers	dextrans	elastase	Chang et al. 1993
	gelatin	LMW-UK	Vrkjan et al. 1994; Manning et al. 1995
	heparin	aFGF; rhKGF	Volkin et al. 1993; Chen et al. 1994
	HP-β-CD	pGH; rhKGF	Charman et al. 1993; Zhang et al. 1995
	maltosyl-β-CD	insulin	Tokihiro et al. 1997
	PEGs	BSA; IL-1R; LMW-UK	Kita et al. 1994; Remmele et al. 1998; Vrkjan et al. 1994
Surfactants	Tween 20	rConIFN; EGF; rhFXIII; rhGH	Ip et al. 1995; Son and Kwon 1995; Kreilgaard et al. 1998b; Maa and Hsu 1997
	Tween 40	rhGH	Bam et al. 1996
	Tween 80	bovine serum albumin; hemoglobin; TGF-β1	Arakawa and Kita 2000; Kerwin et al. 1998; Gombotz et al. 1996
	Pluronic F68	rhG-CSF; hGH	Johnston 1996; Katakam et al. 1995
	Pluronic F88	rhGH	Maa and Hsu 1997
	Pluronic F127	IL-2; urease	Wang and Johnston 1993
	SDS	BSA; aFGF; RNase	Giancola et al. 1997; Won et al. 1998
	Triton X-100	EGF	Son and Kwon 1995
Salts	NaCl	FVIII SQ; IL-1R	Fatouros et al. 1997a; Remmele et al. 1998
	KCl	Baker's yeast ADH, GDH, LDH	Ramos et al. 1997
Metal ions	Ca^{2+}	rhDNase; rFVIII SQ	Chan et al. 1996, 1999; Fatouros et al. 1997a
	Mn^{2+}	RNase H	Goedken and Marqusee 1998
	Zn^{2+}	hEGF	Son and Kwon 1995
Chelating agents	EDTA	insulinotropin	Qi and Heller 1995
Miscellaneous	Betaine	glutamine synthetase; RNase	Paleg et al. 1984; Yancey et al. 1982
	TMAO	RNase	Yancey et al. 1982
	mannosylglycerate	Baker's yeast ADH, GDH, LDH	Ramos et al. 1997
	DPPG	RNase	Lo and Rahman 1998
	HSPC	IFN-γ	Kanaoka et al. 1999
	glyeryl monooleate	insulin	Sadhale and Shah 1999

第15章　統計的スクリーニング法によるタンパク質医薬品の製剤設計

して調べられているかを示す。

2.1　緩衝液

通常，タンパク質は狭いpH範囲内でのみ安定に存在する。従って，緩衝液を用いて厳密に溶液のpHをコントロールすることは，タンパク質の安定化にむけた添加剤設計の基本である。しかし，残念ながら，緩衝液の選択に関して普遍的な原則は存在しない。

中性緩衝剤としてリン酸は最も頻繁に利用されるものの一つであるが，いくつかのケースで，リン酸緩衝液が不適であることが報告されている。例えば，SonとKwonは，hEGFの脱アミド化反応の緩衝液依存性を調べたところ，0.5μg/mL，60℃，二日間保存の条件で，トリス塩酸緩衝液で38%，酢酸ナトリウム緩衝液で49%，クエン酸ナトリウム緩衝液で51%，ホウ酸ナトリウム緩衝液で52%，リン酸ナトリウム緩衝液で63%，PBSで83%のhEGFの脱アミド化がそれぞれ確認された[2]。また，組換えヒトケラチノサイト増殖因子（rh-KGF）の37℃の半減期は100mMリン酸緩衝液中で15日だったものが，100mMクエン酸緩衝液中では25日に伸びた[3]。他方，リン酸緩衝液の濃度の増加が凝集速度を著しく低下させた例もある[4]。緩衝液の種類とともに濃度も安定性に複雑に影響する。Pikalらは，リン酸緩衝液の濃度を3段階に変えてhGHの安定性を観察したところ，タンパク質1mgに対して0.11mgの緩衝液を用いた場合に化学的劣化が最も速く，0.23mg/mgと0.45mg/mgでは遅かった。しかし，凝集に関しては，0.23mg/mgが最大で，これより薄くとも濃くとも凝集の形成は遅くなった[5]。現時点では，物理的劣化と化学的劣化をともに阻害する万能な緩衝液は存在せず，最大の安定化条件を得るにはタンパク質ごとに試行錯誤の検討が必要である。

2.2　糖およびポリオール

糖およびポリオールは，非特異的タンパク質安定化剤の代表である。これらの安定化効果については，選択的排除（preferential exclusion）機構によるものと広く認められている。多くの糖の中で最も利用されているのがショ糖とトレハロースである。ショ糖による，IL-1RAの会合体の形成阻害[6]やrh-IFN-γ凝集阻害が報告されている[7]。同様に，トレハロースによる，rh-DNaseの安定化[8]やaFGFの凝集阻害も報告されている[9]。これらのすべての例で，糖の安定化効果は，濃度依存であることがわかっている。荒川らは，0.3Mもしくは5%の糖およびポリオールが，高い安定化効果をもたらす濃度下限として推奨している[10]。

糖の種類に関しては，安定性の効果に影響する場合としない場合がある。rh-DNaseに対しては，乳糖，ショ糖，トレハロース，およびマンニトールは同程度の効果を示す[8]。一方，RNaseではショ糖がソルビトールに比べて著しい安定化効果を示す[11]。糖およびポリオールは，化学的劣化を保護する場合もある[12]。しかし，すべてのタンパク質が糖により安定化されるわけではない。例えば，rh-KGFの保存実験で，9%ショ糖や5%ソルビトールの添加がタンパク質の半減期に何も影響しなかったことが報告されている[3]。

安定化添加剤として糖を選択する場合，使用量はできるだけ少なくする配慮が必要である。なぜなら，タンパク質の種類によっては，糖は表面のアミノ酸側鎖とメイラード反応する可能性があり，化学的劣化の原因となるからである。

2.3 界面活性剤

界面活性剤は，タンパク質溶液の表面張力を低下し，疎水性表面に対するタンパク質の吸着や凝集を減少する効果がある。界面活性剤はイオン性と非イオン性に大別されるが，タンパク質の安定化に用いられるのは主に非イオン性界面活性剤である。非イオン性界面活性剤の臨界ミセル濃度（CMC）は比較的低いので，多くの場合0.01-0.1％程度の低濃度で使用される。代表的なものとして，Tween 20, Tween 40, Tween 80, Briji 35, Pluoronic F68, Pluronic F88, Pluoronic F127などがある。これらの中で，Tween 20の効果が比較的高いことが知られている。例えば，Johnstonは組換えヒト顆粒球コロニー刺激因子（rh-G-CSF）のポリ塩化ビニルに対する吸着を防止する効果が，Tween 20＞Tween 80＞Pluoronic F127＞Pluoronic F68であると報告している[13]。

非イオン性界面活性剤は，化学的劣化の防止にも効果がある。たとえば，hEGFは，50mMリン酸緩衝液（pH8.0），60℃，1日間保存で，主に脱アミド化反応により，その分裂促進活性を51％失うが，ここに0.02％のTriton Xまたは0.01％のTween 20を共存させると残存活性は84または75％にとどまる[2]。一方，界面活性剤の添加が化学的劣化を促すこともある。これは，多くの非イオン性界面活性剤に不純物として含まれるアルキル過酸化物が原因である。このため非イオン性界面活性剤を使用する場合は，できるだけ低濃度にしたり，Cys, Met, グルタチオンなどの抗酸化物を加えたりするなどの工夫が施される。

イオン性界面活性剤は，通常タンパク質の安定化に用いられることはない。なぜなら，イオン性界面活性剤は，タンパク質の極性領域と非極性領域の両方に結合し，変性に導くからである。一般に，SDSなどのアニオン性界面活性剤のほうが，カチオン性界面活性剤よりタンパク質に強く結合し効果的に変性させると言われている。にもかかわらず，限られた条件で（特に低い濃度で）は，イオン性界面活性剤がタンパク質を安定化することが報告されている。例えば，0.1％または1％のSDSは熱変性したRNaseの凝集を阻害する[14]。また，1 mg/mLのコール酸ナトリウム，ラウリルスルホン酸ナトリウム，セチルトリメチルアンモニウムブロマイド，N-オクチル-N,N-ジメチルアンモニオプロパンスルホン酸などを用いてGdnHClで変性したrhodaneseのリフォールディング反応を効率化できる[15]。これらの結果は，イオン性界面活性剤には，安定化と不安定化の異なるメカニズムが共存し，利用する濃度や条件によってどちらかの効果が勝るためと理解されている。

2.4 塩

塩は，その種類と濃度とタンパク質の性質に依存して，タンパク質を安定化したり不安定化し

第15章　統計的スクリーニング法によるタンパク質医薬品の製剤設計

たりする。最終的な効果は，非特異的静電遮蔽効果（Debye-Hückel effect）とタンパク質に対する特異的結合と溶媒に対する効果のバランスの結果として現れる。一般的に，高濃度の塩の安定化効果は，以下のホフマイスター系列に従うことが知られている。カチオンもアニオンも左側のものほど安定化効果が高い。

$(CH_3)_4N^+ > NH_4^+ > Na^+,\ K^+ > Mg^{2+} > Ca^{2+} > Ba^{2+} > GdnH^+$

$SO_4^{2-} > CH_3CO_2^- > Cl^- > Br^- > NO_3^- > ClO_4^- > SCN^-$

左側の塩は，溶液のイオン強度が高くなるにつれて，疎水性相互作用を強め，タンパク質の疎水基の溶解度を低下させる。加えて，タンパク質表面の水分子を増加させる，即ち選択的水和（preferential hydration）をもたらす。これら2つの作用の結果，タンパク質はコンパクトになり，安定化される。右側の塩は，タンパク質の荷電基や双極子に結合することにより不安定化する。

NaClは，最も頻繁に利用される塩であるが，ある種のタンパク質には大きな安定化効果があることが分かっている。牛血清アルブミン（BSA）は，NaClの添加により変性のエンタルピーも転移温度も上昇することが明らかにされており，これはイオン強度の増加に伴う構造のコンパクト化とタンパク質分子内の大域的な静電反発力の軽減によるものと考えられている[16]。RNase T1では，NaClの濃度の増加に比例して熱変性温度が59℃から63℃に上昇することが知られている[17]。

塩を構成するカチオンとアニオンの，タンパク質の安定性に対する寄与は，概ね独立である。そして，その寄与は，時として正反対のものであったりする。例えば，3MのGdmHClにより，多くのタンパク質と同様にRNaseは不安定化されるが，同じ濃度の(GdmH)$_2$SO$_4$ではRNaseの熱変性温度は10℃も上昇する。これは，SO$_4^{2-}$の安定化効果がGdmH$^+$の不安定化効果に勝った結果と解釈されている[17]。

2.5　ポリエチレングリコール

高濃度のポリエチレングリコール（PEG）は，タンパク質の凍結保護，沈殿，結晶化剤として頻繁に用いられる。一方，低濃度のPEGが，安定化に効果があることも知られている。例えば，0.5または2%のPEG300は，rh-KGFの45℃での凝集反応を阻害する[18]。しかし，PEGによる安定化効果の機序については充分解明されていない。PEGには種々の分子サイズのものが存在するが，IL-1Rに対する安定化効果が，PEG300＞PEG1000＞PEG3350であったのに対し[19]，ヒトアルブミンに対してはPEG8000，PEG10000＞PEG1000，PEG4000と報告されている[20]。高分子量のPEGの効果は，その立体的障害に基づくタンパク質-タンパク質衝突の低減のためと考えられている。

2.6 高分子

　種々の高分子がタンパク質を安定化することが知られている。その効果は，一般に，高分子がもたらす複数の影響，例えば，界面活性，選択的排除効果，静電相互作用，立体障害，粘度等が複合的に寄与していると考えられている。

　ヒドロキシルプロピル-β-シクロデキストリン（HP-β-CD）は，ドーナツ状の構造を有し，内部の疎水的領域がタンパク質の疎水基と相互作用しうることから，タンパク質間の疎水的相互作用を阻害すると考えられている。実際，多くのタンパク質（pGH, IL-2, rh-KGF, lysozyme, ovalbumin）の凝集がHP-β-CDにより抑制されることが確かめられている。一方，モノマー状態のタンパク質の安定性はHP-β-CDの濃度の増加に伴って低下することも知られている。HP-β-CDのほかには，ヘパリン，デキストラン，ポリリン酸，ポリグルタミン酸，ポリリジン糖が用いられている。

　一般に，タンパク質は濃度を増加させると安定性が向上するが，一方で凝集化速度も増加してしまう。従って，タンパク質濃度は，最終的に凝集の生成が認められない範囲で，なるべく高い値に調整することが好ましい。何らかの理由でタンパク質の濃度を上げられないときは，他の種類のタンパク質を添加剤として混合することがある。これにより，系全体の総タンパク質濃度を増加させるのである。このような添加剤として用いられるタンパク質は，それ自身が安定で溶解度が高く凝集しにくいことが望ましい。また，本来のタンパク質の機能に影響を与えないことも必要である。実験室では，BSAやウシガンマグロブリン（BGG）などのタンパク質がこの目的によく用いられる。BSA等の添加は容器表面への吸着による変性，失活を防ぐ効果もある。しかし，医薬品用途では，動物由来のタンパク質の感染性リスクの認識とともに忌避されるようになり，新薬ではほとんど利用されなくなっている。

2.7 金属イオン

　ある種の金属イオンは，タンパク質に結合することで構造を剛直，またはコンパクトにし，結果としてタンパク質を安定化させる。この効果は，特異的結合によるものなので，特定の金属イオンと特定のタンパク質の組み合わせでのみはじめて観測される。例えば，組換え血液凝固因子VIII SQ（rFVIII SQ）がCa^{2+}とSr^{2+}イオンで[21]，rh-DNaseがCa^{2+}イオンで[8]，RNase HがMn^{2+}イオンで[22]，hEGFがZn^{2+}イオンで[2]安定する。金属イオンの影響に関してはCa^{2+}イオンの報告が最も多く，種々の酵素を安定化することが知られている。

　このような金属イオンの安定化効果は，対アニオンの種類によって大きく影響を受けることに留意する必要がある。Picoはヒト血清アルブミンの熱安定性に対する対アニオンの影響をナトリウム塩を用いて解析し，$I^->Br^->Cl^->F^-$の順に安定化することを明らかにした[23]。

2.8 アミノ酸

　いくつかのアミノ酸が，単独もしくは他の添加剤との組み合わせで，タンパク質を安定化する

第15章　統計的スクリーニング法によるタンパク質医薬品の製剤設計

ことが知られている。例えば，rh-KGF の pH7.0, 45℃ での凝集は，His, Gly, AspNa, Gln, LysCl の添加によって抑えられる[18]。また，1 M の Gly で RNase の変性温度が3℃上昇した[24]，あるいは2 M の Gly でシトクロム c の変性自由エネルギーが 17.3kJ/mol 増加した[25] などの報告もある。これらのアミノ酸の効果は，選択的水和機構によると考えられている。

最近，Arg に関して注目すべき知見が集まっている。Arg は独特の凝集阻害効果があり，リフォールディング効率の向上や封入体の可溶化に有効であることが報告されている[26, 27]。一方，タンパク質のフォールディング／アンフォールディング転移に関してはほとんど影響を及ぼさず，モノマー状態のタンパク質の安定性は変化させない。一般に，変性状態のタンパク質間の相互作用を弱める添加剤は，モノマー状態のタンパク質の安定性も低下させる。Arg のような性質を有する添加剤は他に無く，その作用機構に関心が高まっている。荒川らは，平衡透析法の実験から，他のアミノ酸では共通に確認される選択的水和が，Arg では，濃度やタンパク質の種類に依存して，ある条件では顕在し，別の条件では消失することを明らかにしている[28]。

3　製剤化条件の探索方法

前節で述べたように，添加剤の効果に関しては広範な知見の蓄積が存在する。しかし，それにも関わらず，万能の添加剤や普遍的な製剤化理論は見出されていない。そのため，現状では個々の原薬ごとに適切な製剤化条件を試行錯誤的に探索している。利用可能な分析装置の種類は多様で探索の実状はさまざまであるが，その戦略はいくつかに分類して整理することができる。以下では，古典的スクリーニング法，ハイスループットスクリーニング法，統計的スクリーニング法の三つに分けてそれらの特徴を解説する。

3.1　古典的スクリーニング法

古典的スクリーニング法（traditional stability screening）では，まず，製剤化条件を構成する複数の因子のうちの一つに着目する。他の因子の設定を固定した状態で，その着目した因子の値だけを変えて応答の変化を観察し，その因子の最適な条件を決定する。最適な条件が得られたときは，その因子を固定して，別の因子の最適な条件を探索する。この一連の操作を全ての因子について順次行う。古典的スクリーニング法は明確な結果が得られることが多く，各因子の影響を比較的容易に解釈することができる。

古典的スクリーニング法による治療用タンパク質の製剤開発に関する研究が 1990 年代以降，数多く報告されている（表2）。その中で多いのは，タンパク質の安定性に対する温度，pH，イオン強度，糖，界面活性剤などの影響に関する報告である。例えば，Ahrer らは抗体の熱安定性と凝集体形成に対する糖，ポリオール，アミノ酸，塩の4因子3〜5水準のスクリーニングを行い，各因子の個々の影響を調べている[29]。また最近では，pH，緩衝液，塩の3因子5水準の古典的スクリーニング法による，モノクローナル抗体の安定性に関する研究が報告された[30]。

表 2 製剤化条件の探索方法[32]

因子数（因子）	水準数	サンプル数	分析方法	データ解析	文献
古典的スクリーニング					
4 (sugar, polyol, amino acid, salt)	3–5	25	DLS, DSC	単因子の影響．統計分析なし	Ahrer et al. 2006
1 (pH)	5	>43	DSC, CD, SEC	単因子の影響．統計分析なし	Ishikawa et al. 2010
3 (pH, buffer, salt)	5	20	DLS, SEC, FFF, CD	単因子と複合因子の影響．統計分析なし	Arosio et al. 2011
5 (pH, buffer, sugar, polyol, amino acid)	2–7	27	SEC, FTIR, SDS-PAGE	単因子の影響．統計分析なし	Matheus et al. 2006
4 (pH, sugar, polyol, amino acid)	3–7	61	SEC, Spectrophotometer	単因子と複合因子の影響．統計分析なし	Bolli et al. 2010
ハイスループットスクリーニング					
4 (pH, sugar, amino acid, salt)	2–4	>25 using 384-well plate	DSF, DSLS, HPSEC	単因子と複合因子の影響．統計分析なし	Goldberg et al. 2011
2 (pH, buffer)	17	>100 using 96-well plate	automated liquid handing systems, microplate reader	複合因子の影響．統計分析なし	Capelle et al. 2009
4 (buffer, sugar, amino acid, salt)	6	>288 using 96-well plate	DLS, Flow cytometry	単因子と複合因子の影響．統計分析なし	Li et al. 2011
統計的スクリーニング					
4 (protein concentration, pH, metal ion, excipitents)	3	81	DSF, DLS	統計分析による各因子の主効果と因子間の相互作用解析	He et al. 2011
6 (protein concentration, pH, buffer concentration, sugar, salt, surfactant)	2	27	FTIR, SEC	統計分析による各因子の主効果と因子間の相互作用解析	Feng et al. 2012

DLS, dynamic light scattering; DSC, differential scanning calorimetry; SDS-PAGE, SDS-polyaclylamidegel electrophoresis; CD, circular dichroism; FFF, Field Flow Fractionation; DSF, differential scanning fluorimetry; DSLS, differential static light scattering

第15章　統計的スクリーニング法によるタンパク質医薬品の製剤設計

古典的スクリーニング法では，各因子の影響が互いに無関係で独立であると仮定する。よって，複数の因子間の相互作用が存在する場合は，その評価が一般に困難になる。また，後述する統計的スクリーニング法に比べ，最適条件を得るまでの測定試験数が多くなる傾向がある。

3.2　ハイスループットスクリーニング法

ハイスループットスクリーニング法（high throughput screening；HTS）では，微量迅速アッセイとロボットを融合させた自動化システムを用いて多数の条件を網羅的に探索することにより，最適な製剤を得ること目指す。種々の添加剤や溶媒条件で構成される膨大な数の組み合わせの全てを試験できるのであれば，各因子が独立であるか否かなどの問題を考慮する必要がなくなるからである。Goldbergらはハイスループット蛍光測定技術と静的光散乱測定技術を用いた4因子4水準のHTS法による治療用モノクローナル抗体の製剤開発を試みた[31]。HTS法による製剤化条件の探索は，創薬段階のヒット化合物探索と似た思想的あるいは技術的背景を持っており，主に製薬企業で精力的に実施されている（表2）。

HTS法の欠点は，大量のタンパク質と高価な分析ロボットが必要であること，また多条件探索の結果生じる大量のデータを処理できるコンピュータシステムが必要となること，さらに結果を得るまでに比較的時間がかかることが挙げられる。また，微量迅速アッセイに適しない低感度でロースループットな分析手法はHTS法に不向きなことから，タンパク質物性の多角的な検討が不十分になる恐れもある。

3.3　統計的スクリーニング法

統計的スクリーニング法（statistical screening）は，実験計画法（DOE）等の統計理論を活用して，より少ない測定試験数で従来と同等以上の深度の解析結果を得ることを目指した手法である。機器分析にDOE等の統計理論を活用する試みは決して新しいものではないが，治療用タンパク質の製剤化条件の探索に利用した研究は多くはなかった（表2）。本稿では，筆者らの結果も含めて，最近発表された二つの事例を中心に統計的スクリーニング法を紹介する。

3.3.1　研究事例1

筆者らは，原薬のモデル分子としてヒトポリクローナルIgGを使用して，統計的スクリーニング法による製剤開発の模擬実験を行った[32]。本模擬実験は，以下の複数の工程で構成される。①探索すべき因子数Fおよび水準数Lで規定される大きさL^Fのパラメータ空間から，できるだけ少数の測定試験点をDOEに基づき設定する。②フーリエ赤外分光（FTIR）法による過酷試験（stress test）を行い，結果の重回帰分析により，タンパク質の構造安定性に対する単因子の主効果（main effect of single factor）と因子間の相互作用効果（interaction effect of combined factors）を分析する。③サイズ排除クロマトグラフィー（SEC）を用いた加速試験（accelerated test）を行い，タンパク質の保存安定性に関しても同様の重回帰分析を行う。なお，ここで加速試験および過酷試験とは，医薬品の承認申請に必要な安定性評価の一環で行われる試験のことを

指す。一般に加速試験は、申請貯蔵条件からの短期的な逸脱の影響を評価するなどのために、原薬または製剤の化学的変化または物理的変化を促進する保存条件を用いて行う試験であり、苛酷試験は、原薬の変化・分解のパターンを調べてその本質的な安定性を明らかにするなどのために、加速試験よりも苛酷な保存条件を用いて行う試験である。

(1) DOE による測定試験点の決定

上述した添加剤の効果に関する多くの知見をふまえて、タンパク質濃度、緩衝液濃度、pH、塩濃度、糖濃度、界面活性剤濃度の6因子を探索条件に設定した。また、水準数はすべて2とした。化合物の種類と各水準の値については、上市されている抗体医薬品を調査し、それらが含有する添加剤を参考に決定した。本模擬実験におけるパラメータ空間の大きさは64であるが、統計ソフトウェア JMP（SAS Institute）を用いて、DOE アルゴリズムの一つである D-最適計画法計算を行い、測定試験点を 27 あるいは 18 に設定した。

(2) FTIR 測定による過酷試験と構造安定化因子の分析

本模擬実験では、過酷試験として、モデル原薬の熱変性過程を全反射型フーリエ変換赤外分光（ATR-FTIR）法で計測することでその構造安定性を評価した。FTIR 法は、タンパク質の二次構造変化、特に β-シート構造の変化の検出に優れた特徴を有している。また、ATR 法は、固体、液体を問わず測定可能で、加熱に伴いタンパク質が凝集体を形成し試料溶液が懸濁化あるいは沈殿化しても、原則測定の支障にならない。

得られた赤外吸収スペクトルの一例を図1に示す。25-55℃の間は、アミド I 領域において $1640cm^{-1}$ のバンドが見られるが、55 から 80℃になるとこのバンドが分子間 β シート構造に帰属される $1628cm^{-1}$ 付近に徐々にシフトし、IgG が変性していくことがわかる。さらに温度を 90℃まで上昇させると、$1628cm^{-1}$ バンドの強度が増大し、凝集体の形成が推察された。そこで、吸収極大波数のシフトと温度の関係をロジスティック曲線で回帰分析することにより得られる変曲点を凝集温度（T_{agg}）と定義し、27 条件での熱変性過程を計測し、各々の T_{agg} を求めた（図2）。

続いて、タンパク質の構造安定化に及ぼす添加剤等の効果を分析した。具体的には、因子 X と応答 Y の関係を以下の線形モデル（linear model；式1）あるいは相互作用モデル（interactional model；式2）でフィッティング計算することにより考察した。

$$Y = \beta_0 + \sum_{i=1} \beta_i X_i \qquad (式1)$$

$$Y = \beta_0 + \sum_{i=1} \beta_i X_i + \sum_{i<j} \beta_{ij} X_i X_j \qquad (式2)$$

ここで、Y は T_{agg}、X は各因子の正規化水準値（-1 か 1）である。β_i と β_{ij} は、単因子の主効果と因子間の相互作用効果がそれぞれ反映する回帰パラメータである。最適モデルの決定は、JMP を用いて、モデルへの包含の基準レベルを 0.25 に、モデルからの除外の基準レベルを 0.1 に設定して、ステップワイズ変数増加法により行った。その結果、各最適モデルとデータの相関係数 R^2 はそれぞれ 0.53 と 0.98 になった。そこで、本過酷試験では、相互作用モデルがより適し

第15章 統計的スクリーニング法によるタンパク質医薬品の製剤設計

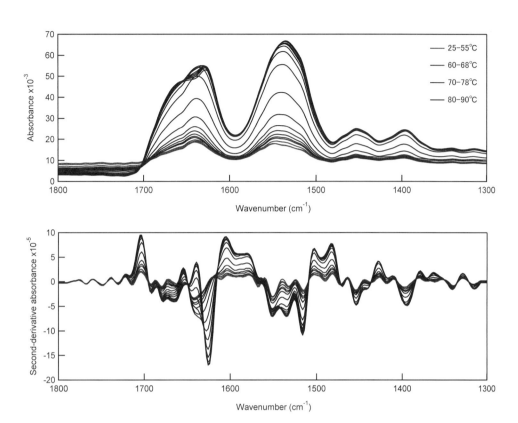

図1 過酷試験におけるヒトポリクローナル IgG の ATR-FTIR 分析
上の図は赤外吸収スペクトル，下の図は二次微分スペクトル。文献 32 の図を一部改変し Elsevier 社の許可を得て転載。

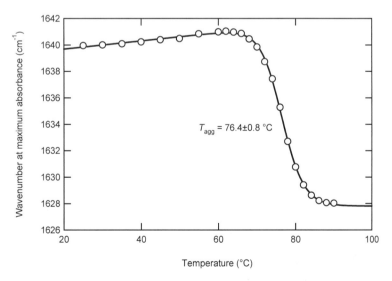

図2 アミド I 領域の吸収極大波数の温度依存性
実線は回帰分析により求めたロジスティック関数曲線。文献 32 の図を一部改変し Elsevier 社の許可を得て転載。

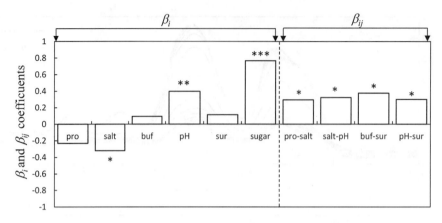

図3 過酷試験における各因子の主効果と因子間の相互作用効果
相互作用モデル（式2）より求められた β_i と β_{ij} の値を示す。pro：タンパク質濃度，buf：緩衝液濃度，sur：界面活性剤，*：$p<0.05$，**：$p<0.01$，***：$p<0.001$。文献32の図を一部改変し Elsevier 社の許可を得て転載。

ていると判断し，これ採用して解析を進めた。

　まず，各添加剤の効果は，抗体濃度が変化すると異なる傾向を示すことが明らかになった。これは，高濃度の抗体の製剤開発を行う際は同じ濃度で安定性試験を行うことが望ましく，低濃度での試験は誤った情報を与える危険性があることを示している。次に，β_i と β_{ij} について詳しく分析した。単因子に関しては，タンパク質濃度，緩衝液濃度，界面活性剤濃度で有意な主効果が認められなかったが，pH と糖濃度で有意な正の主効果，塩濃度で有意な負の主効果が得られた。他方，因子間に関しては，タンパク質濃度と塩濃度，緩衝液濃度と界面活性剤濃度，界面活性剤濃度と pH，塩濃度と pH が有意な正の相互作用効果を示した（図3）。以上の結果は，製剤化条件の探索において，単因子の主効果のみの評価では不十分で，複数の因子間の相互作用の効果を考慮することが望ましいことを示している。

（3） SEC 測定による加速試験と保存安定化因子の分析

　加速試験は，抗体溶液を 40℃で 4，6，および 8 週間保存し，生成する可溶性凝集体，二量体，単量体，および分解断片の含有量を SEC で定量することにより保存安定性を評価した。次いで，D-最適計画法により選定された 18 条件での測定結果を過酷試験と同様の手法で解析したところ，保存安定性に対しても，糖濃度が有意な正の主効果，タンパク質濃度と塩濃度が有意な負の主効果を示した。また，界面活性剤濃度と緩衝液濃度は有意な主効果が認められなかった。以上の加速試験の結果は過酷試験の結果とほぼ一致している。さらに，SEC により得られた可溶性凝集体の含有量と FTIR により求めた T_{agg} 値との間に有意な逆相関関係が認められた。これとは対照的に，構造安定性に正の主効果を有する pH は，保存安定性に対して有意な負の主効果を示すことが明らかになった。本稿では詳述を避けるが，この相違は，タンパク質の物理的劣化と化学的劣化の分子メカニズムの違いとそれに及ぼす pH の影響の差によって生じたものと解釈す

第15章 統計的スクリーニング法によるタンパク質医薬品の製剤設計

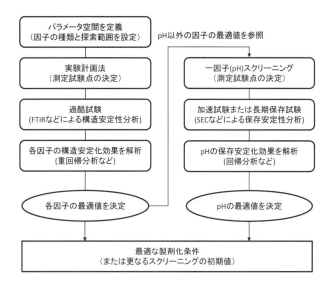

図4 統計的スクリーニング法を組み込んだ製剤化条件探索アプローチ

ることができる。これより，FTIRによる過酷試験は加速試験を一部代替し，pH以外の因子の効果を予測可能であることが示唆された。一方，pHは物理的劣化と化学劣化において複合的な影響を及ぼすことから過酷試験の結果のみから予測するのは容易ではないと考えられる。

以上の結果に基づいて，筆者らは，統計的スクリーニング法を組み込んだシンプルな製剤化条件探索アプローチを提案した（図4）。まず，DOEを用いて，探索すべきパラメータ空間から必要最低限の測定試験点を設定する。次に，FTIR等を用いた過酷試験によりpHを除く因子の効果を調べる。相互作用モデルを用いた重回帰分析により，pH以外の最適条件を予測する。最後に，他の因子を予測条件に固定したうえ，SEC等を用いた加速試験あるいは長期保存試験により最適なpHを決定する。このアプローチは，少ない試料量で比較的広いパラメータ空間を合理的に探索できるので，特に製剤化開発の最初期の条件の絞り込みに適していると考えている。

3.3.2 研究事例2

Heらは次の3つの工程を含むヒトIgG2抗体の製剤化研究を報告した[33]。①測定試験点の設定は，DOEの一手法である完全実施要因計画に従う。②ハイスループット示差走査型蛍光定量（DSF）法とハイスループット動的光散乱（DLS）法によりタンパク質の熱安定性と溶液粘度を測る。③重回帰分析により単因子の主効果と因子間の相互作用を分析し，最大の熱安定性と最少の粘性を有する最適な製剤条件の範囲を決定する。

(1) 測定試験点の設定と回帰モデル

完全実施要因計画に沿って，二つの連続変数（pHとタンパク質濃度）と二つのカテゴリ変数（イオンと添加剤）からなる4因子3水準の81条件が設定された。カテゴリ変数の水準は，イオンがCa^{2+}／Mg^{2+}／両方なし，添加剤がショ糖／プロリン／両方なし，のいずれかである。熱安

定性と粘性の回帰モデルに関しては，単因子の主効果と因子間の相互作用効果および連続変数の二次項までを考慮した完全モデル（式3）がまず用意され，これをステップワイズ変数減増法により統計的に有意な項のみを残して，縮約モデルへと導いた。

$$Y = \beta_0 + \sum_{i=1} \beta_i X_i + \sum_{i<j} \beta_{ij} X_i X_j + \sum_i \beta_{ii} X_i^2 \tag{式3}$$

(2) 熱安定性と粘性の影響因子の分析

DSF法では，10～95℃の範囲を0.1℃間隔で昇温し，試料溶液に混合させたプローブ（Sypro Orange）の蛍光を測定した。タンパク質の疎水性領域の露出に伴う蛍光強度の変化から転移温度（T_h）を算出し，これを説明変数とする重回帰分析を行った。完全モデルから有意でない因子を除外した縮約モデルとデータとのR^2は0.957であった。各因子の影響に関しては，pHが有意な正の効果を与えたが，Ca^{2+}，Mg^{2+}，添加剤なし，タンパク質濃度が有意な負の効果を示した。また，pHとCa^{2+}，Mg^{2+}と添加剤なしの間，およびpHの二次項に有意な負の相互作用効果が認められた。重回帰分析の結果得られたパラメータと縮約モデルを用いて，T_hの予測式が作成された。

抗体医薬品の液体製剤には安定性に加えて低粘性であることも望まれる。これは，粘性が高いと医療従事者が行う操作（シリンジ吸引など）が困難になるからである。また，過度な泡立ちを誘い，タンパク質の変性や不活性化を導く危険性も高くなる。そこで，Heらは，DLS法を用いて81条件の粘度（η）を算出し，同様の解析を行った。その結果，ηに関しては，タンパク質濃度，pH，Ca^{2+}，Mg^{2+}，プロリン，添加剤なしが有意な主効果を，タンパク質濃度とCa^{2+}，タンパク質濃度とpH，pHとCa^{2+}，pHとMg^{2+}の間，およびタンパク質の二次項とpHの二次

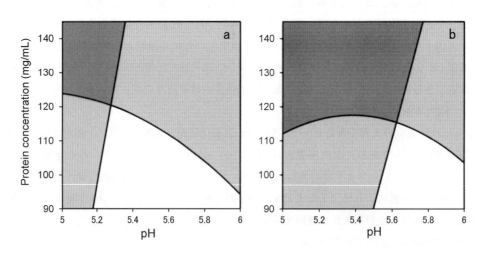

図5　熱安定性と粘性を最適化するためのデザインスペース
白抜きの領域は仕様限界内を示す。T_hとηの仕様限界はそれぞれ50℃と6cPと設定された。
（a）カテゴリ変数：イオンなし，添加剤なし　（b）カテゴリ変数：Ca^{2+}イオン，ショ糖。文献33の図を一部改変しJohn Wiley and Sons社の許可を得て転載。

第15章　統計的スクリーニング法によるタンパク質医薬品の製剤設計

項に有意な相互作用効果を示した。また，ηについても，回帰パラメータと縮約モデルを用いて予測式が導かれた。

(3) 熱安定性と粘性のデザインスペース

最大の熱安定性と最小の粘性を両立する最適な製剤条件を確立するために，JMPの等高線プロファイル機能を用い，T_hとηの予測式をpHとタンパク質濃度からなる二次元平面に投影することでデザインスペースを作成した（図5）。T_hとηの仕様限界はそれぞれ50℃と6 cPに設定された。デザインスペースを可視化することで，容易に仕様限界内領域を特定することが可能である。また，この領域の範囲がイオンや糖の存在で大きく変化することも明瞭に示された。以上のように，統計的スクリーニング法は効率的な探索のみならず，熱安定性と粘性などの複数の制約を満たす溶液条件の検討にも非常に有効である。

4　おわりに

適切な製剤は医薬品としての有効性と安全性を確保するうえで欠くことができない。したがって，添加剤の検討は，抗体医薬品を含むタンパク質医薬品の製造法開発における重要な工程の一つである。本稿で紹介した統計的スクリーニング法は，その適切な条件を見出すうえで，さらには検討に費やす開発時間とコストを削減するうえで大変有効である。また，Heらの研究事例で触れたように，統計的スクリーニング法はデザインスペースの特定にも有効であり，ICH（日米EU医薬品規制調和国際会議）ガイドラインQ8，Q9，Q10の底流にある品質保証の考え方の変化に対応可能な方法でもある。ただし，筆者らは，統計的スクリーニング法が万能であると述べるつもりはない。古典的スクリーニング法もHTS法も，それぞれ利点があるので，製剤開発の目的に応じて適切な方法を選択すること，あるいは組み合わせて用いることが好ましい。たとえば，統計的スクリーニング法によって得られた条件をHTS法の初期条件として用いることは，事前情報なしに無作為にHTS法で探索することに比べて，その効率を大きく向上させることができることは容易に想像できる。上述したように，機器分析に統計理論を活用する試みは決して新しいものではない。すなわち，統計的スクリーニング法はここで紹介した事例にとどまらない。他にも多くのアプローチが存在し，様々な統計理論が応用されている。次世代に向けた抗体医薬品開発の技術の一つとして，今後さらなる利用の拡大と手法の発展が期待される。

謝辞

本稿で紹介した筆者らの研究は，大石郁子氏との協力により実現したものである。また，その一部は㈱新エネルギー・産業技術総合開発機構（NEDO）および経済産業省の委託研究事業により得られたものである。

文　　献

1) M. A. H. Capelle et al., *Eur. J. Pharm. Biopharm.*, **65**, 131 (2007)
2) K. Son et al., *Pharm. Res.*, **12**, 451 (1995)
3) B. L. Chen et al., *J. Pharm. Sci.*, **83**, 1657 (1994)
4) C. M. Won et al., *Int. J. Pharm.*, **167**, 25 (1998)
5) M. J. Pikal et al., *Pharm. Res.*, **8**, 427 (1991)
6) B. S. Chang et al., *Biophy. J.*, **71**, 3399 (1996)
7) B. S. Kendrick et al., *Proc. Natl. Acad. Sci. USA*, **95**, 14142 (1998)
8) H. K. Chan et al., *Pharm. Res.*, **13**, 756 (1996)
9) P. K. Tsai et al., *Pharm. Res.*, **10**, 649 (1993)
10) T. Arakawa el al., *Adv. Drug Deliv. Rev.*, **10**, 1 (1993)
11) K. A. McIntosh et al., *J. Pharm. Biomed. Anal.*, **16**, 1097 (1998)
12) S. Li et al., *J. Pharm. Sci.*, **85**, 868 (1996)
13) T. P. Johnston., *PDA J. Pharm. Sci. Technol.*, **50**, 238 (1996)
14) A. M. Tsai et al., *Biotechnol. Bioeng.*, **59**, 281 (1998)
15) S. Tandon et al., *J. Biol. Chem.*, **262**, 4486 (1987)
16) C. Giancola et al., *Int. J. Biol. Macromol.*, **20**, 193 (1997)
17) L. M. Mayr et al., *Biochemistry*, **32**, 7994 (1993)
18) J. Zhang et al., *Biochemistry*, **34**, 8631 (1995)
19) Jr. Remmele et al., *Pharm. Res.*, **15**, 200 (1998)
20) B. Farruggia et al., *Int. J. Biol. Macromol.*, **20**, 43 (1997)
21) A. Fatouros et al., *Int. J. Pharm.*, **155**, 121 (1997)
22) E. R. Goedken et al., *Proteins Struc. Funct. Genet.*, **33**, 135 (1998)
23) G. A. Picó., *Biochem. Mol. Biol. Int.*, **38**, 1 (1996)
24) Y. Liu et al., *Biochemistry*, **35**, 3059 (1996)
25) R. L. Foord et al., *Biochemistry*, **37**, 296 (1998)
26) K. Shiraki et al., *J. Biochem.*, **132**, 591 (2002)
27) T. Arakawa et al., *Biochem. Biophys. Res. Commun.*, **304**, 148 (2003)
28) Y. Kita et al., *Biochemistry*, **33**, 15178 (1994)
29) K. Ahrer et al., *J. Biochem. Biophys. Methods*, **66**, 73 (2006)
30) P. Arosio et al., *Pharm. Res.*, **28**, 1884 (2011)
31) D. S. Goldberg et al., *J. Pharm. Sci.*, **100**, 1306 (2011)
32) Y. W. Feng et al., *J. Pharm. Biomed. Anal.*, **57**, 143 (2012)
33) F. He et al., *J. Pharm. Sci.*, **100**, 1330 (2011)
34) W. Wang, *Int. J. Pharm.*, **185**, 129-188 (1999)

第16章 次世代抗体開発を指向した抗原抗体相互作用解析

津本浩平*

1 はじめに

抗体の抗原認識能に関する合理的デザインに関する社会要請が急速に高まっている[1]。さまざまな技術開発の進展あるいは抗原抗体相互作用の解析例の増加から、抗体の抗原親和性向上や特異性賦与が容易に行えると思われがちである。しかしながら、実際には、特異的な抗原抗体相互作用には厳密な熱力学的制御があり、構造情報に基づいた熱力学的理解なしでは抗体の機能改良、改変は不可能である。また、蛋白質の水和構造の熱力学的制御という観点で、添加剤開発の重要性が指摘されている。本稿では、結晶構造解析と、構造情報に基づく変異体を用いた熱力学的解析から浮き彫りになった、抗体の特異性・親和性創出の分子機構と、蛋白質の各種ハンドリングに重要な位置づけを占めつつあるアミノ酸とその誘導体について、筆者らの研究を紹介したい。

2 変異導入解析が明らかにした抗原抗体相互作用の特徴

筆者らは、抗ニワトリリゾチーム（HEL）抗体 HyHEL-10 の可変領域と抗原との相互作用（図1）をモデルとして、その認識機構を解析してきた[2]。例えば、抗体が抗原認識にもっとも頻繁に用いる Tyr の蛋白質相互作用への寄与は、疎水的相互作用の貢献が大きく、結果として脱水和によるエントロピー的寄与が支配的、と考えられてきたのに対し、Tyr 側鎖の抗原との相互作用における貢献が、脱水和によるエントロピー的貢献よりも、むしろ相互作用による非共有結合形成に由来するエンタルピー的貢献が支配的であることを示した[3]。これはリガンド設計等において重要な概念を与えており、事実、最近のさまざまなリガンド設計において、疎水性領域が形成する相互作用がエンタルピー的貢献を果たしている報告例がみられる[4]。一方、静電相互作用に関しては（図2）、水和水の解放によるエンタルピー損（吸熱）とエントロピー得が、塩橋形成によるエンタルピー得（発熱）とエントロピー損を上回っていた[5]。溶媒露出した塩結合の相互作用への寄与という観点からも、溶媒に露出したアミノ酸残基によって形成される塩結合がエントロピー的寄与を果たしている、という知見には一般性がありそうである[6]。事実、リガンド設計においても水素結合や塩結合を形成しうる官能基の導入が結果として脱水和によるエンタ

---

* Kouhei Tsumoto 東京大学 医科学研究所 疾患プロテオミクスラボラトリー 教授

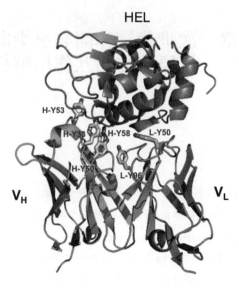

図1　HyHEL-10-HEL 複合体

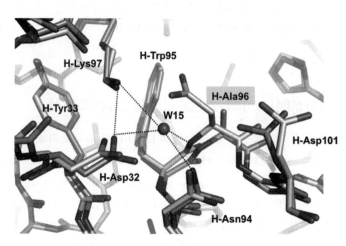

図2　塩橋周辺の構造
WT は灰色で示してある

ルピー損を伴い，親和性向上を難しくしている例が多く報告されつつある[7]。最近の我々のIL-15 受容体の相互作用解析をみても，塩結合形成が相互作用に大きく貢献できるのは，疎水環境下にあるものに限られている[8]。水系におけるリガンド設計の難しさは，蛋白質表面の水和水の影響をいかに最小限にするかにあるといってよい。そういう意味で，合理的デザインにおいて水和水の考慮は必須である。

さまざまな変異体を用いた解析から，多点結合というよりはむしろ面-面の結合と記述すべきこと，結合面に存在する energetic hot-spot の厳密な立体制御が特異性を決定していること，そ

第16章　次世代抗体開発を指向した抗原抗体相互作用解析

の結合面を調節する上で，可変領域間（VH-VL）相互作用が重要であることが明らかになった[2]。蛋白質相互作用において特異性を支配するとされる部位であるhot-spotは，そのアミノ酸残基が形成する非共有結合が親和性に大きく影響する部位（energetic hot-spot）と，構造形成に重要なアミノ酸残基（structural hot-spot）に分かれた[2]。変異体を用いた相互作用の熱力学的ならびに構造的解析は，水和構造の変化を初め有益な知見を多く与えている。例えば，energetic hot-spotへの変異導入は，微小な変異導入であっても，界面の広範囲にわたる大幅な構造変化がおき，場合によってはエンタルピー変化量を大幅に減少させてしまう。これは，energetic hot-spotにおいて形成される非共有結合が，界面の他の部位で形成される相互作用を誘導する役割を果たすことを意味する。一方，相互作用界面に存在するhot-spotでないアミノ酸残基への変異導入解析から，これらは親和性向上にある程度貢献するものの，置換には寛容であった。これはエンタルピーエントロピー相補によるものであり，構造的には水和水による相補による場合が多かった。相互作用界面に存在する水和水のふるまいを如何に考慮できる[9]かが蛋白質相互作用の本質的理解に不可欠であることはいうまでもない。加えて，誘導結合（induced fitting）の貢献そのものがエンタルピー的であったこと[10]も，構造の柔らかさそのものが高親和性には直接的には貢献できないことを意味しており，特異性との関連で重要であろう。

3　シガトキシン抗体：ポリエーテル化合物をどのように認識するか

　シガトキシンはエーテル環がトランス縮合で連なった特異な構造を持っており，かつ，生体に対し非常に強力な神経毒性を示すことから，蛋白質との相互作用に関する知見は学術的にも非常に意義深い。平間らは，シガトキシンの検出薬あるいは中毒診断・治療薬の開発を進めてきた[11]。我々は，このような特徴的な分子構造を持つ毒素に対して，抗体がどのような化学構造を用意してどのような分子機構で認識するかを考察するために，抗シガトキシン抗体について立体構造に基づいた分子・原子レベルでの解明に取り組んできた。ここでは，シガトキシンCTX3Cの部分構造である，ABC環に対して特異的に結合できる抗体の分子認識に関する研究例[12]，ならびにABCDE環に対して特異的に結合できる抗体の分子認識に関する研究例[13]を紹介したい。

　まず，シガトキシン断片を抗原に用いてマウスを免疫，脾臓から遺伝子を増幅後，ファージディスプレイ法にて数種類のモノクローナル抗体を獲得した。その中で1C49について，可変領域断片の大腸菌を用いた大量調製に成功した。得られた可変領域断片を用いて表面プラズモン共鳴法を用いた速度論的解析を行ったところ，1C49FvとCTX3C-ABCの結合は，室温25℃において結合定数$1.15×10^9 M^{-1}$，ファントホッフΔHは$-31.2 kJ/mol$であり，エンタルピー駆動型の相互作用であった。次に，1C49Fv-CTX3C-ABC複合体の結晶構造を明らかにし，1C49はCDRによって横長の窪みを形成し，その中に抗原が完全に埋没するという結合様式を示した（図3）。抗原結合部位には極性残基が少ないことから水素結合や静電的相互作用の寄与が小さく，疎水性残基による多数のvan der Waals相互作用，疎水性相互作用によって抗原認識が達成され

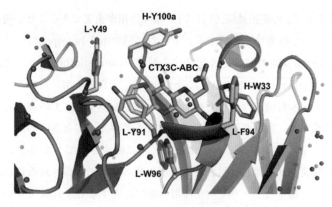

図3　1C49の抗原認識様式
芳香環の位置が特徴的である

ていることが示唆された。抗原結合部位には特に Tyr, Trp, Phe などの芳香族アミノ酸が多く存在していた（図3）。

　結合部位に存在するアミノ酸残基の Ala 変異体を調製，表面プラズモン共鳴法による速度論的解析を試みたところ，抗原結合ポケットの側面および下部に存在する残基の変異により解離速度の増大が認められたことから，CTX3C-ABC 認識には，結合ポケット界面の水分子を含めた形状相補性が重要であることが示された。その中で，L-Y91 は抗原の A 環に対して CH-π 相互作用あるいは π-π 相互作用，さらに van der Waals 相互作用を形成していると考えられる。Phe および Trp への変異では，解離速度が促進されるものの結合速度には顕著な影響はなく，親和性の大きな減少は観察されなかった。したがって，抗原認識には91位の芳香族性が重要であり，π電子系を介した相互作用の存在の可能性が非常に高いと考えられる。また，Leu および Val への変異では結合速度に著しい低下が見られる一方，解離速度には顕著な影響は見られず，これらの残基の疎水的雰囲気が抗原の解離抑制に寄与していることが示唆された。CTX3C-ABC 認識については，抗原抗体間形状相補性の重要性と「lock-and-key」型の結合様式が明らかとなった。

　10C9 は，抗原としてシガトキシン断片である CTX3C-ABCDE のマウス免疫により獲得されたマウスモノクローナル抗体である。10C9 および 10C9-抗原 CTX3C-ABCDE 複合体の X 線結晶構造解析の結果，V_H-V_L 界面に深さ11Å程度の空孔を有しており，CTX3C-ABCDE はその抗原結合ポケットに対して A 環を奥に向け縦に突き刺さるように結合することが明らかとなった（図4）。このように抗体の可変領域の深部まで抗原が入り込む例は低分子では比較的珍しい。また，抗原抗体相互作用には図5に示すように抗体の極性残基による複数の水素結合と多数の van der Waals 相互作用が機能していることが推察できた。等温滴定型熱量測定によって抗原抗体相互作用形成に伴う熱力学的パラメータを算出したところ，エンタルピー変化量 ΔH は $-68.4\mathrm{kJ\,mol^{-1}}$，エントロピー変化量 ΔS は $-0.076\mathrm{kJ\,mol^{-1}\,K^{-1}}$，解離定数 K_d 1.1×10^{-8}M であっ

第16章　次世代抗体開発を指向した抗原抗体相互作用解析

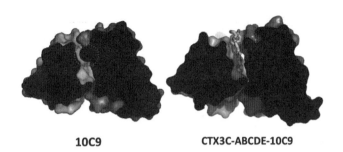

図4　10C9の結晶構造
断面図を示している

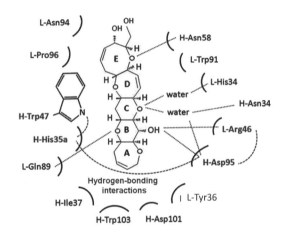

図5　10C9の抗原認識様式
多くの水素結合が疎水ポケット中で形成されている

た。
　さらに抗原結合部位周辺に存在する7つのアミノ酸残基についてAla変異体を調製，表面プラズモン共鳴法を用いてそれぞれのCTX3C-ABCDEへの結合活性を速度論的に評価した。その結果，CTX3C-ABCDEと直接あるいは間接的に水素結合を形成するアミノ酸残基への変異では野生型10C9との大差が見られなかったのに対し，抗原結合ポケットの形状維持に貢献すると考えられるH-H35aおよびH-W47への変異ではそれぞれ解離速度の顕著な増大と1/1000程度の結合活性の低下が観察された。また，E環と相互作用するL-Asn94への変異は解離速度を著しく早めた。このことから，10C9の抗原認識には抗原結合ポケットの形状相補性が非常に重要な要素となること，適切な位置に置かれた抗原を「止める」相互作用が協同的に機能することによって特異性が達成されることが示唆された。
　次に，この10C9が認識し得る単位構造を熱力学的解析法によって抽出し，創薬ターゲットスクリーニングにおける熱力学の役割を考察する場として応用することを試みた。フラグメントラ

イブラリーに対し10C9を滴下した時の反応熱を観測したところ，3つの化合物について数kcal/mol程度の発熱反応が確認できた。いずれの化合物も結合定数$10^5 M^{-1}$程度の相互作用ではあるものの，本来の抗原であるシガトキシン断片と類似した構造的特徴，すなわち，いずれも連結した環状分子であること，かつ複素環であること，また，特定の位置に水酸基あるいはケトン基を有していた。10C9が認識することが可能な最小分子の構造的特徴を同定できたと同時に，低分子リード化合物探索における熱力学的測定法の有用性[14]を示す例を提示することができたと考えている。

4　プロテインマニピュレーション：可溶化技術の開発と作用機序の解明

蛋白質を自在に操作するためには，特に，"適切な条件下において溶かして機能を発揮させる"ことが必須である。われわれは，アルギニンがさまざまな蛋白質のリフォールディングに有効な添加剤であることを示し，凝集体からの活性蛋白質の抽出[15]，樹脂との非特異的相互作用が分離能を低下させる分子ふるいクロマトグラフィーや各種吸着クロマトグラフィーにおいて有効な添加剤として機能すること[16]，蛋白質の溶液製剤化に有効であることを示してきた。またその作用機序が，いくつかの古典的な手法あるいは構造解析からシャペロン様であることを見出した（図6）[17]。グアニジウム基の作用（選択的結合）とアミノ酸としての作用（選択的水和）を，蛋白質が持つ固有の三次元構造に応じて使い分けていることになる。最近我々は，C12グルタミン酸が変性蛋白質への結合と天然蛋白質の水和を使い分ける同様の作用機序を持つアミノ酸誘導体であることを見出し，適切な濃度のアルギニンと組み合わせて用いることで，蛋白質のリフォールディングに有効な添加剤となることを示した[18]。従来用いられてきたサルコシン，CTAB等

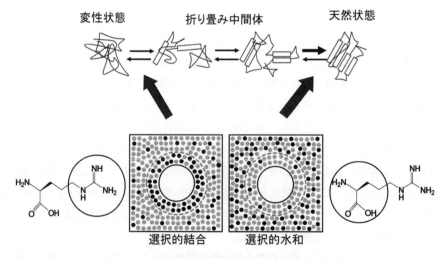

図6　添加剤としてのアルギニン
アルギニンは蛋白質の折り畳み構造に応じてその作用機序を変化させる

第16章　次世代抗体開発を指向した抗原抗体相互作用解析

に比して，その脱離能が大幅に改善されており，より広範な利用が期待できるものである。

5　おわりに

抗原抗体相互作用だけでなく，さまざまな生命分子解析において，構造情報が熱力学情報をより強いものにし，熱力学情報が構造情報をさらに動的なものにしていることが，よりはっきりと認識されつつある[19]。蛋白質相互作用の熱力学制御，熱力学情報のリガンド設計への具体的応用もますます期待が高まっている。最後に，熱力学的解析例の増加が，生命分子解析という観点でも新しい科学を生み出しつつあることを指摘しておきたい。

謝辞

　東北大学大学院工学研究科熊谷研究室，東京大学大学院新領域創成科学研究科津本研究室において積極的に本研究に取り組んで下さった皆様に深く感謝致します。また，これまで多大なるご指導を賜っております熊谷泉先生，油谷克英先生，平間正博先生，荒川力先生，江島大輔先生にこの場をお借りしまして深くお礼申し上げます。

文　　献

1) Lawsun A. D., *Nature Rev. Drug Discovery*, **11**, 519-525 ; Beck A., *MAbs*, **3**, 107-110.
2) 津本浩平，生化学，**78**, 93 (2006) ; H. Kondo et al., *J. Biol. Chem.*, **274**, 27623 (1999) ; 津本浩平，宇井美穂子，熱測定，**36**, 205 (2009) ; I. Kumagai et al., *J. Biol. Chem.*, **278**, 24929 (2003) ; K. Makabe et al., *J. Biol. Chem.*, **283**, 1156 (2008)
3) K. Tsumoto et al., *J. Biol. Chem.*, **270**, 18551 (1995) ; M. Shiroishi et al., *J. Biol. Chem.*, **282**, 6783 (2007)
4) E. Freier, *Drug Discovery Today*, **13**, 869 (2008) ; A. Velazquez-Campoy, *Nature Protocol*, **1**, 186 (2006)
5) K. Tsumoto et al., *J. Biol. Chem.*, **271**, 32612 (1996) ; M. Shiroishi et al., *J. Biol. Chem.*, **276**, 23042 (2001)
6) M. Shiroishi et al., *J. Mol. Biol.*, **355**, 237 (2006)
7) A. Velazquez-Campoy et al., *Biochemistry*, **39**, 2201 (2000)
8) S. Sakamoto et al., *J. Mol. Biol.*, **389**, 880 (2009)
9) A. Yokota et al., *J. Biol. Chem.*, **278**, 5410 (2003) ; A. Yokota et al., *J. Biol. Chem.*, **285**, 7686 (2010)
10) K. Tsumoto et al., *J. Biol. Chem.*, **269**, 28777 (1994)
11) H. Oguri et al., *J. Am. Chem. Soc.*, **125**, 7608 (2003)
12) K. Tsumoto et al., *Biol. Chem.*, **283**, 12259 (2008)

13) M. Ui *et al.*, *J. Biol. Chem.*, **283**, 19440 (2008) ; M. Ui *et al.*, *Mol. BioSyst.*, **7**, 793 (2011)
14) 宇井美穂子, 津本浩平, 薬学雑誌, **129**, 1311 (2010) ; M. Ui and K. Tsumoto, *Recent Pat. Biotechnol.*, **4**, 183 (2010)
15) K. Tsumoto *et al.*, *Biotechnol. Prog.*, **20**, 1301 (2004) ; K. Tsumoto *et al.*, *BBRC*, **312**, 1383 (2003) ; M. Umetsu *et al.*, *BBRC*, **328**, 189 (2005)
16) D. Ejima *et al.*, *Protein Exp. Purif.*, **36**, 244 (2004) ; D. Ejima *et al.*, *J. Chromatogr. A*, **1094**, 49 (2005) ; K. Tsumoto *et al.*, *J. Chromatogr. A*, **1154**, 81 (2007) ; R. Abe *et al.*, *BBRC*, **381**, 306 (2009) ; M. Futatsumori-Sugai *et al.*, *Protein Exp. Purif.*, **67**, 148 (2009)
17) K. Tsumoto and T. Arakawa, *BBRC*, **304**, 148 (2003) ; T. Arakawa *et al.*, *Biophys. Chem.*, **127**, 1 (2007) ; M. Nakakido *et al.*, *Curr. Pharm. Biotechnol.*, **10**, 415 (2009)
18) R. Abe *et al.*, *Mol. BioSyst.*, **6**, 677 (2010) ; M. Kudou *et al.*, *Protein Exp. Purif.*, **75**, 46 (2010) ; M. Kudou *et al.*, *Protein Exp. Purif.*, **77**, 68 (2010)
19) S. Nagatoishi *et al.*, *Mol. BioSyst.*, **5**, 957 (2009) ; S. Nagatoishi *et al.*, *Mol. BioSyst.*, **6**, 98 (2010)

第17章　マススペクトロメトリーによる抗体構造解析

金子直樹[*1]，吉森孝行[*2]，Daniel J. Capon[*3]，
田中耕一[*4]，佐藤孝明[*5]

1　はじめに

　マススペクトロメトリーは薬学，化学，生物学，農学，医学など幅広い分野で利用されている分析手法である。1950年代までの質量分析装置は低分子化合物の測定が中心だったが，1960年代後半の電界脱離質量分析（FD）の開発により生体有機分子を分析できるようになり，ソフトイオン化法による生体高分子の質量分析を可能としたマトリックス支援レーザー脱離イオン化質量分析（MALDI-MS）[1]，及びエレクトロスプレーイオン化質量分析（ESI-MS）[2]が1980年代に報告されてからは生物学や医学分野にも普及するようになってきた。質量分析装置の発展と共に，ガスクロマトグラフィー（GC），液体クロマトグラフィー（LC），キャピラリー電気泳動（CE）を連結させたシステムの構築により，共存物質からの分離と正確な質量分析が同時に行えるようになったため，高いスループットで高感度な検出・定量が可能となった。そのため現在では，生体試料中の分子同定や医薬品の品質管理，環境ホルモンや残留農薬の検出・同定などに欠かせない分析手法となっている。

　一方，抗体を利用したバイオ医薬品の開発は1990年代にキメラ抗体やヒト型化抗体の構築が可能となると次々に抗体医薬が市場に登場してきた。そして最近は，抗体が持つ様々な機能をコントロールするためにIgG抗体の改変が試みられている。Fc領域のN型糖鎖構造は抗体依存性細胞媒介性細胞障害（ADCC）や補体依存性細胞障害（CDC）の活性に関与することが分かっており，フコースを除去することによりそれらの活性を増加させることができる[3]。また，ポリエチレングリコール（PEG）を結合させることにより体内半減期を長くさせようとする試みも行われている。このような改変抗体の製造の成否を判断する上で構造評価は必要であり，正確に改変部位を評価・決定するためにマススペクトロメトリーは欠かせない分析手法となっている。本章では我々が開発したFlexible抗体について行ったMALDI-TOF MSによる抗体構造解析を紹介する。

---

*1　Naoki Kaneko　㈱島津製作所　田中最先端研究所
*2　Takayuki Yoshimori　㈱島津製作所　田中最先端研究所
*3　Daniel J. Capon　Blood Systems Research Institute, CA, USA
*4　Koichi Tanaka　㈱島津製作所　田中最先端研究所　所長
*5　Taka-Aki Sato　㈱島津製作所　田中最先端研究所　部長

次世代医薬開発に向けた抗体工学の最前線

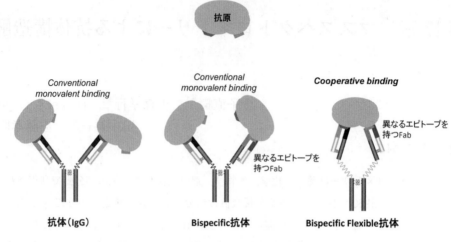

図1 Flexible抗体とIgGの結合様式の比較

2 Flexible抗体

2.1 Flexible抗体の概念

　抗体は一般的に標的タンパク質の一部に対して結合するように作られている。もし標的タンパク質に対して二つの認識部位を同時に結合させること，つまり"Cooperative binding"を形成することができれば，通常の抗原抗体結合と比較してより強い親和性を有することが可能である。そのためには認識部位の可動域決定に関わるヒンジ部の自由度を高める必要があると考え，我々は抗体のヒンジ部に柔軟性リンカーであるPEGを挿入したFlexible抗体を発案した[4]。図1に示されるように，ネイティブな抗体ではFabと抗原との結合は1：1の結合である。一方，Bispecific抗体は異なる二つのエピトープに対して結合可能だが，ヒンジ部の可動域が限定されているため抗原1分子内の異なる2箇所を同時に認識することは立体構造的に非常に困難である。しかし，異なるエピトープを持つFab断片をPEGで連結させたFlexible抗体ならば，そのPEGが"Cooperative binding"形成に適した抗原認識領域間の距離を与えると同時にFab断片の可動域を広げることができるため，抗原1分子に対して2種類のFabで抗原を捕捉できる可能性は高くなる。このことにより従来の抗体よりも抗原抗体結合能力が増加した高親和性抗体となることが期待される。つまり，一本の手で物質を捕まえるよりも二本の手で物質を捕まえた方が結合力は強くなるという理論である。

2.2 MALDI-TOF MSによる構造解析

　この理論を証明するためのモデル実験として，まずアミロイド・ベータ1-15（Aβ_{1-15}）のカルボキシル末端に（PEG）$_n$-DKTHT-thioester（n=0, 12, 24, 36）を結合させたAβ_{1-15}-(PEG)$_n$-DKTHT-thioesterを合成し，それをNative ligation法によりヒトIgG1 Fcタンパク質のアミノ

第17章 マススペクトロメトリーによる抗体構造解析

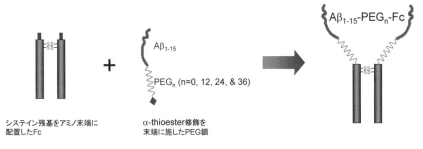

図2 Aβ$_{1-15}$-PEG$_n$-Fc の作製法

末端に結合させた合成タンパク質Aβ$_{1-15}$-(PEG)$_n$-Fc6を作製した（図2）。この合成反応を評価するためにマススペクトロメトリーを用いて構造解析を行った。合成後の試料には未反応物も混在していたためSDS-PAGEにより分離した後，トリプシンによるゲル内消化を行い，その消化物をMALDI-TOF MSで測定した（図3）。合成タンパク質のアミノ酸部分全体に対するシークエンスカバー率は78.9-81.8％と広く検出できたが，今回の解析において特に注目すべきピークはAβ$_{1-15}$とPEGの結合部位，そしてPEGとFc6領域の結合部位を含む消化断片である。Aβ$_{1-15}$-PEG結合領域を含むAβ-(PEG)$_n$-DK fragmentのm/zは1451.63（n＝0），2050.98（n＝12），2579.30（n＝24），3107.61（n＝36）である。THT-Fc6 fragmentのm/zは4種類全てにおいて2844.46である。これらに一致するピークが，それぞれの合成タンパク質で検出されたことから，Aβ$_{1-15}$-(PEG)$_n$-Fc6のNative ligationが成功していることが確認された。また，衝突誘導解離（CID）を用いたMS/MS解析による一次構造配列も確認している。

さらにこの合成タンパク質にはFcにAβ$_{1-15}$-(PEG)$_n$-DKTHTが二本結合している生成物（two-handed Fc fusion protein）の他に一本しか結合していない生成物（one-handed Fc fusion protein）が全体の19.8-29.5％混在していることをサイズ排除クロマトグラフィー（SEC）で確認した。one-handed Fc fusion proteinは二量体構造を形成しているFcの片一方が未反応である合成タンパク質だと推測されたが，SEC分画した試料をLinearモードで測定してtwo-handed Fc fusion proteinとのm/z差を算出してみると，Aβ$_{1-15}$-(PEG)$_n$-DKTの質量に相当していた（図4，表1）。未反応物であればAβ$_{1-15}$-(PEG)$_n$-DKTHTの質量と同等になるはずだが，Aβ$_{1-15}$-(PEG)$_n$-DKTの質量差が見られたことから，Native ligation法による反応後にスレオニンとヒスチジンの間で切断されたと考えられる（図5）。

2.3 表面プラズモン共鳴（SPR）法による相互作用解析

Aβ$_{1-15}$-(PEG)$_n$-Fc6と抗Aβ抗体との相互作用モデルとカイネティクスを表面プラズモン共鳴（SPR）法により解析した（図6）。1：1の分子結合曲線を表わすLangmuir modelとのフィッティングをChi^{2}検定で評価したところ，Aβ$_{1-15}$ペプチドと抗Aβ抗体の結合曲線はChi^2＜0.1となり良好なフィッティングが示されたが，Aβ$_{1-15}$-(PEG)$_n$-Fc6と抗Aβ抗体の結合曲線は

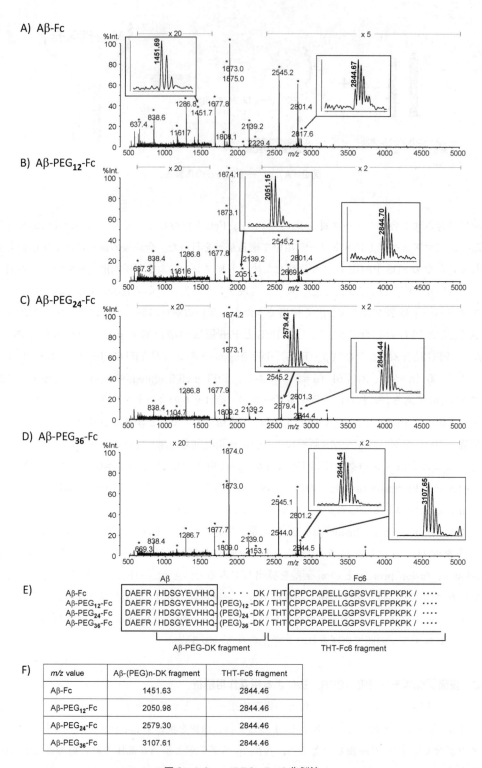

図3 Aβ$_{1-15}$-PEG$_n$-Fc の作製法

第 17 章　マススペクトロメトリーによる抗体構造解析

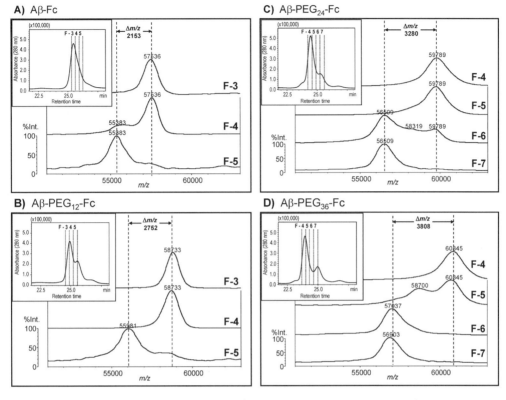

図 4　サイズ排除クロマトグラフィーで分画された合成タンパク質のマススペクトル

表 1　SEC 分画後の MALDI-TOF MS 解析による Aβ−PEG$_n$−Fc の m/z

Reaction	m/z (observed)[1]		$\Delta m/z$[2]	$\Delta m/z$ (theoretical)[2]	
	Two-Handed	One-Handed		Aβ-(PEG)$_n$-DKTHT	Aβ-(PEG)$_n$-DKT
Aβ-Fc	57,536	55,383	2,153	2,390	2,152
Aβ-PEG$_{12}$-Fc	58,733	55,981	2,752	2,989	2,751
Aβ-PEG$_{24}$-Fc	59,789	56,509	3,280	3,518	3,280
Aβ-PEG$_{36}$-Fc	60,845	57,037	3,808	4,046	3,808

[1] 図 4 で観測された two-handed product と one-handed product の m/z
[2] two-handed product と one-handed product の m/z 差

Chi^2>10 となり Langmuir model とはフィッティングしなかった。そこで Two-exponential model を適用して検定したところ Chi^2<1.1 となり良好なフィッティングが示されたことから，Aβ$_{1-15}$-(PEG)$_n$-Fc6 と抗 Aβ 抗体の結合様式が通常の抗原抗体反応とは異なることが確認された。また，結合速度定数（k$_a$）は Aβ$_{1-15}$-(PEG)$_n$-Fc6 と Aβ$_{1-15}$ ペプチドとの間で大きな変化は見られなかったが，解離速度定数（k$_d$）は Aβ$_{1-15}$-(PEG)$_n$-Fc6 の方が Aβ$_{1-15}$ ペプチドよりも大幅に減少していることが確認された（表2）。これらの値から算出された解離平衡定数（KD）

次世代医薬開発に向けた抗体工学の最前線

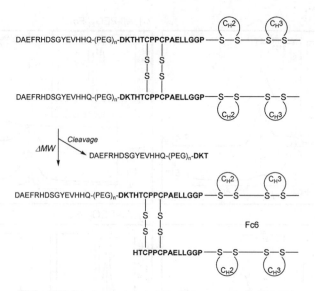

図5 推定される one-handed Fc fusion protein 生成モデル

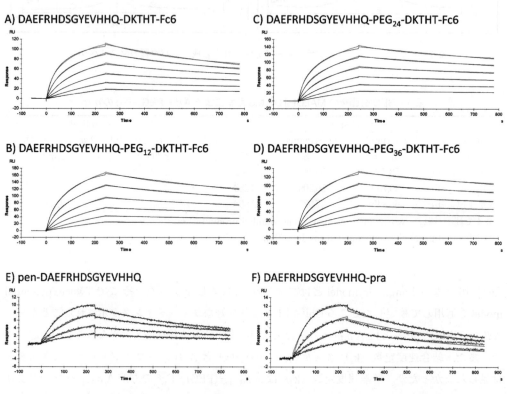

図6 SPR 測定法による 6E10 と Aβ_{1-15}-PEG$_n$-Fc 間の結合（Kinetics）の評価

第 17 章 マススペクトロメトリーによる抗体構造解析

表 2　表面プラズモン共鳴法による 6E10 モノクローナル抗体に対する結合カイネティクスの結果

Aβ-PEG$_n$-Fc	k_a2 (1/Ms)	k_d2 (1/s)	K_D2 (M)	$R_{max}2$	k_a1 (1/Ms)	k_d1 (1/s)	K_D1 (M)	$R_{max}1$	Chi^2
DAEFRHDSGYEVHHQ-DKTHT-Fc6	6.119E+04	4.742E−05	7.749E−10	34.9	1.010E+04	1.414E−03	1.401E−07	91.5	0.96
DAEFRHDSGYEVHHQ-PEG$_{12}$-DKTHT-Fc6	7.858E+04	4.127E−08	5.251E−13	37.4	8.865E+03	8.290E−04	9.350E−08	155.5	0.98
DAEFRHDSGYEVHHQ-PEG$_{24}$-DKTHT-Fc6	7.965E+04	4.747E−07	5.960E−12	40	9.592E+03	6.728E−04	7.014E−08	119	1.1
DAEFRHDSGYEVHHQ-PEG$_{36}$-DKTHT-Fc6	8.347E+04	4.429E−06	5.306E−11	29.7	9.080E+03	5.695E−04	6.272E−08	119.9	0.72
Aβ Peptide					k_a1 (1/Ms)	k_d1 (1/s)	K_D1 (M)	$R_{max}1$	Chi^2
pentynoyl-DAEFRHDSGYEVHHQ-NH$_2$					1.055E+05	2.114E−03	2.003E−08	10.4	0.039
DAEFRHDSGYEVHHQ-propargylglycine-NH$_2$					9.531E+04	1.601E−03	1.679E−08	12.2	0.075

は Aβ_{1-15} ペプチドが 10^{-8} オーダーであったのに対し Aβ_{1-15}-(PEG)$_n$-Fc6 の KD は $10^{-10\sim-13}$ オーダーで 100-100,000 倍低下していた。以上の結果，すなわち通常の抗体抗原反応とは明らかに異なる Two-exponential model の結合挙動と高親和性を示したことから，Aβ_{1-15}-(PEG)$_n$-Fc6 と抗 Aβ 抗体の間には"Cooperative binding"が形成されていることが示唆された。

3　おわりに

我々は抗体ヒンジ部への PEG の挿入による親和性への効果を評価するためのモデル実験として Aβ_{1-15}-(PEG)$_n$-Fc6 を合成したが，その過程で DKTHT 配列のスレオニン-ヒスチジン間のペプチド結合が切れている one-handed Fc fusion protein も生成されることを MALDI-TOF MS により解明した。このようなペプチド結合の開裂による副産物の生成はアミノ酸配列の改変によって対処可能であることが知られており，本ケースにおいても DKTHT 配列もしくはその前後のアミノ酸配列を改変することによって副産物の生成を抑えることが可能であると考える。このように，改変抗体の開発において構造評価は合成反応の成否を判断するだけでなく，副産物が生成されたときの原因究明の手がかりを得ることにも繋がる。既存の IgG 抗体を高機能化するために多くの研究者が様々な方法で改変抗体の作製に取り組み始めている現在，生体分子の構造解析に優れたマススペクトロメトリーとそれ付随する分析手法は改変抗体の開発においてますます重要になってくるであろう。

次世代医薬開発に向けた抗体工学の最前線

　本研究成果は，最先端研究開発支援（FIRST）プログラム／日本学術振興会（研究課題名：「次世代質量分析システム開発と創薬・診断への貢献」，中心研究者：田中　耕一，研究期間：平成22年3月～平成26年3月）によって得られました。

文　　献

1) K. Tanaka *et al.*, *Rapid Commun. Mass Spectrom.*, **2**, 151 (1988)
2) J. B. Fenn *et al.*, *Science*, **246**, 64 (1989)
3) C. Huhn *et al.*, *Proteomics*, **9**, 882 (2009)
4) D. J. Capon *et al.*, *Proc. Jpn. Acad. Ser. B Phys. Biol. Sci.*, **87**, 603 (2011)

第18章　NMRによる抗体の高次構造

加藤晃一[*1]，矢木宏和[*2]

1　はじめに

　近年の構造生物学の発展によってタンパク質の3次元構造を決定することの難易度は以前に比べて大幅に低下してきている。その推進力となっているのは，分子・細胞生物学的手法を駆使した組換えタンパク質の大量生産技術，大型放射光施設を利用したX線結晶構造解析法，安定同位体標識技術に支援された核磁気共鳴（NMR）分光法が広く普及してきたことである[1]。実際に，抗体のFabと抗原あるいはハプテンとの複合体の結晶構造はこれまでに数多く報告されてきている。膨大な量の立体構造情報が蓄積されたことによって，ホモロジーモデリングによる抗体分子の立体構造予測も広く行われている。このような状況下で，抗体の高次構造解析にもとめられるのは，分子間相互作用様式に関する情報の迅速な収集や，機能部位のダイナミクスも含めた精密構造情報の取得であろう。NMR分光法は，水溶液中におけるタンパク質分子の動態を原子レベルの分解能で提供することが可能であり，抗体医薬の開発においてもその有用性に期待がもたれている。本稿ではこうした現況を踏まえて，NMR分光法を利用した抗体の高次構造解析法について概説する。

2　試料の調製

　NMRスペクトル中に観測される1つ1つのピークは，対象分子を構成する個々の原子に由来する。一般にタンパク質のNMR解析は対象の分子量が大きくなるにつれて飛躍的に難易度が増大する。それは，分子を構成する原子数の増大によりスペクトル中におけるピークの重なりあいが増大することと，溶液中における回転ブラウン運動が不活発になるために個々のピークの線幅が広がってしまうことによる。この問題に対する最も単純な解決法は，対象となる抗体をFab，Fc，Fvなどのフラグメントとして扱うことによって分子サイズの軽減をはかることである。さらに，試料に^{13}Cや^{15}Nによる標識を施すことによってスペクトル情報の編集や選択を行うこと

[*1] Koichi Kato　自然科学研究機構岡崎統合バイオサイエンスセンター　教授；名古屋市立大学　大学院薬学研究科；㈱グライエンス；お茶の水女子大学　糖鎖科学教育研究センター

[*2] Hirokazu Yagi　名古屋市立大学　大学院薬学研究科　助教

が，タンパク質のNMR研究の常道である．

タンパク質の安定同位体標識は通常は大腸菌発現系や無細胞発現系を利用して行われる．実際に，大腸菌発現系を利用してすべての炭素と窒素を^{13}Cと^{15}Nで均一標識したFvやFcを用いたNMRの研究例が報告されている[2,3]．ただし，Fvは高濃度の溶液（NMR計測には通常1mM近い濃度のタンパク質溶液を必要とする）では多量体化してしまうなどの問題を生じることが多く[4]，また大腸菌ではエフェクター機能発現に必要な糖鎖修飾をうけたFcを産生することができないという問題がある[5]．

こうした背景のもと，筆者らはこれまでに動物細胞発現系を用いた抗体の安定同位体標識技術の開発に取り組んできた[6~9]．この方法は，全ての代謝前駆体を安定同位体標識体（^{13}Cと^{15}Nで標識したアミノ酸と^{13}Cで標識したグルコース，ピルビン酸，コハク酸）で置き換えた合成培地を用いて抗体産生細胞を培養するものである．これにより，糖鎖も含めたモノクローナル抗体の均一安定同位体標識が可能になる．図1にはこのようにして調製したマウスIgG2bのFcフラグメントの^{1}H-^{15}N HSQCスペクトル（図1A）と^{1}H-^{13}C HSQCスペクトル（図1B）を示す．前者は主にFcのアミノ酸残基の主鎖アミド基の情報を，後者は糖鎖の情報を与えている．

また，培地中の特定の成分のみを安定同位体標識体に置き換えて培養を行うことによって，分

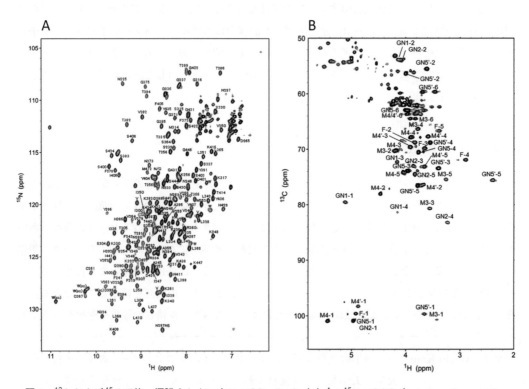

図1　^{13}Cおよび^{15}Nで均一標識をしたマウスIgG2b-Fcの（A）^{1}H-^{15}N HSQC（heteronuclear single-quantum coherence）スペクトルおよび（B）^{1}H-^{13}C HSQCスペクトル

文献7)より改変引用．

第18章　NMRによる抗体の高次構造

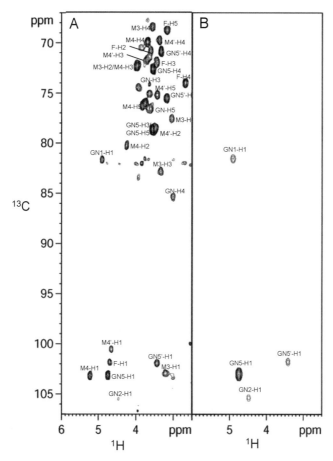

図2　(A)［$^{13}C_6$］グルコースおよび (B)［1-^{13}C］グルコサミンを用いて代謝標識したマウス IgG2b の ^1H-^{13}C HSQC スペクトル
　各 Fc はガラクトシダーゼ処理により，非ガラクトシル体として調製した。文献9)より改変引用。

子中の限定された部位のみに選択的な安定同位体標識を施すことも可能である。これにより，NMR シグナルを選択的に観測することができる。例えば，図2は安定同位体標識されたグルコサミンを代謝前駆体として培地に加えた培養により調製した Fc の ^1H-^{13}C HSQC スペクトルである。均一標識した Fc の糖鎖に由来する多数のシグナルの中で4つの N-アセチルグルコサミン（GlcNAc）残基に由来するものだけが観測されていることがわかる。このような選択的な安定同位体標識技術を応用すれば分子量15万を超える IgG をそのまま用いても有用な NMR 情報を得ることが可能である[7]。

3　NMR シグナルの帰属

安定同位体標識を施すことによって観測されたタンパク質の NMR シグナルを帰属するために

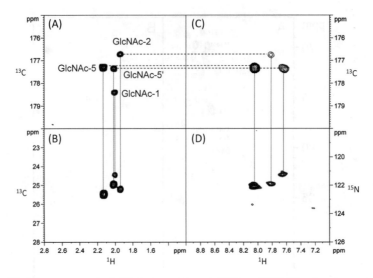

図3 [^{13}C] グルコースおよび [^{15}N] グルコサミンを利用して代謝標識したマウス IgG2b-Fc の2次元 NMR スペクトル
Fc 上の GlcNAc 残基のアセトアミノ基に由来する（A）2D H(C)CO，（B）2D HC(CO)，（C）2D H(N)CO，（D）^{1}H-^{15}N HSQC スペクトル。非還元末端の GlcNAc 残基に由来する NH のピークは広幅化により検出できていない。文献7)より改変引用。

は，タンパク質の NMR ピークの帰属は種々の3重共鳴多次元 NMR スペクトル計測し，ピーク同士をそれらの化学シフトの相関をもとに関係づけることによって達成される。化学シフトの相関は通常はスピン結合に基づく3次元 NMR スペクトルの計測を通じて行われる（図3）。ただし，IgG-Fc のような高分子量のタンパク質を対象とした場合には，スピン結合よりもむしろ磁気双極子–双極子相互作用に基づく核オーバーハウザー効果（NOE）を利用して化学シフト相関を知ることがしばしば有効である。最近は，低温プローブを利用した ^{13}C NMR の高感度計測が普及したことにより，^{13}C 検出法を利用した化学シフト相関スペクトルの計測が行われるようになっている。図4A は ^{13}C 標識グルコースのみを標識前駆体とした代謝標識によって調製した IgG-Fc の ^{13}C-^{13}C NOESY スペクトルである[10]。糖鎖の ^{13}C 化学シフトは立体配座よりも残基間の共有結合構造に依存することから，スペクトル中にから観測される化学シフト相関は糖残基の連結様式に特徴的なパターンを示す（図4B）。この性質を利用することにより，Fc の糖鎖に由来するピークの帰属を効率的に行うことができる。

4 NMR による抗体のダイナミクスの解析

NMR 分光法は様々な時間域における分子運動に関する情報をもたらす。例えば，ナノ秒オーダーの分子運動は NMR の緩和時間と密接に関係しており，これは NMR ピークの線幅にも反映される。分子運動が不活発な高分子量タンパク質の NMR ピークの線幅が広がるのはこのためで

第18章 NMRによる抗体の高次構造

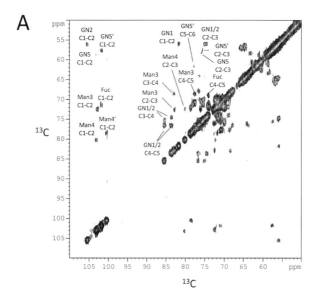

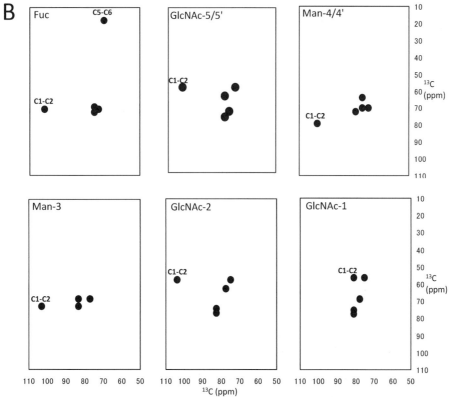

図4 ^{13}C-^{13}C NOE 相関を利用した IgG-Fc のピークの帰属
(A) ^{13}C で均一標識したマウス IgG2b-Fc の ^{13}C-^{13}C NOESY スペクトルおよび，(B) Fc の糖鎖を構成する各糖残基（Fuc，GlcNAc-5/5'，Man-4/4'，Man-3，GlcNAc-2，GlcNAc-1）の NMR シグナルの化学シフト相関のパターンを示す．文献10)より改変引用．

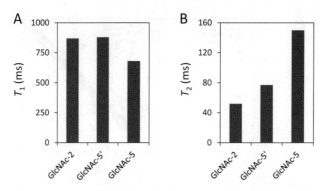

図5 マウス IgG2b-Fc の GlcNAc 残基に関する ^{15}N の緩和時間
(A) T_1 および (B) T_2 の計測値。GlcNAc5 の運動性が他に比べて高いことがみてとれる。
文献8)より改変引用。

ある。NMR の緩和時間は分子局所の運動性も影響されるので，このことを利用して，ヒンジ領域など抗体分子中の柔構造を探査することができる[11]。また，Fc に結合している糖鎖の運動性を原子レベルで評価することも可能である（図5）[6~9]。

NMR の緩和時間は，マイクロ秒からミリ秒オーダーの比較的遅い分子運動も反映する。抗体の超可変ループや Fc レセプター結合部位は，このような時間域での立体配座の多形性を有しており，そのことが分子間相互作用と深くかかわっていると考えられている[12]。こうした分子内ダイナミクスの情報は，緩和分散法などの手法を通じて得ることができる。

5 NMR による抗体の分子認識の解析

NMR は分子間相互作用に関しても有益な情報をもたらす。図6A は，14種類のアミノ酸を選択的に ^{15}N 標識した IgG-Fc のスペクトルを，それと特異的に結合する23残基のヌクレオチドからなる RNA アプタマーを加えた前後で比較して示したものである[13]。RNA アプタマーとの相互作用に伴って一部のピークに化学シフトの変化が生じていることが見て取れる。このことは，アプタマーとの相互作用により，これら残基の取り巻く微視的環境が変化していることを示している。化学シフト変化を示したピークを与えたアミノ酸残基を Fc の結晶構造の上にマッピングした結果を図6B に示す。これにより，Fc 上の RNA アプタマー結合部位を知ることができる。このような化学シフト摂動実験を用いて筆者らは，Fcγ レセプター[14]やバクテリア由来の IgG 結合タンパク質[15]の水溶液中における相互作用部位を同定することに成功している（図6C）。

一方，抗原側に安定同位体標識を施して，抗体との結合に伴う NMR スペクトル変化を観測することにより，そのエピトープに関する情報を得ることができる。図7は，骨芽細胞や破骨細胞の分化誘導に関与しているタンパク質であるオステオポンチンの ^{1}H-^{15}N HSQC スペクトルを，それと特異的に結合するモノクローナル抗体の結合前後で比較したものである[16]。オステオポン

第18章　NMRによる抗体の高次構造

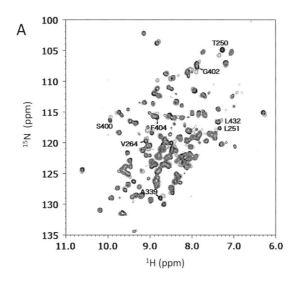

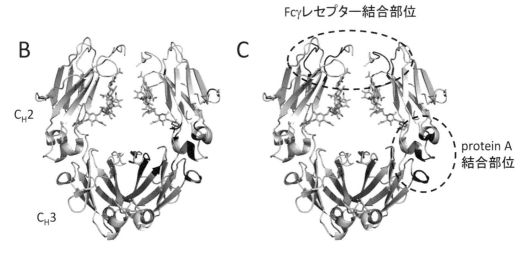

図6　ヒトIgG1-Fc上のRNAアプタマー結合部位の同定
(A) Gly, Ile, Lue, Lys, Thr, Val, Ala, Met, Cys, His, Trp, Tyr, Phe, Serを選択的に ^{15}N標識したFcの ^{1}H-^{13}C HSQCスペクトル（アミド領域）。RNAアプタマー非存在下（黒）および存在下（灰）。(B) Fcの結晶構造上に，RNAアプタマー添加に伴い化学シフト変化を起こしたアミノ酸を黒で示す。(C) Fcγレセプターおよびprotein Aの水溶液中における相互作用部位をそれぞれFcの立体構造上に黒で示す。文献13)より改変引用。

チンは生理的条件下でも特定の高次構造を形成しない天然変性タンパク質の1つである。このため，個々の原子を取り巻く環境の多様性に乏しく，そのNMRピークはスペクトル中の狭い範囲に密集している。抗体と高分子量の複合体を形成すると運動性が低下するためにピークの極端な広幅化が起こり，一部のピークはスペクトル中から消失してしまっている。しかしながら，多くのピークは依然としてスペクトル中に観測されており，それらに対応する部分は複合体中でも高

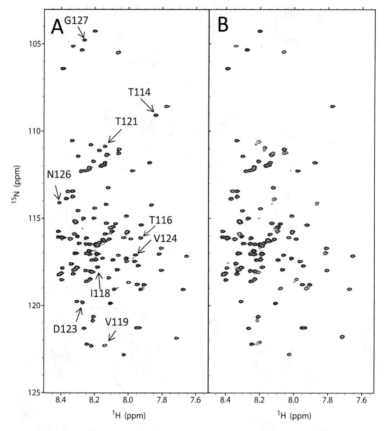

図7 NMRスペクトル変化を利用したエピトープの同定
特異的モノクローナル抗体を加えた（A）前と（B）後における ^{15}N 標識オステオポンチンの ^{1}H-^{15}N HSQC スペクトルの変化。矢印で示したピークのシグナルの強度比が抗体の添加後において大きく減少している。文献16)より改変引用。

い運動性を保持していることがわかる。逆に云うと，ピーク強度に著しい低下が生じた部位は，抗体との結合に直接あずかるエピトープに対応していると判断することができる。このように分子の運動性の変化を指標にして相互作用部位を特定することも可能である。

6 おわりに

本稿で紹介したように，NMR分光法はタンパク質の3次元構造のみならず分子のダイナミクスと相互作用に関する情報を原子分解能で提供することが可能である。したがって抗体医薬の開発において，X線結晶構造解析法と相補的なアプローチ法としての本方法の役割は一層重要性を帯びることが予想される。膨大な結晶構造情報が蓄積されている現在の状況を鑑みると，溶液中における抗体の機能部位のダイナミクスに関するより具体的・定量的な情報が今後のNMR分析

第18章 NMRによる抗体の高次構造

には求められるはずである。これにより，分子のダイナミクスをも考慮した次世代に向けた抗体医薬品開発の道が開かれるであろう。

謝辞

　本稿で紹介した研究の一部は，理化学研究所・山口芳樹博士，東京大学・中村義一博士，株式会社リボミック・宮川 伸博士，山崎聡子博士，千葉工業大学・野村祐介博士，坂本泰一博士との共同研究により遂行されたものです。本研究成果の一部は文部科学省・日本学術振興会科学研究費補助金および独立行政法人医薬基盤研究所の「先駆的医薬品・医療機器研究発掘支援事業」による支援を得て行われたものです。ここに謝意を表します。

文　　献

1) 加藤晃一，坂田絵理，矢木宏和，医学のための細胞生物学，南山堂，261-265 (2009)
2) G. J. Kroon et al., *Protein Sci*, **12**, 1386-94 (2003)
3) D. Liu et al., *Biomol. NMR Assign*, **1**, 233-5 (2007)
4) Y. Liu and D. Eisenberg, *Protein Sci.*, **11**, 1285-99 (2002)
5) H. Matsuda et al., *Mol. Immunol.*, **27**, 571-9 (1990)
6) Y. Yamaguchi and K. Kato, Modern Magnetic Resonance Springer (The Netherlands), 219-225 (2006)
7) K. Kato, Y. Yamaguchi and Y. Arata, *Prog. Nucl. Magn. Reson. Spectrosc.*, **56**, 346-59 (2010)
8) Y. Yamaguchi and K. Kato, *Methods Enzymol.*, **478**, 305-22 (2010)
9) K. Kato and Y. Yamaguchi, Encyclopedia of Magnetic Resonance, John Wiley & Sons, Chichester, DOI,10.1002/9780470034590.emrstm1233 (2011)
10) Y. Yamaguchi et al., *Carbohydr Res.*, **344**, 535-8 (2009)
11) H. Kim et al., *J. Mol. Biol.*, **236**, 300-9 (1994)
12) 加藤晃一，矢木宏和，新機能抗体開発ハンドブック～次世代抗体創製から産業への展開まで～，エヌ・ティー・エス，65-69 (2012)
13) S. Miyakawa et al., *RNA*, **14**, 1154-63 (2008)
14) K. Kato et al., *J. Mol. Biol.*, **295**, 213-24 (2000)
15) K. Kato et al., *FEBS Lett.*, **328**, 49-54 (1993)
16) Y. Yamaguchi et al., *Biochem. Biophys. Res. Commun.*, **393**, 487-91 (2010)

次世代医薬開発に向けた抗体工学の最前線 《普及版》(B1295)

2012年12月3日　初　版　第1刷発行
2019年9月10日　普及版　第1刷発行

監　修　　熊谷　泉　　　　　　　　Printed in Japan
発行者　　辻　賢司
発行所　　株式会社シーエムシー出版
　　　　　東京都千代田区神田錦町1-17-1
　　　　　電話　03(3293)7066
　　　　　大阪市中央区内平野町1-3-12
　　　　　電話　06(4794)8234
　　　　　https://www.cmcbooks.co.jp/

〔印刷　あさひ高速印刷株式会社〕　　　　ⓒ I. Kumagai, 2019

落丁・乱丁本はお取替えいたします。

本書の内容の一部あるいは全部を無断で複写(コピー)することは，法律で認められた場合を除き，著作者および出版社の権利の侵害になります。

ISBN978-4-7813-1378-8　C3047　¥6800E